症例で身につける
消化器内視鏡シリーズ

食道·胃
ESD
改訂版

ITナイフによる部位別·
難易度別の治療戦略

消化内镜
病例精解

原著
修订版

食管与胃

ESD 不同部位、
不同难易度的
处理方式

主　编　［日］小野裕之

主　译　蒯小玲　王　雷

主　审　汤琪云　凌亭生

译　者（按姓氏笔画排序）

毛振彪　邓玉凤　石铭宇　占　强　卢　芩

田　野　田有才　华　杰　刘　强　刘金霞

何晓璞　汪胡根　张　曙　张训兵　张健锋

易　楠　孟泽宇　钟文琪　袁伟燕　倪温慨

崔立欣　管程齐　魏丽华　瞿利帅

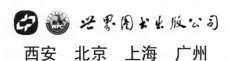

世界图书出版公司

西安　北京　上海　广州

图书在版编目（CIP）数据

消化内镜病例精解：食管与胃ESD：原著修订版 /（日）小野裕之主编；蒯小玲，王雷主译 .—西安：世界图书出版西安有限公司，2021.5
ISBN 978-7-5192-7292-0

Ⅰ . ①消… Ⅱ . ①小… ②蒯… ③王… Ⅲ . ①消化系统疾病－内窥镜检－病案 Ⅳ . ① R570.4

中国版本图书馆 CIP 数据核字（2021）第 091067 号

本书中所涉及的药剂，在日本和中国，有可能会出现非医疗保险适应证的情况。

书　　名	**消化内镜病例精解：食管与胃 ESD**	
	XIAOHUA NEIJING BINGLI JINGJIE : SHIGUAN YU WEI ESD	
原　　著	［日］小野裕之	
主　　译	蒯小玲　王　雷	
责任编辑	杨　菲	
装帧设计	新纪元文化传播	
出版发行	**世界图书出版西安有限公司**	
地　　址	西安市锦业路 1 号都市之门 C 座	
邮　　编	710065	
电　　话	029-87214941　029-87233647（市场营销部）	
	029-87234767（总编室）	
网　　址	http://www.wpcxa.com	
邮　　箱	xast@wpcxa.com	
经　　销	新华书店	
印　　刷	陕西金和印务有限公司	
开　　本	787mm×1092mm　　1/16	
印　　张	19.25	
字　　数	355 千字	
版　　次	2021 年 5 月第 1 版	
印　　次	2021 年 5 月第 1 次印刷	
版权登记	25-2021-011	
国际书号	ISBN 978-7-5192-7292-0	
定　　价	280.00 元	

医学投稿　xastyx@163.com　‖　029-87279745　029-87279675
☆如有印装错误，请寄回本公司更换☆

译者名单

主　译

    蒯小玲　南通大学附属医院消化内科

    王　雷　南京大学医学院附属鼓楼医院消化内科

主　审

    汤琪云　江苏省人民医院/南京医科大学第一附属医院
           老年消化内科

    凌亭生　江苏省中医院/南京中医药大学附属医院消化内镜科

译　者（按姓氏笔画排序）

    毛振彪　南通大学附属医院消化内科

    邓玉凤　信息工程大学洛阳校区日语系

    石铭宇　信息工程大学洛阳校区日语系

    占　强　南京医科大学附属无锡人民医院消化内科

    卢　芩　东南大学附属中大医院消化内科

    田　野　江苏省人民医院/南京医科大学第一附属医院
           老年消化内科

    田有才　信息工程大学洛阳校区日语系

    华　杰　江苏省人民医院/南京医科大学第一附属医院
           消化内科

    刘　强　苏州大学附属第一医院/苏州市第一人民医院消化内科

    刘金霞　南通大学附属医院消化内科

    何晓璞　江苏省人民医院/南京医科大学第一附属医院
           老年消化内科

汪胡根　安徽医科大学第一附属医院消化内科

张　曙　南通大学附属医院病理科

张训兵　上海中医药大学附属曙光医院消化内镜科

张健锋　南通大学附属医院消化内科

易　楠　南通大学附属医院消化内科

孟泽宇　信息工程大学洛阳校区日语系

钟文琪　南京大学医学院附属鼓楼医院消化内科

袁伟燕　南通大学附属医院消化内科

倪温慨　南通大学附属医院消化内科

崔立欣　信息工程大学洛阳校区日语系

管程齐　南通大学附属医院消化内科

魏丽华　信息工程大学洛阳校区日语系

瞿利帅　南通大学附属医院消化内科

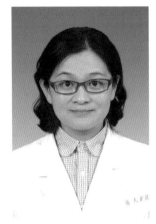

蒯小玲，博士，主任医师，教授，硕士研究生导师。

博士毕业于上海交通大学医学院，师从当时的中华医学会消化病学分会主任委员、世界胃肠病大师萧树东教授；曾在美国杜兰大学从事干细胞博士后研究，师从骨髓间充质干细胞研究鼻祖、美国科学院院士 Prockop；曾在日本静冈县立静冈癌症中心研修，师从 ESD 技术创始人小野裕之教授。江苏省"333 工程"第三层次人才，江苏省第一批卫生拔尖人才，江苏省医学会内科学会委员，江苏省医学会消化分会青年委员，江苏省医学会消化内镜 ESD 学组委员、全国神经内分泌肿瘤学组委员。

任《中华消化杂志》通讯编委和英文编辑，*Journal of Analytical Oncology* 和《胃肠病学》编委，任 *Gastric Cancer*、*Journal of Digestive Diseases*、*Stem Cell* 审稿人。文章曾作为封面文章发表于 *Liver Transplantation*，编辑进行了述评；曾在 *Stem Cell Research and Therapy*、*Stem Cell International*、自然指数杂志 *Cancer Research* 发表文章。获得国家自然科学基金青年基金和面上项目，上海市教委基金，江苏省卫生厅基金。获得加拿大消化协会、亚太消化协会和中华消化协会颁发的青年研究奖。

王雷，主任医师，副教授。

南京大学医学院附属南京鼓楼医院消化科行政副主任，中华医学会消化内镜分会食管疾病协作组副组长，中华医学会消化内镜分会早癌协作组秘书，中华医学会消化内镜分会青年委员，中国抗癌协会内镜学组副组长，江苏省医学会消化内镜分会副主任委员，南京市医学会消化内镜分会副主任委员，美国消化内镜学会国际委员。

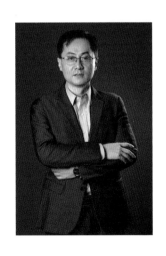

郑重声明

由于医学是不断更新并拓展的领域，因此相关实践操作、治疗方法及药物都有可能会改变，希望读者可审查书中提及的器械制造商所提供的信息资料及相关手术的适应证和禁忌证。作者、编辑、出版者或经销商不对书中的错误或疏漏以及应用其中信息产生的任何后果负责，关于出版物的内容不作任何明确或暗示的保证。作者、编辑、出版者和经销商不就由本出版物所造成的人身或财产损害承担任何责任。

原著作者

編　集

小野裕之　　静岡県立静岡がんセンター内視鏡科

執筆者（掲載順）

小野裕之　　静岡県立静岡がんセンター内視鏡科

角嶋直美　　静岡県立静岡がんセンター内視鏡科

乾　哲也　　乾医院

森田周子　　神戸市立医療センター中央市立病院
　　　　　　消化器内科

武藤　学　　京都大学大学院医学研究科
　　　　　　腫瘍薬物治療学講座

池原久朝　　兵庫医科大学内科学消化管科

上堂文也　　大阪府立成人病センター消化管内科

竹内洋司　　大阪府立成人病センター消化管内科

石原　立　　大阪府立成人病センター消化管内科

前田有紀　　仙台市医療センター仙台オープン病院
　　　　　　消化器内科

平澤　大　　仙台市医療センター仙台オープン病院
　　　　　　消化器内科

田中雅樹　　静岡県立静岡がんセンター内視鏡科

後藤田卓志　東京医科大学消化器内科

田辺　聡　　北里大学医学部新世紀医療開発センター

樋口勝彦　　北里大学医学部消化器内科

堅田親利　　北里大学医学部消化器内科

藤城光弘　　東京大学医学部附属病院光学医療診療部

森田圭紀　　　神戸大学医学部附属病院消化器内科

炭山和毅　　　東京慈恵会医科大学附属病院内視鏡部

田尻久雄　　　東京慈恵会医科大学附属病院
　　　　　　　消化器・肝臓内科

阿部清一郎　　国立がん研究センター中央病院内視鏡科

川口洋佑　　　国立がん研究センター中央病院麻酔・
　　　　　　　集中治療科

蓮池典明　　　佐野病院消化器センター

小田一郎　　　国立がん研究センター中央病院内視鏡科

今井健一郎　　静岡県立静岡がんセンター内視鏡科

山口裕一郎　　静岡県立静岡がんセンター内視鏡科

二ノ宮　歩　　静岡県立静岡がんセンター中央診療部門

須原真弓　　　神戸低侵襲がん医療センター

西元史哉　　　菊名記念病院消化器センター

中島孝治　　　宮崎大学医学部附属病院第一内科

二村　聡　　　福岡大学医学部病理学講座

滝沢耕平　　　静岡県立静岡がんセンター内視鏡科

南　伸弥　　　王子総合病院消化器内科

奥田敏徳　　　王子総合病院消化器内科

早坂尚貴　　　王子総合病院消化器内科

竹村健一　　　石川県立中央病院消化器内科

土山寿志　　　石川県立中央病院消化器内科

草野　央　　　東京医科大学消化器内科

谷口浩和　　　国立がんセンター中央病院病理科

平良高一　　　まちだ胃腸病院

町田浩久　　　まちだ胃腸病院

佐川　保　　　北海道がんセンター消化器内科

佐藤康裕　　　北海道がんセンター消化器内科

西出憲史　　　四国がんセンター消化器内科

堀　伸一郎　　四国がんセンター消化器内科

中川昌浩　　広島市立広島市民病院内視鏡内科

深尾俊一　　中野胃腸病院

舟曳純仁　　ふなびきクリニック

鈴木晴久　　国立がん研究センター中央病院内視鏡科

住吉徹哉　　斗南病院消化器内科

近藤　仁　　斗南病院消化器内科

粉川敦史　　横浜市立大学附属市民総合医療センター
　　　　　　内視鏡部

鈴木　翔　　東京医科大学消化器内科

野中　哲　　国立がん研究センター中央病院内視鏡科

川田　登　　静岡県立静岡がんセンター内視鏡科

澤井寛明　　兵庫県立がんセンター消化器内科

矢野友規　　国立がん研究センター東病院消化管内視鏡科

加藤　穣　　地域医療機能推進機構大阪病院消化器内科

道田知樹　　帝京大学ちば総合医療センター第3内科

山田尚太　　王子総合病院消化器内科

中嶋千紗　　王子総合病院消化器内科

五十嵐公洋　静岡県立静岡がんセンター内視鏡科

福永周生　　大阪市立大学大学院医学研究科消化器内科学

桐山真典　　地域医療機能推進機構群馬中央病院外科

朴　成和　　聖マリアンナ医科大学腫瘍内科

吉田茂昭　　青森県立中央病院

斉藤大三　　日本橋大三クリニック

細川浩一　　尖石診療所

下田忠和　　静岡県立静岡がんセンター病理科

福田治彦　　国立がん研究センター研究支援センター
　　　　　　研究推進部

白尾国昭　　大分大学医学部腫瘍・血液内科

大津　敦　　国立がん研究センター
　　　　　　早期・探索臨床研究センター

译者序

2017 年赴日本静冈县立静冈癌症中心研修，我的导师小野裕之教授为我制订了上消化道和下消化道诊疗的轮转计划，并让我参加每周一的病例讨论会、每周三的病理和内镜讨论会。此外，每周住院医师还需将外科手术和 ESD 手术患者的内镜资料进行整理汇报。在内镜中心的学习中，开始我只是听，后来参与到讨论中，学习的乐趣不断增加，内镜技能也不断提升。回国前，小野裕之教授吩咐我把学到的知识传授给更多的医生，当时我答应了老师，回国后一直在考虑如何去实现。

消化道早癌的诊断和 ESD 技术在国内非常流行，在各种消化内镜会议中，观看内镜演示的医生都很多，但由于会议同时转播多个操作演示，所以医生常常无法完整观看每一个操作演示。ESD 创始人之一小野裕之教授编写这本介绍 ESD 的书，不仅有内镜操作和诊断的基本知识，ESD 操作基本知识、技巧、并发症处理的翔实介绍，还有大量的 ESD 实战案例。每一个案例都是典型案例，配有丰富的视频演示。这对于学习 ESD 的内镜医生是不可多得的工具书，对内镜医生 ESD 技术的提高会有很大的帮助。在我国，很多做 ESD 手术的内镜医生习惯用 Dual 刀，IT 刀的使用并不普遍。但是 IT 刀安全高效且有着独特的魅力，作为 IT 刀发明人之一的小野裕之教授希望通过本书全面展示 IT 刀的魅力。本书另一大特点是通过提问、分析和回答的形式阐述技术难点的解决方法，并且设有大师的评价和专栏。评价与专栏介绍了 ESD、IT 刀的发展史、内镜医生的临床研究，启发内镜医生发展新的技术。本书的作者都是日本消化内镜领域十分优秀的内镜医生，本书浓缩了日本上消化道 ESD 技术的精髓。

和在信息工程大学洛阳校区日语系工作的中学同桌魏丽华教授谈起在日本的学习经历以及带回国内的健康宣教手册时，她鼓励我进行专业书籍的翻译。于是，在魏丽华教授的鼓励和帮助下，我们开启了本书的翻译工作。在小野裕之教授的帮助下，在得到所有作者同意后，我们拿到了本书的中文翻译版版权。专业医学术语非常难译，经过反复推敲、查阅文献以及与原著作者交流沟通后才确定，译稿也经过多次审校才最终定稿。在这漫长而艰辛的翻译过程中，我不仅再次学习了小野裕之教授 ESD 操作的技巧方法，也学习了小野教授发展 ESD 技术坚忍不拔的精神。完成本书的翻译，也算完成了对小野裕之教授的承诺：将学到的知识传授给更多的医生。

本书的出版离不开小野裕之教授、各位译者和出版社工作人员的大力帮助，在此表示衷心感谢。由于译者水平有限，如果出现误译或错字等，还请见谅。

蒯小玲

2021 年 4 月

修订版序言

　　本书初版非常畅销，于是修订后再次出版。

　　我对于用 IT 刀进行 ESD 手术的技巧以及与本书相关的想法，已经全部写在了初版的序言中，故没有必要再增加什么特别的内容了，但说的那么直接似乎不太合适，所以我也稍微考虑了一下，决定为修订版做一些宣传。从初版至今，又出现了与 IT 刀相关的其他新内容，例如：适用于食管和结肠的 IT 刀 nano 已经上市。在修订版中，增加了运用 IT 刀 nano 进行 ESD 手术的病例。此外，应对 ESD 手术并发症采用 OTSC 内镜吻合夹和可吸收组织材料奈维，以及运用带线钛夹牵引进行 ESD 手术等手段的出现，使得 ESD 不断发展更新。

　　修订版增加了一些并发症的应对办法。如果各位经济条件允许，就算是买过初版的内镜医生，也可以再次购买修订版。

　　我个人希望医疗技术能有像当初 ESD 一样的重大突破。如果真如此，我将尽全力掌握这项新的技术。如果技术不如年轻医生，我会向年轻医生请教，即便这样还不能掌握的话，我就只能说"这是你们的时代了"，虽然故作镇定地这样说，但同时也会继续努力学习。

　　希望年轻医生能够参考本书，在运用 IT 刀进行 ESD 手术上取得进步，前程似锦!

静岡県立静岡がんセンター内視鏡科

小野裕之

2015 年 2 月

初版序言

　　受羊土社委托编写这本书的时候，早已有许多类似的好书问世，再出版这样一本新书，有什么意义呢？说实话，当时我并没有太多的动力。然而，IT 刀问世已有 10 余年，在日本，ESD 也在以意想不到的速度发展着，因此，我改变了想法：也许可以编一本以 IT 刀技术为中心的 ESD 专业书。

　　大约在 1996—1997 年，IT 刀之父细川浩一医生离开了医院，後藤田卓志医生也刚刚成为住院实习医生。基于 IT 刀的 ESD（当时还没称为 ESD）一直都在与出血、穿孔和分片切除打交道，偶尔还会需要急诊手术处理，以至于过了 1 年，当时的住院实习医生乾哲也直言道："我认为这种治疗方法最终不会普及"。在日本国立癌症研究中心中央医院的内镜治疗室里，有位西方医生也摊开双手，耸耸肩，后悔看到了血淋淋的一幕。面对止不住的出血，近藤仁医生也曾经从背后拍拍我的肩，对我说"请转送外科"。

　　回忆到此为止。ESD 如今已经成为早期胃癌与浅表型食管癌的标准治疗方法之一。IT 刀二代比一代品质更为优越。本书将首先在基础篇介绍诊断方法和 ESD 的基本内容，然后进入实践篇，借助案例研究解释基于 IT 刀的 ESD 技术。为了方便理解，部分内容将借助视频演示。

　　本书的作者，主要包括日本国立癌症研究中心的中央、东部医院和静冈县立静冈癌症中心的内镜医生、住院实习生、进修医生，以及正在勤勤恳恳工作的各位医务人员。多亏了各位在一线奋战的编者，本书才能满载多种医疗新技术——或许将来很快就能用于临床，我也想立刻试试看。另外，本书还荣幸地请到了以吉田茂昭、斉藤大三、下田忠和医生为首的前辈们，他们一直激励着我们、无怨无悔地关心着我们，也欣然为本书留下了宝贵的评价。其他曾经从事内镜工作的前辈们，如今有的已是化疗、临床试验等重要领域的权威专家，也为本书撰写提供了帮助。身为内镜工作者，我感到自豪。基于 IT 刀的 ESD 的开发与发展离不开各位前辈、外科医生、同事与后辈们的推动，在此本人一并感谢。

　　另外还要感谢羊土社的铃木美奈子和林理香女士。不出所料，在她们的催促下，我到最后一刻才完成了原稿。本书总算发行了，这也是她们努力的结果。

　　希望各位能够通过本书，发现 IT 刀的魅力。

静岡県立静岡がんセンター内視鏡科

小野裕之

2009 年 5 月

注：在实践篇中的各病例学习中都附有解说者的补充说明。

第6章 穿孔时的应对和处理

3. 食管穿孔

池原久朝

问 钛夹缝合术? 插入胃管?

难易度：超难·难·**普通**·易

从解剖学的角度来看，食管管腔很狭窄，内镜操作受限，因此在实施 ESD 时需要娴熟的技巧。由于食管没有浆膜层，因此在进行剥离操作时，仅仅因为固有肌层外露，也可能导致纵隔气肿和皮下气肿的情况。而且食管位于后纵隔，ESD 后一旦穿孔，与其他器官相比更加危险。

本病例是在剥离黏膜下层时切开了固有肌层的病例（图1）。病变的切除和标本回收都完成了，但在切除后的溃疡底部发现部分固有肌层破裂，能清晰地看到周围组织（参照视频）。

在本病例中，以下的应对方法中哪个更好呢？
A. 尝试钛夹缝合术。
B. 不用钛夹缝合，而是插入胃管进行保守观察。

DVD 实践篇 第6章 -3

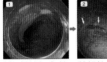

食管 Mt 前壁为主的0～Ⅱc病变，喷洒碘之后可看到约3cm大小的不染色区域。

剥离过程中切开了部分肌层，黏膜下层切除后的溃疡底部显现了穿孔（箭头）。能够透见周围的组织。

图1 食管穿孔

策略

为了预防穿孔，有必要使用前端透明帽或 ST 透明帽，并通过向局部注射液内加入甘油和透明质酸钠来保证良好的视野[1,2]。但是黏膜下层突然出现纤维化，给剥离带来了一定

的困难，剥离过程中有可能会切开有肌层导致穿孔。倘若穿孔较小的话，可通过钛夹缝合后闭合[3]。但如果穿孔直径较大的话，实施钛夹缝合时有可能会损伤周围的肌层，并使穿孔进一步变大。此外，如果缝合时间较长，从纵隔气肿到气胸、皮下气肿乃至全身状况都有可能恶化，就没有必要非得缝合穿孔部位。与腹腔相比，纵隔纤维组织很多，即便不缝合穿孔部位，常常也可以通过保守治疗（禁食、中心静脉营养管理、使用抗生素）来闭合。不缝合穿孔部位进行保守治疗的话，必须要进行胃肠减压处理。本院选择留置胃管。倘若经过保守治疗后，炎症反应和自觉症状得到改善后，就用泛影葡胺做食管造影，确认穿孔闭合后，开始正常饮食。

答 选择 B，插入胃管，保守治疗观察

本病例中，刀刃切开肌层，在完全穿孔前可见周围组织。由于钛夹缝合术可能导致穿孔部位变大，因此决定不实施该处理，而是插入胃管，保守治疗（图2-①）。在 ESD 后的 CT 检查中，发现了纵隔气肿（图2-②）。在禁食以及发生穿孔等保守治疗1周后，进行了胃部造影，在确认造影剂没有外溢之后，并确认正常饮食（图2-③）。饮食正常后，恢复良好，术后第11天出院。

 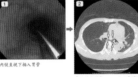

内镜直视下插入胃管

穿孔后做胸部 CT，可以看到纵隔气肿（箭头）

保守治疗1周后的胃下部造影图像，没有看到造影剂渗漏至外溢

图2 穿孔后治疗经过

Dr.GOTOHDA 评论

为了预防万一，首先把剥离面定为黏膜下层中层。与作为胃 ESD 的剥离基点的肌层正上方相比，较浅的肌层。把黏膜下层留到最后，即使出现穿孔，也可以用夹子轻松闭合。此外，食管的肌层很薄弱，有时会被前端透明帽的边缘（6点钟方向）划破，而进入黏膜下层时一定要委小心操作。而 ST 透明帽是圆锥形的，很少划破肌层。

Dr.GOTOHDA 评论

切除方法不一定只有一种，在针对各病例的"解答"之后，还有对其他方法的介绍或补充说明等内容。

本书解说者（按姓氏五十音顺序排列）：

小田一郎 / 小野裕之 / 後藤田卓志

DVD 说明

● 主目录画面　　　　　　　　　● 各章目录画面

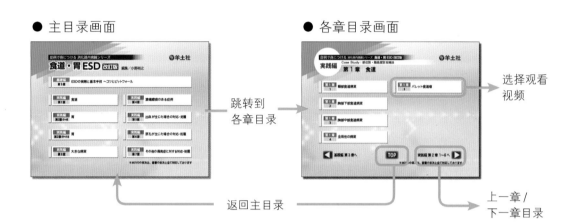

跳转到
各章目录

选择观看
视频

返回主目录

上一章 /
下一章目录

本书中的 DVD 标志说明

本书中出现以下附带 DVD 标志的图片时，指能够用 DVD 播放相关视频。

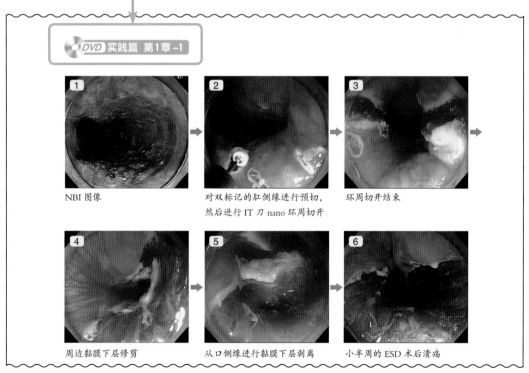

DVD 实践篇 第1章 -1

1 NBI 图像

2 对双标记的肛侧缘进行预切，
然后进行 IT 刀 nano 环周切开

3 环周切开结束

4 周边黏膜下层修剪

5 从口侧缘进行黏膜下层剥离

6 小半周的 ESD 术后溃疡

目 录

基础篇　操作技巧与要点

第1章　根据术前内镜诊断选择治疗方法

第2章　EMR 与 ESD 的适应证

第3章　ESD 的具体步骤与基本操作——技巧与隐患

第 4 章　并发症对策

实践篇　病例学习：不同部位、不同难易度的处理方式

第 1 章　食　管

第 2 章　胃

第 3 章　大型病变

第 4 章　存在溃疡瘢痕的病例

专　栏

DVD 目录

基础篇

操作技巧与要点

第1章　根据术前内镜诊断选择治疗方法

1. 常规内镜拍摄方法
①咽部与食管

角嶋直美

近年来关于浅表型咽喉癌诊断和治疗的报道逐渐增多。对患有多重癌、重度吸烟者、酗酒者、中老年男性以及有过食管癌等的高风险患者，应当养成即便在筛查的时候也常规观察咽喉部的习惯。

❀ 咽喉部的观察

咽喉部的观察需注意以下几点。

①容易引发咽喉反射。

②有唾液附着、残留，从活检孔送水冲洗存在困难。

③色素内镜检查存在困难。

④可通过让患者动舌，通过发声或者呼吸改变视野位置进行咽喉部形态的观察。

> **备忘录**
>
> **观察小窍门**
> 在进行内镜检查前先让患者服用一杯水或先让患者漱口，可以减少唾液的附着，让观察变得更加容易。

咽部麻醉通常按照上消化道内镜检查标准进行，充分使用赛鲁卡因喷雾（8%，喷1~5次）。若使用镇静剂，虽有利于减少咽喉反射，但镇静后无法让患者变动舌头及咽喉的位置导致观察咽喉更加困难。

《头颈部癌治疗规则》（第5版）中提到，按照解剖学定义，中咽部（口咽）"位于硬腭与软腭的连接处与会厌软骨上缘之间"，下咽部（喉咽）"位于会厌软骨上缘和环状软骨下缘之间"[1]。大致结构如图1所示，目前，内镜观察到的结构要与正确的解剖位置完全对应仍然存在困难，另外，还存在内镜无法观察到的部位，建议有患癌风险的患者主动前往耳鼻喉科、头颈外科就诊。

❀ 中咽部的观察

从口咽上方和左右侧壁起，再从悬雍垂经过舌腭弓、咽腭弓直至中咽部后壁（图2、图3），观察中咽部。由于中咽部后壁黏液附着多，用内镜前端靠近黏膜面，利用送水功能以少量的水冲洗附着处，即可除去黏液。观察中咽部后壁、会厌软骨（图3）。为防止触及咽喉，可由右或由左侧插入内镜前端，观察左右侧咽后壁（图4）。

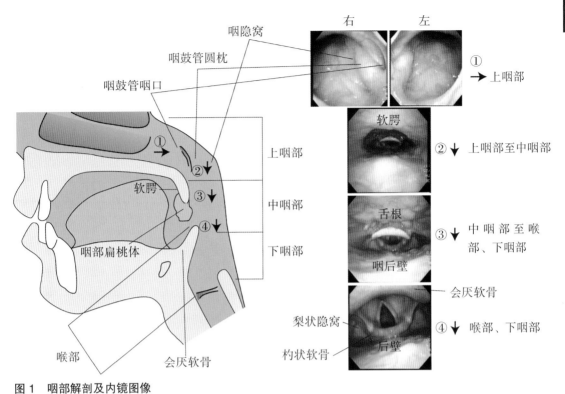

图 1　咽部解剖及内镜图像

箭头表示内镜的移动方向，引自参考文献 [2]

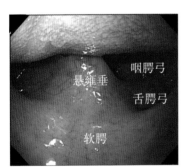

图 2　软腭、悬雍垂

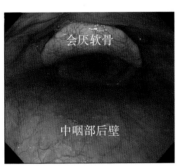

图 3　中咽部后壁、会厌软骨

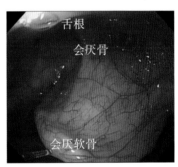

图 4　会厌软骨右侧

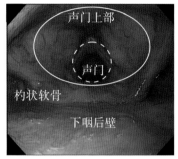
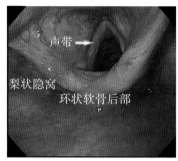
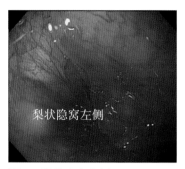

图 5 下咽后壁，左右杓状软骨　　图 6 环状软骨后部　　图 7 梨状隐窝左侧

❋ 下咽部、喉部的观察

为防止触及喉部，内镜朝着下咽部后壁前进，观察左右杓状软骨，观察声门上部与声门中有无病变、肿大、变形或麻痹（图 5）。然后将内镜前端插入右梨状隐窝，缓慢退镜并观察侧壁与喉部，观察环状软骨后部（图 6）后再移向左梨状隐窝观察。

备忘录

观察梨状隐窝时，将内镜前端插入、缓慢退出同时让患者发出"哎——"的声音，以保证良好的观察视野。

注意点

接近喉部处使用送水功能可能会导致呛水，敬请注意。

❋ 食管的观察（图 8~11）

内镜进入食管后，用含有少量二甲硅油的水冲洗干净。将椎体调至画面中的 6 点、气管分岔压迹或心跳调至 12 点方向，进行食管观察。让患者深呼吸，以便更容易观察食管与胃的连接处。有鳞状细胞癌危险因素时，通常于白光观察后，再使用碘染色观察。在进镜时较难观察颈部食管，于退镜时观察颈部食管。

备忘录

发现浅表型病变的小窍门

头颈部和食管的内镜诊断基础共通之处较多，可通过发红、糜烂、血管结构消失、易出血、白色隆起等表现可捕捉到浅表性病变。应注意黏膜下有无树状血管网的中断、消失以及是否存在区域性间断。如果通过 NBI 进行观察则可确认，肿瘤区域呈明显的茶褐色（brownish area），进一步放大观察后就能看到异型血管增生的图像。通过 NBI 模式，可有助于对头颈部和食管进行筛查[3]。

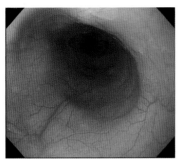

图8　胸部上段食管（Ut）
于12点方向可见气管分岔压迹，于6点方向可见胸椎骨压迹

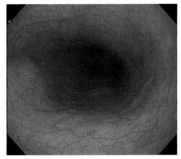

图9　胸部中段食管（Mt）
于12点方向可见心跳，于6点方向可见胸椎骨压迹

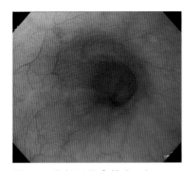

图10　胸部下段食管（Lt）

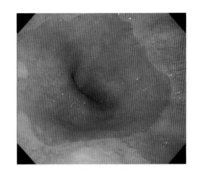

图11　食管与胃的连接处
让患者深呼吸更便于观测

关键点

- 检查前，应评估患者咽、喉部有无患癌风险因素
- 观察咽、喉时，控制胃镜前端并缓慢移动，以防引起咽喉反射
- 拍摄食管时，留意内镜的轴线，保持背侧椎体位于画面的6点方向

参考文献
[1]「頭頸部癌取扱い規約 第5版」（日本頭頸部癌学会 編），金原出版，2012
[2]「カラー写真とDVDでわかる経鼻内視鏡マニュアル」（宮岡正明，阿部公紀 編），p.25，羊土社，2007
[3] Muto M, et al. Early detection of superficial squamous cell carcinoma in the head and neck region and esophagus by narrow band imaging: A multicenter randomized controlled trail. J Clin Oncol, 2010, 28: 1566-1572

第1章　根据术前内镜诊断选择治疗方法

1. 常规内镜拍摄方法
②胃

乾　哲也

> 常规内镜拍摄的目的，在于无遗漏地发现病变，并对胃部整体进行有效观察。本节基于"高位反转法"阐述胃的常规内镜拍摄。观察时，应保证送气充足，保持适当距离，并静态观察，这十分重要。另外，向下俯视时要保持小弯在12点方向，在观察前后壁时，使用左右角度钮，并作同心圆画圈式观察，尽可能减少遗漏，图像容易回顾分析。

✳ 基于"高位反转法"的常规拍摄

由于胃的形状、检查目的、病变部位和内镜种类不同，使用内镜对胃进行检查最合适的拍摄方法也有所不同。常规拍摄法的目的在于：①无遗漏地发现病变；②对胃整体进行有效的观察。另外，通过统一拍摄方法，可以获得统一和便于分析的图像。不同内镜中心有不同的常规拍摄法，本章节介绍拍摄法为作者在国立癌症研究中心中央医院（现国立癌症研究中心）所学"高位反转法"的改良法。由于取消了文件数据库对拍摄张数的限制，相比当初拍摄张数有所增加。

基本拍摄顺序是，胃镜先由胃体插入至十二指肠，在俯视状态下退镜的同时，对胃窦部到胃体部分进行观察。之后在俯视状态下，胃镜按照胃窦、贲门、胃体小弯、胃角小弯、胃体前后壁的顺序进行观察（图1）。由于在俯视状态下胃镜观察胃体小弯和后壁（有时是前壁）常沿切线方向，故需要从正镜和倒镜两个方向进行观察。这种观察方法的长处在于，用J形反转进行观察时，因为送气量足够，对小弯、胃角的观察角度不会形成切线，还能从正面观察获得较近的视野。缺点在于，由于胃镜进出次数多，会增加检查时间，但操作熟练后再进行观察与拍摄，则仅需5~10min。

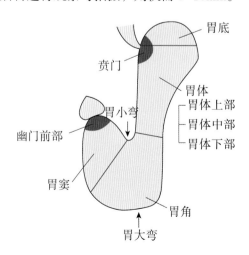

图1　胃的部位划分
引自参考文献[1]

✻ 基本注意事项

1 观察前充分洗净黏液、吸净胃液

2 保证送气充足

作为大概的基准，保持送气至胃皱襞间隔扩展到皱襞的 1~2 倍距离。

3 保持适当观察距离

通常如胃体部大弯等是易于观察的部位，容易变成远景观察，这样经常会遗漏微小病变。而过于接近，则会拍摄出难以定位的图像，还会增加拍摄张数和时间。牢记“不可过近，亦不可过远”。

4 保持小弯在 12 点方向观察；不是沿轴旋转观察，而是调整左右角度钮观察前后壁

尤其在俯视视角退镜观察时，应作同心圆观察小弯、前壁、大弯和后壁（注意不要将胃镜螺旋式退出）。

5 保持静态观察

尽管胃镜摄像头能进行动态观察，这样也能缩短检查时间，但是进行动态观察容易遗漏微小病变。注意保持静态观察，包括按冻结钮图像静止的时候，也要检查画面的每一部分。

✻ 高位反转法的实际操作：小括号内数字表示拍摄图像张数

1 观察食管与胃的连接处（第 1 张）

让受检查者深呼吸，使食管和胃的连接部在伸展状态下进行观察。

2 俯视观察胃体（第 2~4 张）

向胃体上部（图 2- ①）、胃体中部和胃体下部送少量或中等量气进行观察。注意观察胃整体，如胃壁肥厚、变形和黏膜纠集。轻微的黏膜纠集和较浅的凹陷性病变，会由于送气产生伸展，致使观察不到病灶，因此送气量应当减少。

3 观察胃角对侧大弯（第 5 张）

在因胃镜摩擦致胃黏膜发红前，观察胃角对侧大弯（图 2- ②）。需要注意的是，若胃镜直接进入胃窦，观察时则容易出现遗漏。

4 胃窦（第 6 张）

对胃窦进行整体远景观察（图 2- ③）。

5 幽门前部（第 7 张）

对幽门管进行近距离观察。

6 胃窦部肛侧（第 8 张）

由胃窦小弯的入弯处观察胃窦肛侧更为容易（图 2- ④）。

7 胃窦口侧（第 9~12 张）

对胃窦口侧，由入弯处大致按照小弯（图 2- ⑤）、前壁（图 2- ⑥）、大弯（图 2- ⑦）、后壁（图 2- ⑧）的顺序观察。胃角内小弯只能从胃窦进行倒镜观察，所以应当仔细观察。

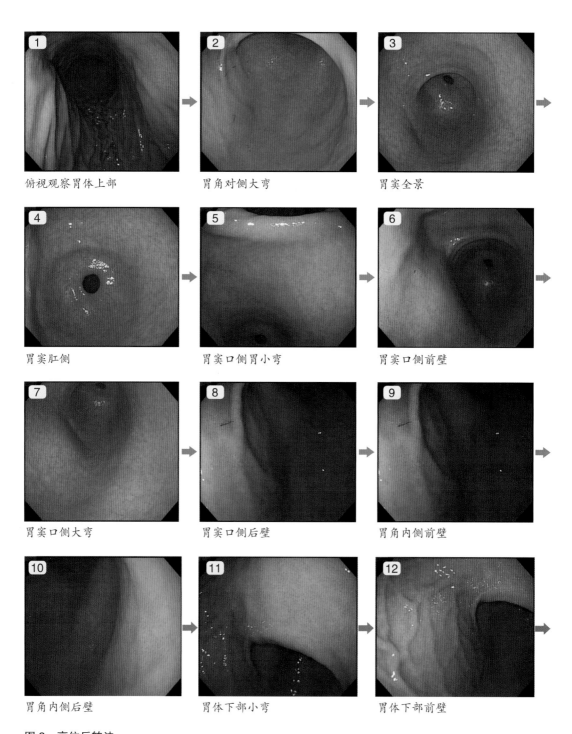

图2　高位反转法

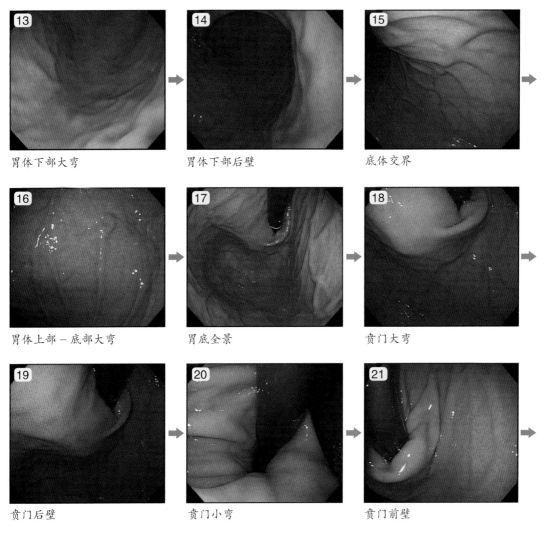

13 胃体下部大弯	→	14 胃体下部后壁	→	15 底体交界	→
16 胃体上部－底部大弯	→	17 胃底全景	→	18 贲门大弯	→
19 贲门后壁	→	20 贲门小弯	→	21 贲门前壁	→

图 2（续）

8 胃角（内）前后壁（第 13、14 张）

　胃角内侧前后壁（图 2-⑨，⑩）也是常常容易遗漏的部位，应有意识地进行观察。

9 向下观察体部（第 15~26 张）

　作同心圆以小弯（图 2-⑪）、前壁（图 2-⑫）、大弯（图 2-⑬）、后壁（图 2-⑭）的顺序观察胃体下部。观察小弯和后壁常是切线方向，胃镜容易滑出。作同心圆时，注意不要形成螺旋状。同样作同心圆观察胃体中部、胃体上部。另外，在同心圆之间（胃体下部到胃体中部，胃体中部到胃体上部）移动时，还要仔细观察后壁。

10 底体交界－胃窦（第 27~29 张）

　由胃体上部后壁从正面观察底体交界（图 2-⑮），直接从正面观察胃底后壁后，胃镜在俯视状态下对胃体上部到胃底大弯（图 2-⑯）进行观察。这时必须吸引干净胃底黏液湖以后再进行观察。U 形反折观察胃底（图 2-⑰）。由于胃底多易变成远景观察，应有意识地靠近观察。

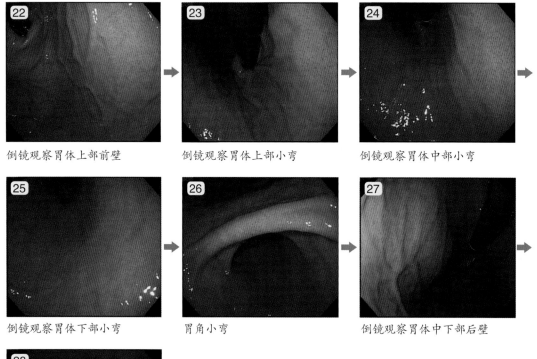

倒镜观察胃体上部前壁　倒镜观察胃体上部小弯　倒镜观察胃体中部小弯

倒镜观察胃体下部小弯　胃角小弯　倒镜观察胃体中下部后壁

倒镜观察胃体中下部前壁

图 2（续）

11 贲门（第 30~34 张）

胃镜以 U 形倒镜接近贲门，并近距离观察大弯侧（图 2- ⑱）和后壁（图 2- ⑲），用 J 形观察小弯侧（图 2- ⑳）。然后观察前壁（图 2- ㉑）。观察贲门时，应有意识地注意食管胃连接处和食管裂孔疝。然后对胃体上部到胃底部的前壁（图 2- ㉒）进行倒镜观察。此时应特别注意胃底大弯侧凸出的前壁和胃底（这些部位胃镜正镜观察不到）。

12 倒镜观察胃体部 – 胃角小弯（第 35~38 张）

胃镜恢复 J 形倒镜，按照上部（图 2- ㉓）、中部（图 2- ㉔）、下部（图 2- ㉕）的顺序观察胃体小弯，然后从正面观察胃角（图 2- ㉖）。从 6 点方向正面观察胃角小弯有时会变成沿切线方向，这时从通过左钮将胃角小弯置于 3 点至 5 点方向进行正面观察更为容易。

13 倒镜观察胃体前后壁（第 39~42 张）

最后使胃镜倒镜观察胃体前后壁。用 U 形反折从 6 点方向观察大弯，从 9 点方向观察胃体中下部后壁（图 2- ㉗）和胃体中上部后壁，将胃镜退出至胃体上部后，向左旋转或使用左钮越过小弯，用 U 形反折从 6 点方向观察大弯，从 3 点方向观察胃体中上部前壁和胃体中下部前壁（图2-㉘）。

14 使用色素观察

常规使用靛胭脂染色，以染料遍布整个胃体为原则。因为如果不使用色素进行观察，可能发生难以发现识别病变的情况。

15 活 检

进行活检时，为明确活检部位，需要保留可以定位的图像。尤其在进行微小病变活检时，从稍远景处（可能的话，将胃角、贲门、幽门等标志性的结构摄入图像）摄影，更容易确定位置。

✿ 无遗漏地进行常规拍摄

即便是观察相同部位或病变，由于以下不同，图像也不同：①送气量，②观察距离，③观察方向（俯视／仰视、正面观察或沿切线方向观察），④有无色素分布。例如，如果送气量较少，会容易遗漏皱襞中微小的病变；而观察较浅的凹陷性病变或轻度黏膜纠集的病灶时，送气量少一些则更利于发现病灶。另外，较为平坦、仅通过色调变化发现别的病变，需从正面观察；而缺乏色调变化的较浅凹陷性病变，沿切线方向观察更利于病灶。为减少遗漏，对同一部位以不同条件（送气量、观察距离、观察方向和色素分布）进行观察很重要。

注意点

①检查自身常规拍摄的漏洞

对于预先知道存在的病变（息肉、黄色瘤等小病变），通过常规拍摄明确是否被记录下来，以明确自己常规检查是否存在缺陷。如果插入胃镜时就发现了这些微小病变，却无视病变没有进行拍摄，如果一次也没有记录这些病变，这个部位的观察就存在漏洞，需要改进常规拍摄方法。

②注意预防遗漏

有人在发现病变后，就可能打破了常规拍摄过程，导致遗漏的发生。病变不是仅限于一处发生，即使发现了一处病变，也要继续认真地进行常规拍摄，这一点很重要。很多报告显示，同时多处发生胃癌的概率在10%左右，抱有发现一处后还要找到第二处、第三处的心态十分重要。

关键点

- 注意适当的送气量和观察距离
- 使胃镜的轴向保持一定方向（小弯在12点方向），作同心圆对小弯、前壁、大弯、后壁进行观察
- 对前后壁的观察不能旋转胃镜观察，而是通过调节旋钮角度进行观察

参考文献

[1]「消化器病学用语集」（日本消化器病学会 编），金原出版，1996

第1章 根据术前内镜诊断选择治疗方法

2. 用内镜对病变部位进行常规诊断和色素诊断
①食管

森田周子，武藤　学

> 作为内镜治疗对象的浅表型食管癌，其多缺乏明显的内镜表现，应集中注意力进行观察。黏液和食物残渣较多时，必须用含西甲硅油的溶液仔细洗净，充分除去黏液后再进行观察。使用碘溶液进行色素内镜观察时，附着的黏液会影响碘的染色效果，干扰诊断，所以同样需要充分洗净黏液和残渣等附着物。

❋ 通过常规观察找出病变

内镜观察浅表型食管癌缺乏特异性表现，基于白光的常规观察经常难以发现病变。普遍认为，使用碘色素染色进行内镜观察能更为有效地发现病变[1]，但是刺激性较强，并非对所有接受检查的患者都是轻松且安全的检查。因此，如何通过常规观察发现早期病变非常重要。

首先，创造易于观察的环境很重要。要充分去除食管中的黏液和残渣，使细微的病灶变得容易观察。为此，需要患者在咽部麻醉前服用二甲硅油和链霉蛋白酶的混合溶液（2% 二甲硅油混合液 20mL，链霉蛋白酶 1/900g，碳酸氢钠 2/900g，蒸馏水 10mL），内镜插入食管后，也要用含二甲硅油的溶液充分冲洗。

其次，要在没有黏液的状态下观察食管，并留意黏膜表面是否发红，有无白苔附着或者有凹凸不平、失去光泽、正常血管网消失等特征（图 1A，B）。浅表型食管癌的凹陷较浅或隆起较低，若送气量过多，病变处会变得平坦，更加难以辨认病灶（图 1D）。因此观察食管时，通过改变送气量，会更容易发现病变（图 1E）。

在对食管入口处以及食管与胃的连接处进行观察时，由于通过充分扩张管腔的方式观察较为困难，让患者呼气或吸气可使观察更全面。观察食管入口处时，一边退镜观察一边让患者呼气，利用内腔膨胀的瞬间，抓住机会进行观察。观察食管与胃的连接处时，让患者深吸气，以便于观察食管黏膜和胃黏膜的连接处（图 1F，G）。

对于有过头颈部或食管癌病史的患者以及酗酒者等高危病例，应当利用碘染色观察（图 1C）。

❋ 通过碘染色进行详细观察

观察中如果发现疑似病变，为诊断病变的性质，以及病变的范围和深度，需要进行详细观察。用碘染色法和基础篇第 1 章 –3– ①中介绍的窄带成像（narrow band imaging，NBI）进行食管癌的性质诊断非常有效，这里记载的是碘染色法。

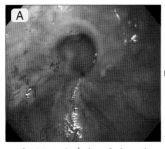

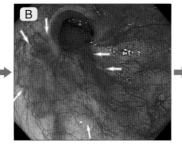

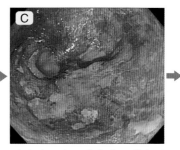

如果预处理和清洗不充分，就不能观察到浅表型食管癌中黏膜发红、正常血管网消失的现象

若预处理和清洗充分，在箭头所示的位置就能观察到0~Ⅱc病变

碘液喷洒后，病变为不着色区域

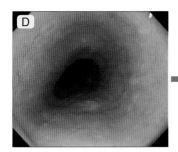

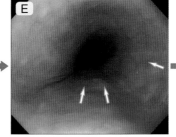

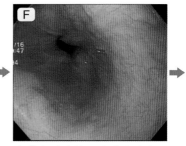

若送气量过多，病变处的凹陷会变得不明显

减少送气量凹陷会更加明显，能够观察到0~Ⅱc病变（如箭头所示）

食管与胃连接处的溃疡病变观察不完整

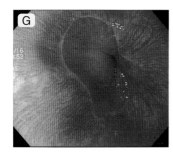

让患者深吸气，保证送气充分时，就能够得到完整的观察结果

图1　通过常规观察找出病变

充分洗去黏液之后，还要用1.5%的碘液喷洒全部或部分食管（图1C），其中需喷洒全部食管的理由之一是，多处发生食管癌的概率较高；另外，喷洒碘液时需注意，为减轻患者的痛苦或误咽等风险，不能过量喷洒，而且染色后要迅速进行观察。推荐的方法是，将内镜退至距切牙17~18cm后，把喷洒管从活检孔伸出至距胃与食管的连接处10~15cm处，并在喷洒碘液的同时从活检孔收回喷洒管。由于重力的作用，碘液容易积聚于前壁侧（9点方向），所以使染色剂遍布食管的窍门是向后壁侧（3点钟方向）进行喷洒。一旦目标食管壁着色，就需继续将内镜插入至非染色部位，并重复相同的操作。在这个过程中，通过2~3次的喷洒即可完成食管的整体染色，使用的碘液也能控制在10mL左右。相比而言，若从胃与食管的连接处开始喷洒，使用喷洒管喷洒的碘液量常常超过20mL。若大胆使用20~30mL注射器进行喷洒，但如果喷洒量不足，就还需要增加数十毫升的量，这样会使患者更加痛苦。为了不影响观察，还需要注意及时吸引多余碘液。

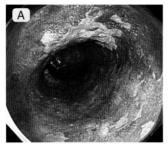
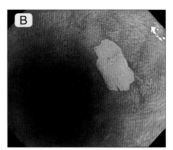

碘喷洒 3~4min 后，碘液逐渐褪
色，癌病灶的碘的不着色区域
变成粉色呈粉色征（pink color
sign，PC sign）阳性

粉色征呈阳性

图 2　粉色征

　　碘液喷洒后，正常的食管上皮染色后呈褐色。仔细观察有无明显未着色黏膜来确定是否是癌。碘液喷洒 3~4min 后，癌病灶部位变成粉色，呈粉色征（pink color sign：PC sign），性质诊断更为容易[2]。这种粉色征法诊断的敏感度和特异度都超过 90%，在病灶性质诊断中较有效（图 2）。

❋ 深度诊断

　　对于深度在SM1以内的病灶适用于内镜治疗，深度判断内容参照基础篇-第2章-1图1。

1　EP（黏膜上皮层）、LPM（黏膜固有层）

　　EP（黏膜上皮层）、LPM（黏膜固有层）的病灶包括平坦的 0~Ⅱb 病变（图 3A），浅凹陷性病变（0~Ⅱc：图 3B），以及高度不超过 1mm 的较低白色隆起性病变（0~Ⅱa）（图 3C）。EP 层大部分为 0~Ⅱb 病变，即使是 0~Ⅱc 病变也不会有边缘隆起，在病变范围内都较为平坦或呈细状颗粒。喷洒碘时，病灶会形成有明显边界的不着色区域，随着时间的推移，病灶中部分变成粉色的，粉色征呈阳性，不着色区域内部也常常分散有碘染色的非肿瘤扁平上皮。另外，通过调节送气量，也可以从黏膜肌层收缩形成的横向褶皱如席纹（也称作席纹征）判断病灶深度为 EP 和 LPM（图 3D）。

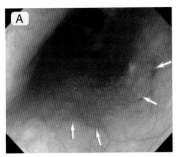

EP、LPM 深度的 0~Ⅱb 病变（如箭头所示）

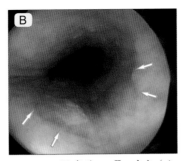

EP、LPM 深度的 0~Ⅱc 病变（如箭头所示）

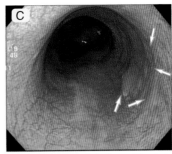

EP、LPM 深度的白色 0~Ⅱa 病变（如箭头所示）

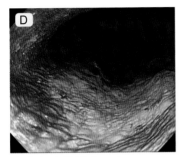

碘染色的图像中，在 EP、LPM 深度的病变中，调节送气量后黏膜肌层收缩形成的横向褶皱如席纹

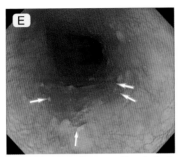

MM、SM1 深度的 0~Ⅱc 病变产生伴有轻度边缘隆起的浅凹陷

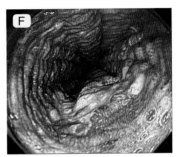

碘染色的图像中，在 MM、SM1 深度的病变中，吸气后未形成如席纹的横向褶皱

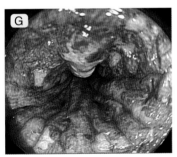

碘染色的图像中，在 MM、SM1 深度的病变中由于环形肌的收缩而形成的纵向褶皱，出现肿块现象

图 3　深度诊断

2　MM 和 SM1

将黏膜下层（SM）分成 3 等分后，位于上 1/3 的病变深度为 SM1 深度，即在内镜切除的标本中，位于距离黏膜肌层（MM）200μm 以内的黏膜下层的病变[4]。

MM、SM1 的 0~Ⅱa 病变会出现高度 2mm 左右较高隆起，隆起较为平缓。0~Ⅱc 病变会出现伴有极轻度边缘隆起的浅凹陷，并伴有凹陷内部的颗粒状变化（图 3E）。进行碘喷洒时，会形成边界明显的不染区域，粉色征呈阳性。MM 和 SM1 病变吸气后席纹征消失（图 3F），由于环形肌的收缩而形成的纵向褶皱会形成肿块（图 3G）。

关键点

- 认真清洗食管会使观察更为容易
- 寻找黏膜面发红、凹凸、光泽消失和正常血管阴影消失等浅表型食管癌的表现
- 同时运用碘染色法，对范围与浸润深度进行正确的诊断，以确定合适的内镜治疗方法

参考文献

[1] 東野晃治，飯石浩康：色素内視鏡の基本. 消化器内視鏡，18：660-664，2006
[2] 大森　泰，横山　顕：危険なヨード不染帯所見 Pink Color sign の検討. Gastroenterol Endosc，43：1613，2001
[3] 小山恒男，他：表層拡大型食道表在癌の1例. 胃と腸，30：1055-1058，1995
[4] 「臨床・病理　食道癌取扱い規約　第10版補訂版」（日本食道学会　編），p.13，金原出版，2008

专栏

化疗与内镜的相关点

朴　成和

在上一版中发表短评后，我从静冈癌症中心调到了大学附属医院。此前我一直认为进行 ESD 治疗和应对穿孔、出血的手段只是小野医生等名医的"名医绝活"，当看到了这项技术的普及，我感到十分惊讶。而且，运用 NBI 等手段的精细诊断技术也渐渐广泛地渗透到日常的诊疗中。在日常诊疗中也会使用内镜进行效果评价，但是似乎最近在会议中讨论进展期食管癌的多发病变时，列出 NBI 的近距离照片的情况有所增加。虽说"名医绝活"的普遍化令人高兴，但我还是不愿意看到"名人的执着"变成"一叶障目"。与上一版相比，本版增加了更多内容，这些都是与内镜治疗相关的各位医生的努力成果，对此我想向他们表示敬意。但是，在化学疗法的领域，确定了乳腺癌术后采取辅助化学疗法，还能够通过 Oncotype Dx 和 Mamma Print 等手段对多对基因进行检索，实现了对各等级病例的复发率的预测。与之相比，内镜治疗的应用仍停留于肉眼可见的组织形态层面。本书虽未提及，但也有不少病例表明，可以通过化疗、放疗法使瘤体缩小，也有进展期食管癌或者癌症复发者通过内镜治疗获得治愈的情况。如果可以用内镜对进展期癌症进行重点治疗，用基因诊断等手段进行正确转移诊断，加之与腹腔镜的结合，将使内镜治疗的应用范围更加广泛。在内镜治疗的领域，"名流绝活"正逐渐走向普遍化，这一点令人感到高兴。但我也希望更多的名人不要止步于仅磨炼医疗技术，同时也要不断探寻新的方法，迎接新的挑战。

第 1 章　根据术前内镜诊断选择治疗方法

2. 用内镜对病变部位进行常规诊断和色素诊断
②胃

池原久朝

近年来，随着 ESD 的普及，对于较大的病变也能安全地进行整块切除，并可治疗超过 2cm 的病变或产生溃疡、瘢痕的病变，内镜治疗的适应证范围在扩大。因此，与以前相比，准确的病灶范围与深度诊断，变得越来越重要。其次，内镜是通过 CCD 图像传感器进行单眼观察，不能立体地观察病变，常规白光内镜检查无法捕捉到黏膜的细微变化，存在诸多不利。因此可以考虑用靛胭脂等染色方法辅助诊断，以弥补常规内镜检查的不足。这是目前胃癌精确检查不可缺少的诊断方法。本节将具体讲解胃癌术前利用内镜进行的常规诊断和色素诊断。

✴ 预处理

根据内镜观察结果决定胃癌是内镜治疗还是外科治疗，因此正确的范围和深度诊断非常重要。在检查前必须除去气泡与黏液。我院使用的预处理药物为蛋白质分解酶（链霉蛋白酶：pronase®MS）、胃内气泡和黏液去除剂（dimethyl polysiloxane：二甲硅油®）和碳酸氢钠。内镜检查前服用这些药物。具体用量为 20 000U 链霉蛋白酶、4mL 二甲硅油®和 1g 碳酸氢钠溶于 100mL 水的溶液。

备忘录

精细检查时间往往较长，应用镇静剂和止痛药，可使观察更为容易。我院使用咪达唑仑和盐酸哌替啶作为镇静剂。具体用量为咪达唑仑 2~3mg，盐酸哌替啶 12.5~35mg。检查前应用可以达到很好的镇静效果。

✴ 色素内镜

通过色素内镜诊断胃癌时，对比法、染色法和反应法存在较大差别。色素内镜中使用的色素和染色液包括靛胭脂、亚甲蓝和刚果红等（表 1）[1]。最近新型色素染液如混合醋酸和色素的 AIM（醋酸 – 靛胭脂混合液）染色液，都已在临床内镜诊断中使用[2]。

胃癌术前内镜检查中普及较广的是使用靛胭脂染色的对比法。运用对比法时，在黏膜表面喷洒色素液，色素在黏膜表面凹陷部分停留，使黏膜微细凹凸更加明显（图 1）。我院检查室中常备 0.2% 的靛胭脂色素液（图 2A）。通过稀释一倍浓度 0.4% 的靛胭脂注射液（20mg/5mL）得到所需色素液。由于我院靛胭脂的使用量较大，所以将粉末状的靛胭脂在院内药剂室配置成 0.4% 的靛胭脂注射液，将其稀释一倍后使用（图 2B）。喷洒方法有两种，可以从活检孔用注射器直接喷洒或使用喷洒管进入胃腔喷洒。使用喷洒管

表 1　色素内镜的分类及使用的色素

方法	色素名称	使用浓度	特征
对比法	靛胭脂	0.1%~0.5%	利用色素在凹陷处的积累，使消化道黏膜表面微小
	伊文思蓝	0.1%~0.2%	的凹凸更加明显。最近醋酸-靛胭脂混合液（AIG）
	亮蓝 R	0.5%~1.0%	也已投入使用
染色法	亚甲蓝	0.2%~1.0%	通过色素液的渗透、吸收和直接染色，观察染色后
	甲苯胺蓝	0.2%~2.0%	的活体组织
	天青 A	0.2%	
反应法	刚果红	0.3%~0.5%	应用了色素在特定环境内的特异反应的一种方法
	结晶紫	0.05%	
	卢戈液	1.2%~3.0%	
	苯酚红	0.05%	
荧光法	荧光素	10%	服用荧光色素（口服或静脉注射），观察荧光部位
	吖啶橙	0.025%	
血管内注射法	吲哚菁绿	5mg/mL	血管中注射色素，通过脏器和血管的显色或着色进行观察

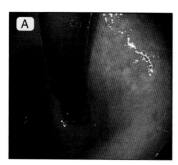
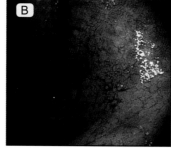

图 1　靛胭脂喷洒前后对比

A. 染色前

B. 染色后

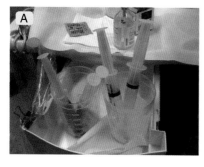
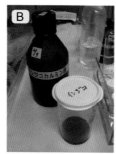

图 2　靛胭脂的准备

A. 常备靛胭脂溶液于 20mL 注射器

B. 医院内药剂室将靛胭脂溶解制备浓度 0.4% 的注射液，使用时稀释 1 倍

进行喷洒可以使靛胭脂遍布整个胃，但喷洒后色素容易呈雾状弥散，这是其缺点。笔者更常用的是由活检孔直接用注射器喷洒的方法。

❋ 术前观察的实际情况

在治疗前的精细检查中，需要在有限的检查时间内查出病变的边界，有无黏膜下层

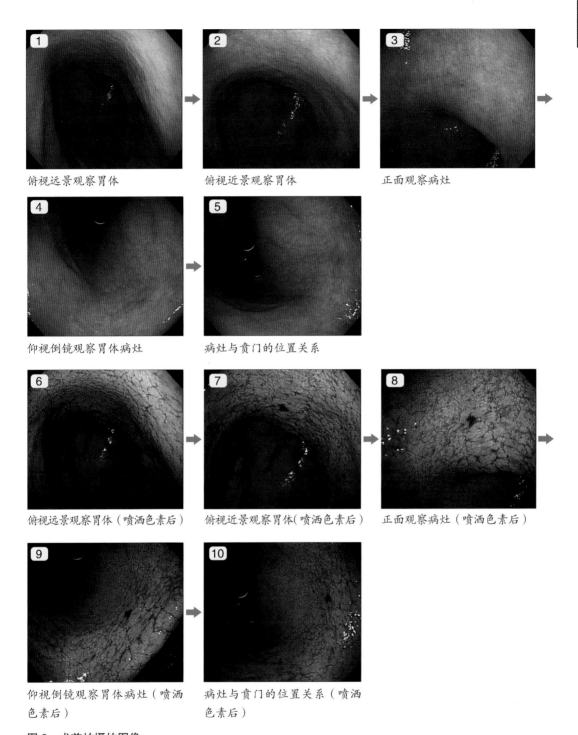

图3 术前拍摄的图像

浸润等内容，并拍照记录。因此需要遵循一定的顺序进行观察与拍摄。我院同时检查多发病变的顺序是，先通过常规拍摄观察整个胃后，再对病变部位进行精确检查。

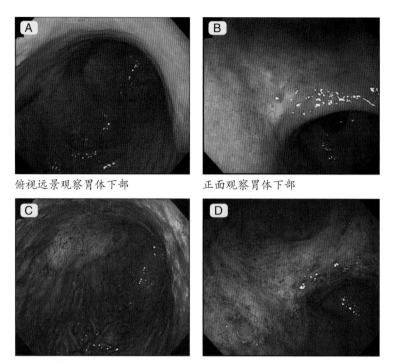

俯视远景观察胃体下部　　　　正面观察胃体下部

俯视远景观察胃体下部（喷洒色　　正面观察胃体下部（喷洒色素后）
素后）

图4　表层扩大型早期胃癌

为了更为客观地评价病变的部位和范围，首先进行远景拍摄，然后逐渐靠近病变。病变位于胃体时，胃镜分别由向下和向上两方向进行观察。为了在喷洒色素前后讨论比较，应当尽可能在相同的构图下进行拍摄。通过比较白光观察与喷洒色素后的观察结果，可以提高白光内镜检查的诊断能力。需要注意的是，盲目增加拍摄照片数量只会增加类似照片，却不一定能得到必要的照片。病变位于胃体时，若能有病变部位与贲门位置关系的照片，就能更容易理解病变的部位。图3为术前观察和拍摄的图像。

❋ 病变部位的范围诊断

进行 ESD 治疗时正确的病灶范围诊断不可缺少。如表层扩大型早期胃癌等，病变可能向侧面广泛扩展，所以需要对病变整体进行远景观察（图4）。可以通过喷洒靛胭脂帮助界定肿瘤范围。但是如果黏膜表面附着黏液，即使喷洒靛胭脂也无法观察黏膜表面的细微结构。如果靛胭脂喷洒后还能观察到残留黏液，需多次冲洗并注意避免出血，这一点十分重要。只有在除去黏液的状态下喷洒色素，才能进行正确的范围诊断。如果在观察病变部位有黏液附着，应将蛋白质分解酶等药剂溶解于二甲硅油溶液，取适量冲洗观察部位完全除去黏液。

❋ 病变部位的深度诊断

尽管已有很多关于内镜对病变部位深度的白光诊断和色素诊断的报道，仍然需要仔细观察，并根据观察结果判断黏膜下层有无浸润。

如果是隆起型病变（0~Ⅰ）或浅表隆起型病变（0~Ⅱa），其结节大小不一，黏膜不规整（糜烂、发红）均考虑为发生黏膜下层浸润。另外，浅表凹陷型病变（0~Ⅱc）需要结合：①凹陷病灶的色调，②皱襞的所见，③胃壁厚度和僵硬，④凹陷中的凹凸颗粒大小，⑤边缘的隆起和肿胀等因素综合判断深度[3]。判断胃壁厚度和僵硬时需要调整空气量至合适进行观察。若有溃疡瘢痕，则难以判断胃壁厚度和僵硬是由于黏膜下层浸润引起，还是由溃疡瘢痕引起。

�֍ 基于 ESD 的活检

一直以来普遍认为，胃癌的范围诊断很困难。最近，NBI、放大内镜开始用于范围诊断，超出预期，这些应用可以用于肿瘤的侧向扩展范围诊断。ESD 术后溃疡瘢痕纤维化严重，所以水平切缘呈阳性时，再次进行内镜治疗经常困难重重。根据我院的 ESD 病例，术前的活检原则上从病变部位周围开始，采取 4 象限方向活检，以检查病变向周围的扩展情况（图 5）。考虑到活检后出血，血流的重力作用，活检于病变部位的下方进行。

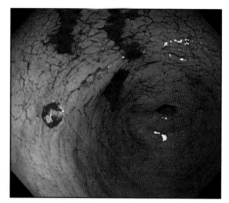

图 5　病变部位周围的活检

> **注意点**
>
> 观察时，由于注意力过于集中于病变，若送气过量可能会引起出血，或发生 Mallory-Weiss 综合征。尤其是当病变部位出血时，会使范围诊断和深度诊断变得困难，有时也需要重复检查（图 6）。必须保持胃内合适的空气量。

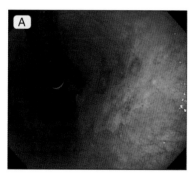

胃体上部小弯的 0~Ⅱc 病变

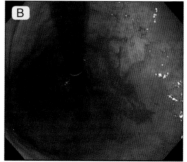

过量送气引起的病变出血

图 6　过量送气引起的病变出血

关键点

● 无论如何，喷洒色素前都要仔细冲洗黏膜表面，除去黏液

● 在 ESD 前进行精细检查时，需要确认病变范围

参考文献

[1] 神津隆弘，他：胃病变：色素内視鏡活用の基本. 消化器内視鏡，18：1849-1853，2006

[2] 河原祥朗，他：早期胃癌診断時の進展度診断の落とし穴　新色素 AIM を用いた新しい内視鏡診断法を中心に. 消化器外科，30：1435-1444，2007

[3] 小野裕之，他：胃癌の深達度診断　内視鏡像からみた深達度診断. 胃と腸，36：334-340，2001

第1章　根据术前内镜诊断选择治疗方法

3. 放大内镜诊断
①食管

森田周子，武藤　学

> 随着窄带成像（NBI）的应用，浅表型食管癌的发现与性质判断变得更为容易。浅表型食管癌在 NBI 下表现为棕褐色（brownish area）区域，联合使用内镜放大功能确认增生的异型血管。与基于白光的观察相比，这样做能提高诊断的精确度。其次，可以通过放大内镜观察鉴别血管类型，有利于进一步确诊。

与基于白光的观察相比，由于 NBI 的使用，发现浅表型食管癌变得更为容易。而且，结合内镜放大功能，还可以观察到微小血管的结构变化，使病灶性质判断与深度诊断变得更为准确。本节会对通过 NBI 发现病变的方法以及运用内镜放大功能进行观察，作详细解说。

❋ NBI 观察的目标

用 NBI 进行观察，其光线亮度要比白光暗，所以视野有些暗。因此需要注气保持管腔开放，还需稍稍接近观察部位进行观察。其次，通过 NBI 进行观察时，血红蛋白的吸收波长在观察波长的窄带区域中，如果出血，视野中会出现茶褐色，影响观察效果。所以应当注意避免出血。

通过 NBI 观察看到的是：
- 褐色区域（brownish area）

浅表型食管癌有多种表现，发红的病变较为常见，原因可能为异常增生的血管所致。使用 NBI 观察时，发红区域表现为褐色区域，非癌区域为淡绿色黏膜背景，癌变部位显示为褐色（图 1A~D）。发现褐色区域后，再通过放大观察，进行性质判断和深度诊断。

❋ 仔细观察的要点

食管是管腔脏器，病变观察为切线方向，难以从正面观察。需要调节送气量，并改变内镜轴的方向，从各个角度观察，尽可能找到容易进行正面观察的方向。还可以在胃镜前端安装黑帽，贴近食管黏膜进行观察，注意避免出血。通过这种方法，能够较容易地从正面对病变进行观察。

若发现可疑病变，需要进一步放大内镜观察病变部位的异型血管。井上等人将此类异型血管称为上皮乳头内毛细血管襻（intra-epithelial papillary capillary loop：IPCL）。放大内镜观察中，仔细观察的重点如下。

- 边界是否清晰
- IPCL 血管的形态类型

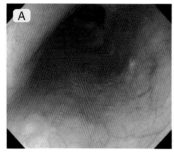

发现后壁正常血管网消失，该处黏膜平坦发红，所见病变并不明显

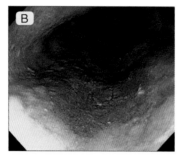

结合 NBI，在淡绿色非肿瘤黏膜背景下，褐色区域更易识别

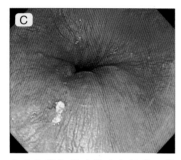

发现食管与胃连接处左侧壁正常血管网消失，该部位平坦发红，所见病灶并不明显

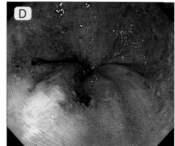

结合 NBI，褐色区域更易识别

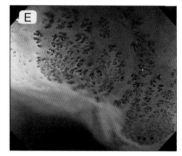

褐色区域形成异形血管，边界清楚，累及全周

图1 病变的发现——仔细观察

在褐色区域内发现具有"扩张、蜷曲、直径不一、形状不同"等特征的血管为异型血管，与非癌部位有明确边界（图1E）。褐色区域与周围黏膜有明确的边界，并有"扩张、蜷曲、口径不一、形状不同"特征的异型血管，就容易诊断病灶为癌。

有马、井上等人的研究表明，血管类型的诊断可用于浅表型食管鳞形细胞癌的诊断和深度诊断[1, 2]。图2、3中表示的两种分类并未统一，但都能在病灶深度诊断中发挥作用。在白光内镜诊断中增加血管类型的诊断，可以更加准确地诊断癌的深度。另外，在日本食管学会举办的浅表型食管癌深度诊断标准的研讨委员会上，以有马分类和井上分类为基础，形成了浅表型食管癌的放大内镜诊断分类（方案）[3]。

结合有马分类、井上分类和日本食管学会的浅表型食管癌的深度诊断标准研讨委员会上提出的浅表型食管癌的内镜放大诊断分类如图2~4所示，可以作为分类和深度诊断的参考。

1 有马分类（图2）

- 类型1：能观察到细直的 IPCL，或者基本观察不到
- 类型2：能够观察到血管的延长和血管直径的扩张，血管呈分支状或螺旋状扩张，血管的数量增加，但 IPCL 还能保持其结构，血管的排列也较为规则

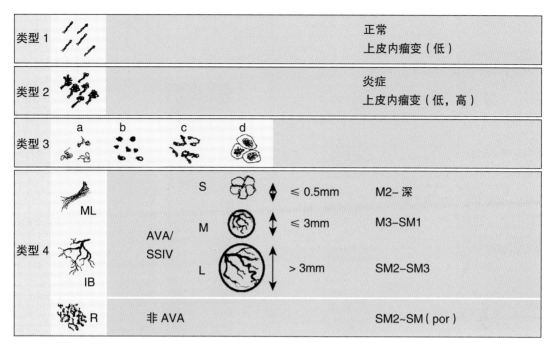

图 2　放大内镜观察浅表型食管癌的 IPCL 血管分类（参照有马分类等）

- 类型 3：IPCL 规则结构被破坏，血管直径不同并呈现线头状、颗粒状或螺旋状，
  排列不规则。分为以下几种分支类型。
    - 3a：被破坏的线头状血管（图 4A）
    - 3b：颗粒状血管（图 4B）
    - 3c：3b 型血管延长并为闭环的血管（图 4C）
    - 3d：呈鱼子形态的血管
- 类型 4：tIPCL 多根重叠（multi-layered：ML）、不规则树枝状（irregularly-branched：
  IB）、网状（reticular：R）3 种类型。类型 4 的血管还围成无血管区域
  （avascular area：AVA）。AVA 的直径与病变的深度相关，可以将 AVA 分为：
  小，0.5mm 以下（图 4D）；中，3mm 以下；大，3mm 以上（图 4E，F）

2 井上分类（图 3）
- 类型 V-1：能观察到"扩张、蜷曲、直径不一、形状不同"的 IPCL（图 4A）
- 类型 V-2：类型 V-1 的血管开始向深处延长（图 4C）
- 类型 V-3：类型 V-2 的血管，结构进一步遭到破坏（图 4E）
- 类型 V-N：在肿瘤中无序排列的粗的肿瘤血管（图 4F）

3 日本食管学会的浅表型食管癌的深度诊断标准研讨委员会上提出的浅表型食管癌的
内镜放大诊断分类（方案）（图 5）
- 类型 A：血管形态无变化或轻度的病变，未见 IPCL 变化或者 IPCL 轻度变化的病变

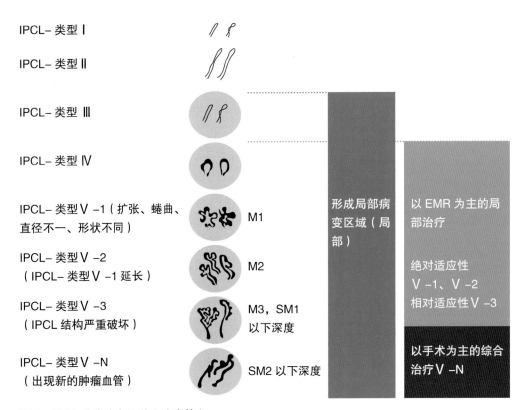

图 3　IPCL 分类（参照井上分类等）

- 类型 B：血管形态变化较大

    B1：可以观察到具有扩张、蜷曲、直径不一、形状不同 4 种特征的袢状异常血管

    B2：未连成环状的异常血管

    B3：高度扩张的不规则血管

- Avascular area（AVA）：由类型 B 的血管围成的无血管区域，或血管较粗的区域为 AVA，并分为 0.5mm 以下的小型 AVA、0.5~3mm 的中型 AVA 以及 3mm 以上的大型 AVA

仅由 B1 血管构成的 AVA 无论大小，深度相当于 T1a-EP/LPM。

附注：可以观察到不规则的微细网状（reticular: R）血管，常出现在低分化型、基底层型浸润，特殊组织类型的食管癌中，用 R 标注。

在常规观察中，需要在原有深度诊断的基础上加以上放大内镜观察结果，再进行深度诊断。

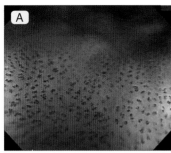

M1、M2 深度病变。按照有马分类（图 2）则为类型 3a，按照井上分类等（图 3）则为类型 Ⅴ-1

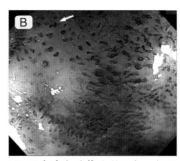

M2 深度病变（箭头所示）。按照有马分类（图 2）则为类型 3b，按照井上分类等（图 3）则为类型 Ⅴ-2

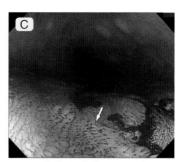

M2 深度病变（箭头所示）。按照有马分类（图 2）则为类型 3c，按照井上分类等（图 3）则为类型 Ⅴ-2

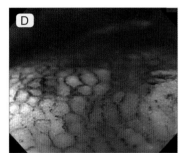

M2 深度病变。按照有马分类等则为类型 4S

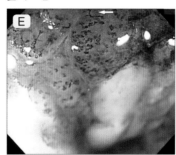

M3 深度病变（箭头所示）。按照有马分类等（图 2）则为类型 4，按照井上分类等（图 3）则为类型 Ⅴ-3

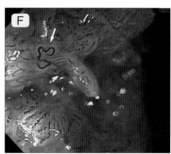

SM2 深度病变（箭头所示）。按照有马分类等（图 2）则为类型 4，按照井上分类等（图 3）则为类型 Ⅴ-N

图 4　深度诊断

备忘录

虽然在基本技术上与 NBI 不同，运用分光特性的 FICE（FUJI intelligent color enhancement）也可以通过放大观察，观察异常血管的类型，准确诊断浅表型食管癌的深度[1]。最近也开始提倡与传统的色素法相结合，运用光学方法或借助器械，通过病变色调改变从而突出想要观察的病变，并将这种诊断方法统称为图像增强内镜（image enhanced endoscopy：IEE）。

注意点

食管癌常常与其他脏器的癌变一起发生。根据竖田的报道，食管癌与其他脏器重复发生癌变的频率达到了 47%，尤其与头颈部同时发生癌变的概率更是高达 36%[4]。因此，考虑到食管癌的病例中同时并发头颈部癌的风险较高，在插入内镜时需要结合 NBI 对咽部和喉部进行观察。用内镜观察头颈部癌时，与食管癌相同，需要观察边界明确的褐色区域，结合内镜放大观察扩张、蜷曲、直径不一、形状不同的异常血管。但目前对咽部和喉部的观察中，诊断病变深度方法还尚未确立。

关键点
- 对浅表型食管癌进行 NBI 观察的目标是褐色区域
- 放大内镜观察中重点仔细观察的是异型血管的形态变化

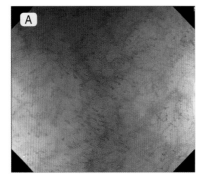
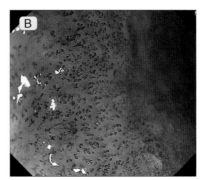

类型 A：未发现乳头状皮内血管的变　　类型 B1：环状的异常血管
化或者变化轻微的病变

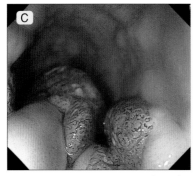
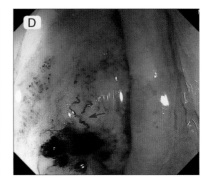

类型 B2：缺乏环状结构的异常血管　　类型 B3：高度扩张的不规则血管

图5　日本食管学会的浅表型食管癌的深度诊断基准研讨委员会提出的浅表
型食管癌的内镜放大诊断分类（方案）

参考文献

[1] 有馬美和子，他：4. 拡大内視鏡による分類表　1）食道（2）微細血管分類. 胃と腸，42：589-595，2007

[2] 井上晴洋，他：食道表在癌深達度診断の進歩. 胃と腸，41：197-205，2006

[3] 小山恒男，他：食道扁平上皮癌の拡大内視鏡診断；日本食道学会分類の紹介. 消化器内視鏡，24：466-468，2012

[4] 堅田親利，武藤　学：背景因子からみた異時性多発食道癌の長期経過. 胃と腸，42：1355-1363，2007

第1章 根据术前内镜诊断选择治疗方法

3. 放大内镜诊断
②胃（基于 NBI、BLI、i-Scan OE 原理）

上堂文也，竹内洋司，
石原　立

决定早期胃癌治疗方法的要点在于需要鉴别病变为良性还是恶性、判断病理组织分类，并对病变的范围和深度作出正确的诊断。与外科手术不同，EMR/ESD 内镜下治疗只切除癌变处黏膜，因此尤其需要对病变范围进行正确的诊断，这是根治局部病变的前提条件。近年来，替代使用色素突显并观察黏膜形态的色素内镜，通过改变照射光波长等进行图像处理，从而获得图像增强效果的图像强调观察法。该方法已应用于临床诊断中。本节将阐述几种不同放大内镜的图像强调观察法，以及运用 NBI 原理对胃进行观察的方法。

✸ 图像强调观察的原理

1 NBI

窄带成像（narrow band imaging：NBI）（图 1A）是指通过滤光镜用蓝色光（波长 415nm）和绿色光（波长 550nm）2 种窄带色光代替白光照射黏膜的方法。不同波长的光透过黏膜的深度不一样，宽带域白光照射黏膜时，包含波长不一的各类光，比如到达黏膜表层的短波长光与到达深层的长波长光，在传递深度信息时会混合在一起（图 1B）[1]。与之相比，运用 NBI 时，只接收 2 种到达黏膜表层经过散射、反射和吸收后的波长传递的信息，可以进行特异性的观察（图 1C）。另外，因为血红蛋白（Hb）对蓝光和绿光有很强的吸收作用，所以 NBI 观察与白光观察相比，血管更清晰[2]。就是说 NBI 进行观察，得到黏膜层的表面结构和血管结构增强的图像。结合放大内镜观察，可以进一步对黏膜表面细微结构以及微血管结构进行更为仔细的观察评估（图 1D，E）。

与其他消化道相比，胃腔大，黏膜内血管丰富。进行 NBI 观察时，由于照射光为窄带光，观察时光量较少，而且血液对蓝色、绿色光吸收作用强，所以进行远景观察时图像较暗，检查较为困难（图 2A，B）。因此，运用 NBI 观察胃部时，其主要用途是在使用放大内镜近距离观察下进行良恶性的鉴别和病变范围的诊断[3]。最近开发的第二代 NBI 增加了光源的光量，优化了图像处理器的性能，并开始运用 NBI 专用镜头对 415nm 色光进行二次曝光，改良了之前机器的缺陷，使远景图像的亮度和画质都得到了提高（图 2C，D）[4]。今后，可能还会做到无须放大，只用 NBI 就能发现病变、诊断病变范围。NBI 将来能发展的高度，令人期待。

2 BLI

在以往以黏膜的肉眼形态和色调为基础的诊断学基础上，NBI 使血管结构的评价变得可能。最近，还开发出了 NBI 以外的评价血管结构的图像强调观察方法，这种方法已投入市场使用[5]。Blue LASER imaging（BLI）运用波长为 410±10nm、450±10nm 的激光作为内镜光源。后者可以作为窄带色光照射黏膜，还可以使荧光体发光，产生白光观察的宽带色光。前者则单纯作为窄带色光照射黏膜。改变这些光的比率，能够在白光常规

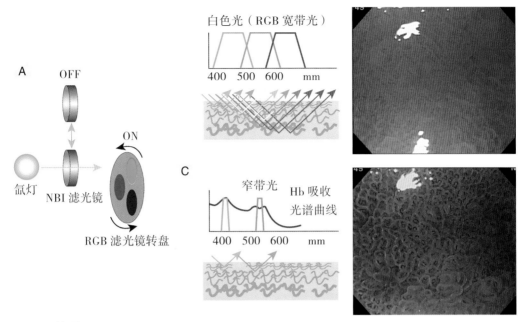

图 1 NBI 的原理

A. 光源与 RGB 滤光镜转盘组合模式图。B. 白光。C.400~430nm 和 535~555nm 的窄带光，与 Hb 吸收光谱曲线更贴合。D. 白光宽带色光观察到的黏膜表层到深层图像。E. NBI 图像是通过 2 种窄带光，对黏膜表面结构和微血管进行特异性观测

观察和窄光观察的两种方式间互相转换（图 3）。与 NBI 相同，BLI 也能结合放大内镜观察，对黏膜表面细微结构以及微血管结构进行更为详细的观察[6, 7]。

3 i-Scan OE

以往，i-Scan 包括 3 种图像强调模式，分别为：①通过分析图像中每个像素的亮度信息，动态增加其明暗对比，使观察部位边界更为清晰，观察部位表面强化（surface enhancement：SE）；②通过分析图像中每个像素信息，数字化地向亮度较暗的区域增加蓝光，通过蓝光突出凹陷部位或结构差别的对比增强（contrast enhancement：CE）；③对 CCD 得到图像的 RGB 组成进行实时分析，对颜色组成比例进行调整，重组颜色成分合成新的图像（tone enhancement：TE）。除此之外，新型 i-Scan 还增加了滤光镜（OE 滤光镜）、新增了用于固定光波长范围的光学增强（optical enhancement：OE）功能。OE 功能包括两种模式，OE 模式 1 与 NBI 相同，通过贴合血红蛋白吸收光谱曲线峰值并在固定波长范围内的短波长光来变换图像色调，OE 模式 2 不进行色调变换，从包含固定波长范围的长波长光中获取并形成图像（图 4）[8]。利用此种方法，同样能结合内镜的放大观察，与 NBI 相同，可对黏膜细微的表面结构以及微血管结构进行更为细致的观察。

✳ 胃黏膜（包括正常状态和 *H.pylori* 胃炎状态）的 NBI 内镜放大图像

为了便于理解，NBI 放大内镜观察到的胃黏膜图像与胃黏膜表层组织进行对照，可大致分为以下两种情况。一种是包绕管状腺管的褐色上皮下毛细血管表现为格子状，其中还有腺窝开口，表面通常光滑（图 5A）。没有萎缩的胃底腺黏膜和高分化管状腺癌等

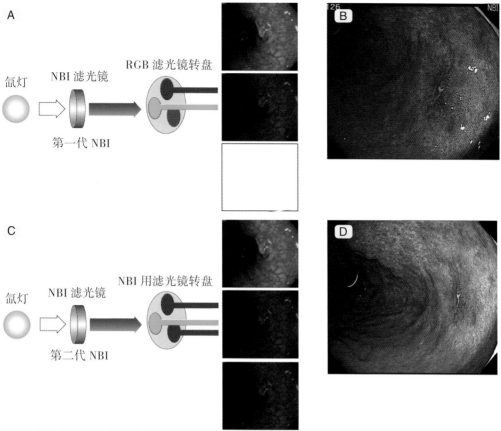

图2 第一代NBI和第二代NBI的对比

A.第一代NBI是使用通过NBI滤光镜形成的400~430nm和535~555nm的窄带光，再通过RGB滤光镜转盘产生光束。B.光激发后的黏膜图像。C.而第二代NBI则增加了光源的光量，通过NBI滤光镜转盘后的400~430nm光进行观察。D.图像亮度大大提高

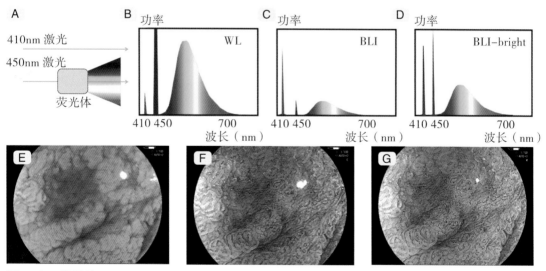

图3 BLI的原理

从光源发出410nm和450nm的激光，后者通过荧光体发出白色光（A），在白色光观察模式，增加了来自荧光体白色光的比例，行白色光观察（B、E）。而BLI（C、F）、BLI-bright（D、G）则是增加窄带光的比例，进行窄带成像观察（A~D引自参考文献[9]）

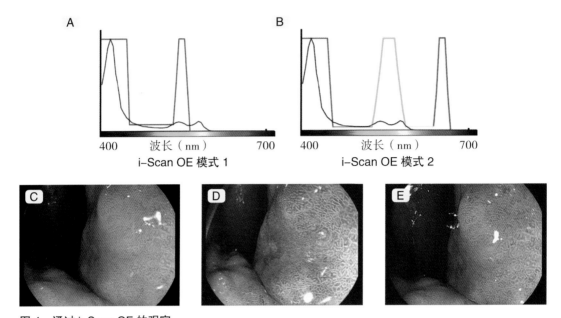

图 4　通过 i-Scan OE 的观察

模式 1 使用以短波长为主的窄带光观察（A）。白光观察（C）。使用变化色调的窄带光得到图像（D）。模式 2 则使用包含长波长光的窄带光观察（B）。与常规观察相同的色调观测得到图像（E）（A、B 引自参考文献 [8]）

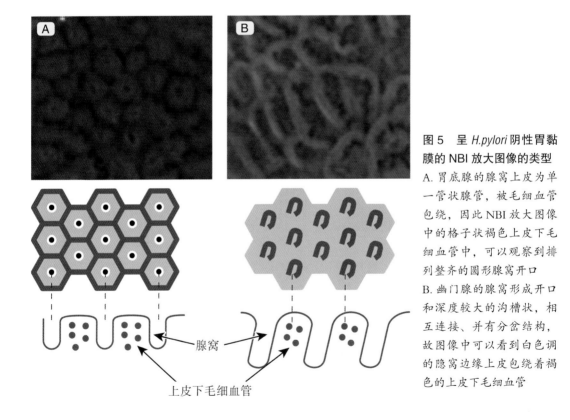

图 5　呈 *H.pylori* 阴性胃黏膜的 NBI 放大图像的类型

A. 胃底腺的腺窝上皮为单一管状腺管，被毛细血管包绕，因此 NBI 放大图像中的格子状褐色上皮下毛细血管中，可以观察到排列整齐的圆形腺窝开口

B. 幽门腺的腺窝形成开口和深度较大的沟槽状，相互连接、并有分岔结构，故图像中可以看到白色调的隐窝边缘上皮包绕着褐色的上皮下毛细血管

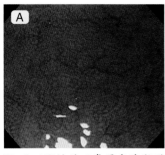

H.pylori 阴性的正常胃底腺黏膜排列整齐的圆形腺窝开口，能观察到海星状的蓝色集合静脉

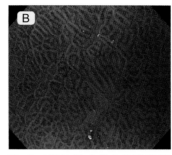

H.pylori 阴性的正常幽门腺黏膜腺窝开口呈线状，相连后并形成胃小沟

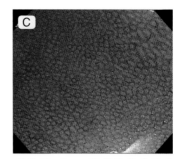

感染 *H.pylori*，胃底腺黏膜轻度萎缩，圆形腺窝开口形态正常，但集合静脉不明显。

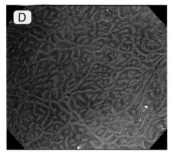

由于感染 *H.pylori*，胃底腺开始萎缩，腺窝开口呈线状，互相连接并形成胃小沟，与幽门腺形态类似

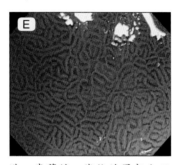

进一步萎缩，线状的胃部小凹互相连接，表面呈垄状

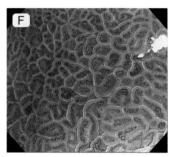

黏膜高度萎缩，形成肠上皮化生，表面呈乳头状、绒毛状，腺窝表面能观察到亮蓝脊（light blue crest: LBC）

图 6 *H.pylori* **胃炎的放大图像**

病变为这种类型。一方面，由于萎缩和肠上皮化生黏膜，以及乳头状腺癌等病变黏膜表面呈绒毛或乳头形态，腺窝开口呈沟槽状，呈现出白色的隐窝边缘上皮包围间质内褐色上皮下毛细血管的形态，表面呈凹凸状（图 5B）。

　　鉴别是否是癌，诊断癌的范围时，需与周围非癌黏膜进行对比后诊断，背景胃黏膜所见的理解对癌的诊断是很重要的。胃癌通常产生于由幽门螺杆菌（*H. pylori*）感染引起的慢性胃炎。在未感染的正常胃底腺黏膜上可以观察到海星状的集合静脉，其中还有排列规律整齐的小的圆形腺窝（图 6A）。正常的幽门腺黏膜中，胃小沟被垄状、乳头状的上皮整齐规律地分隔开来（图 6B）。*H. pylori* 慢性感染引发胃底腺胃炎时，集合静脉就会变得难以观察（图 6C），腺窝则会呈椭圆、短线状，并产生胃小区（图 6D）；若进一步萎缩，腺窝就会呈长线状、垄状，形成类似幽门腺的形态（图 6E）；存在肠上皮化生黏膜的特征是多呈绒毛状，NBI 观察到的肠上皮化生黏膜，在腺窝表层可以观察到亮蓝脊（light blue crest：LBC）。这与组织学中所说的刷状缘有着密切关系（图 6F）。

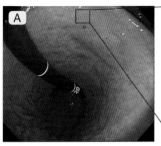
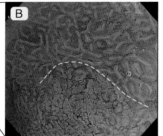

图7 萎缩、肠上皮化生黏膜的管状结构表面形成分化型癌

A. 胃体下部小弯侧萎缩黏膜观察到 0~Ⅱa+Ⅱc 的病变

B. 背景黏膜（图上部）为垄状萎缩黏膜，表面能观察到轻度的亮蓝脊，癌变部位（图黄线下方部分）表面凹凸结构消失，形成不规则微血管网

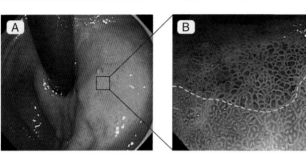

图8 存在于萎缩程度较轻的胃底腺黏膜的表面呈乳头状结构分化型癌

A. 胃体上部小弯可以观察到 0~Ⅱc 的病变

B. 背景黏膜（图黄线下方部分）为椭圆形、短线状的腺管开口被褐色黏膜下毛细血管包绕，癌变部位（图黄线上方部分）则为表面乳头状结构的肿瘤黏膜，与背景黏膜形成明显边界

✿ 早期胃癌的 NBI 放大内镜图像

1 判断不规则血管和不规则表面结构是否有明确边界

癌变黏膜与前面章节阐述的非癌变黏膜不同，早期胃癌能够根据表面黏膜不规则结构或者不规则的微血管以及存在明确的边界（demarcation line）进行诊断。

观察慢性胃炎中小的凹陷型病变时，进行 NBI 放大观察以是否存在不规则血管（irregular microvessel pattern）和明确的边界（demarcation line）作为诊断标准，诊断的灵敏度达到了 60%，特异度为 94%，与白光观察（灵敏度 40%，特异度 68%）比较，显然效果更好。由此可见，在以不规则血管和明确的边界为诊断标准，存在以下的特点：以不规则血管为判断标准灵敏度较低但特异度较高，而以有明确的边界作为诊断标准灵敏度较高但特异度较低。另外，以有明确的边界为诊断标准更容易进行判断。根据以上特点，效率较高的方式是，先进行低倍至中倍放大判断有无明确的边界，然后再用高倍放大判断有无不规则血管。观察不规则血管的方法，可以参照井上提到的乳头状上皮内环状毛细血管的 4 个特征（扩张、蜷曲、口径不一、形状不同），尤其是口径不一、形状不同的血管与癌的关联性更高[9]。

2 根据表面结构诊断分化型癌

根据胃的内镜图像，可将早期胃癌大致分为分化型癌和未分化型癌。分化型癌又可以大致分为形成管状结构和乳头形状的癌变。管状结构的癌变与正常组织相比更不规则，由于细小的腺管排列紧密，格子状排列的血管形成多角形，形状较小并且不规则。由于癌变表面结构不清晰且表面平坦，与周围呈垄状、乳头状萎缩或存在肠上皮化生黏膜相比，癌变部位凹凸不平的表面结构消失（图7）。

乳头状腺癌或者表面呈乳头状结构的管状腺癌，可以根据其乳头状不规则表面（大小不同或形状不一）或者乳头状结构内的不规则微血管进行诊断（图8）。但是，由于背景黏膜肠上皮化生也会呈乳头状，此时难以诊断病变的边界（图9）。另外，尤其要关注

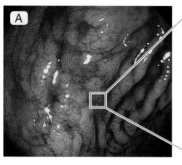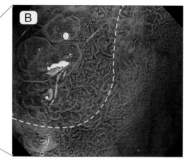

图9 存在于萎缩黏膜乳头状表面结构的分化型癌

A. 胃角小弯可以观察到边界不明显的0~Ⅱ病变

B. 背景黏膜和癌变部位表面结构都为乳头状，但癌变部位（图黄线左侧）乳头状结构大小不一，其乳头状结构中还能观察到不规则血管

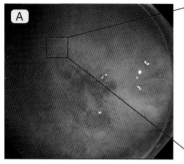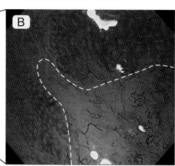

图10 胃底腺黏膜内的未分化型癌

A. 胃体中部小弯可以观察到褪色0~Ⅱc病变

B. 背景黏膜上能看到被褐色上皮下毛细血管包绕的圆形、椭圆形的腺管开口（图黄线上方和左侧），癌变部位腺管消失，只观察到螺旋状肿瘤血管（图黄线右下侧）

上皮环内的不规则血管，其名称为上皮环内血管（vessels within epithelial circle：VEC），可以从中观察到乳头状腺癌的特征，还提示可能未分化癌的混合存在以及黏膜下层浸润率较高。

3 未分化型癌的诊断

在未分化型癌中，癌组织生长超出表层腺管时，可以看到背景黏膜表面结构和微血管结构在癌组织中消失，癌组织内部只能观察到螺旋状不规则肿瘤血管（图10）。但是，当癌组织被腺管上皮覆盖时，窝间增宽，并能观察到有利于诊断的不规则微小血管。因此，在对未分化癌进行范围诊断时，必须对观察到的病灶周围黏膜进行活检确认。

4 放大内镜图像的诊断总结

综上所述，所观察到的背景黏膜的细微表面结构和微血管结构会由于 *H. pylori* 胃炎引起的萎缩和肠上皮化生的程度而发生变化，胃癌中观察到的这些图像，会因胃癌的组织形态不同而产生差异。评价背景黏膜和癌变图像，对比表面结构和血管结构是否规则，诊断是否存在边界（demarcation line）等，都非常重要。

❋ 图像强调、放大观察的实际操作

1 选择辅助观察用的前端附件

进行胃黏膜的放大观察必须用到前端附件。通过前端附件，能够从正面贴近黏膜并观察相应部位，因为能够固定内镜前端与黏膜的距离，所以可以得到稳定的放大图像。各公司都在销售各种类型的前端附件，不过只需根据内镜的直径来选择即可（表1）。进行放大观察时，较软的橡胶材质可以避免由于接触导致出血。

表 1　放大观察用的内镜前端遮光黑帽

品牌	胃镜（直径）	黑帽	
		奥林巴斯	Top
奥林巴斯	GIF-H260Z（10.8mm） GIF-FQ260Z（11.0mm）	MB-46 D-201-12402	弹性接触 L 型号
	GIF-Q240Z（10.2mm） GIF-RQ260Z（10.2mm）	MB-162 D-201-11802 D-201-11804	弹性接触 M 型号
富士能	EG-590ZW（10.8mm）	MB-46 D-201-11802	弹性接触 L 型号

插入前需一边注视内镜图像，一边安装内镜前端附件，调节至前端附件边缘几乎观察不到。若先用水湿润内镜前端，前端附件将更容易安装。安装完毕后，用最大倍率观察桌上的方格纸（带刻度），确定适当观察距离。

2 对　焦

放大观察的倍率调高后，焦距会变短。放大的倍率能够通过旋钮调节，但是不要一次将放大倍率调到最大，缓慢提高放大倍率更容易对焦。另外，还可以利用黑帽有效固定与黏膜的距离，前后移动胃镜也可以细微地调节与观察对象间的距离。另外，通过吸引胃中的空气调整与黏膜间的距离也较为有效。要得到好的放大图像，需要注意以下 3 点：①通过控制杆调节放大倍率；②通过前后移动内镜调节观察距离；③控制空气量调节观察距离。

3 对静止图像进行评价

由于实时观察时画面不稳定，诊断存在困难，所以通过观察适时拍摄冻结的图像进行评价更为有效。而且，检查时若过度思考诊断，会浪费检查时间，还会增加患者的痛苦。如果能够拍摄、记录下有评价价值的静止图像，就可以在检查后充分进行研究，还能和其他医生进行讨论。

备忘录

放大后观察的范围较为有限，对范围较大的病变或者边界不明确的病变进行观察时，对病变的整体评价会存在困难。不能直接仅凭放大观察就进行诊断，首先通过白光或色素内镜进行非放大及中倍放大，评价整体及局部表现，然后再关注关心的区域，进行高倍率放大观察。一直以来，基于常规观察和色素内镜的观察都是诊断基础，这一点十分重要，从未改变。

关键点

- 运用图像强调对胃进行放大观察较为有效，需要借助黑帽
- 图像强调观察能够详细观察黏膜表面结构以及黏膜内毛细血管
- 图像强调的胃黏膜放大图像大致分为被血管包绕的腺窝开口和被白色隐窝边缘上皮包绕的血管两种类型。分别对应管状的腺管结构和乳头状或绒毛状的表面结构
- 对比背景黏膜和癌变黏膜的形态进行诊断十分重要

✳ 结　语

　　通过图像强调观察法可以详细观察胃黏膜的表面形态和微血管的结构。对比背景黏膜与癌变黏膜并进行诊断十分重要。鉴别是否是癌、诊断癌的范围时，运用白光内镜和色素内镜辅助诊断也很有用。

参考文献

[1] Uedo N, et al. Role of narrow band imaging for diagnosis of early-stage esophagogastric cancer: current consensus of experienced endoscopists in Asia-Pacific region. Dig Endosc, 2011, 23 Suppl (1): 58-71

[2] Yagi K, et al. Magnifying endoscopic findings of gastritis. Gastroenterol Endosc, 2007, 49: 1251-1257

[3] Uedo N, et al. A new method of diagnosing gastric intestinal metaplasia: narrow-band imaging with magnifying endoscopy. Endoscopy, 2006, 38: 819-824

[4] Nakayoshi T, et al. Magnifying endoscopy combined with narrow band imaging system for early gastric cancer: correlation of vascular pattern with histopathology (including video). Endoscopy, 2004, 36:1080-1084

[5] Ezoe Y, et al. Magnifying narrowband imaging is more accurate than conventional white-light imaging in diagnosis of gastric mucosal cancer. Gastroenterology, 2011, 141:2017-2025. e3

[6] Yamada S, et al. An efficient diagnostic strategy for small, depressed early gastric cancer with magnifying narrow-band imaging: a post-hoc analysis of a prospective randomized controlled trial. Gastrointest Endosc, 2014, 79:55-63

[7] Kanemitsu T, et al. The vessels within epithelial circle (VEC) pattern as visualized by magnifying endoscopy with narrow-band imaging (ME-NBI) is a useful marker for the diagnosis of papillary adenocarcinoma: a case-controlled study. Gastric Cancer, 2014, 17:469-477

[8] Kodashima S, et al. Evaluation of a new image-enhanced endoscopic technology using band-limited light for detection of esophageal squamous cell carcinoma. Dig Endosc, 2014, 26:164-171

[9] Yoshida T, et al. Narrow-band imaging system with magnifying endoscopy for superficial esophageal lesions. Gastrointest Endosc, 2004, 59:288-295

第1章 根据术前内镜诊断选择治疗方法

4. 超声内镜诊断

前田有紀，平澤 大

> 高频直径细的超声探头适用于能运用 ESD 治疗的浅表型癌的深度诊断，尤其适用于诊断表面结构完好的深部浸润型病变以及黏膜下肿瘤样的病变。同时也需要注意因溃疡瘢痕和脉管、淋巴滤泡增生等肿瘤以外的因素导致的误诊。

❀ EUS 机型的选择

超声内镜（endoscopic ultrasonography: EUS）的机型可大致分为直径细的微型超声探头和 EUS 附带探头两类（图 1）。微型探头由内镜的活检孔插入，可以直接观察病变，所以即便是较小病变也能准确得到图像。在能运用 ESD 方法治疗进展期癌的深度诊断中，常常使用 20MHz 的高频小探头。高频探头分辨率高，在对表层进行详细观察时效果较好，但其深部衰减显著，故不适合进展期癌的观察。应用微型超声探头的三维超声内镜（three-dimensional endoscopic ultrasonography: 3D-EUS）检查时，超声探头以固定速度旋转并扫描图像，拍摄得到的图像，再由计算机进行处理，形成立体图像。

EUS 附带探头的机型将内镜与超声探头合为一体。其探头较大，在对较大范围的病变进行观察时，也可以得到清晰的图像。EUS 附带探头的机型可以调节频率，观察各种病变。但其内镜直径较大，前端坚硬部分较长，不易操作，根据病变位置的不同，有时难以扫查出病变。EUS 附带探头的机型也用于系统性淋巴结转移的诊断和进展期癌的深度诊断。

❀ 操作和检查方法

主要运用无气水充盈法（浸泡法）和水囊法。浅表癌的深度诊断常运用无气水充盈

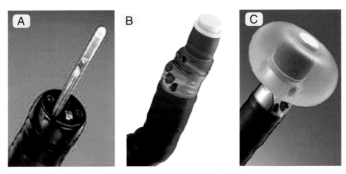

图 1 微型超声探头（A）与 EUS 附带探头的机型（B，C）
A. UM-3R, 20MHz（奥林巴斯公司）。B. GF-UE260-AL5（奥林巴斯公司）。C. 水囊充填状态

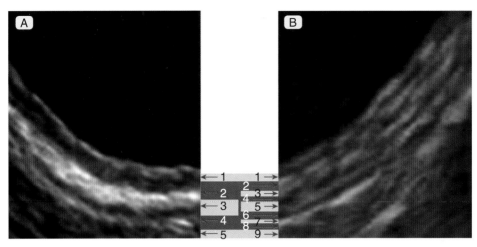

图2　正常消化道管壁的 EUS 图像

A. 胃壁的 5 层构造（EUS 附带探头的机型，7.5MHz）：第 1 层（1/5 层，高回声层）和第 2 层（2/5 层，低回声层）为黏膜层，第 3 层（3/5 层，高回声层）为黏膜下层，第 4 层（4/5 层，低回声层）为固有肌层，最外层的第 5 层（5/5 层，高回声层）为浆膜层（图 2A）

B. 食管壁的 9 层构造（小超声探头，20MHz）：1/9 层（高回声层）和 2/9 层（低回声层）为黏膜层，3/9 层（高回声层）位于黏膜固有层和黏膜肌层的交界处，4/9 层（低回声层）为黏膜肌板，5/9 为黏膜下层（高回声层），6/9 层（环形肌，低回声层），7/9 层（高回声层）位于环形肌与纵行肌间，8/9 层（低回声层）位于深肌层（纵行肌层），9/9 层（高回声层）相当于浆膜下层和浆膜层

法，使管腔内充满水，移动超声探头，用超声波对管腔内进行检查。但是食管中难以积水，因此可以使用带有水囊外套管的探头或使用双孔道内镜注水，同时移动探头，进行检查。

　　水囊法则是将探头外的水囊中填满水后，把水囊贴近目标部位，移动探头进行扫查。食管上部等难以积水的部位也能运用水囊法进行观察，但需要注意的是，由于水囊的挤压，会使消化管壁各层结构发生变化，可能导致病变深度的误诊。还可以使用凝胶代替水囊进行观察，或者换用不会挤压病变部位导致变形的软质水囊进行检查。

✤ 消化道管壁的层结构（图2）

　　通过 EUS 扫描出的消化道管壁的基本结构分为 5 层[1]。其中，第 1 层（1/5 层，高回声层）和第 2 层（2/5 层，低回声层）为黏膜层，第 3 层（3/5 层，高回声层）为黏膜下层，第 4 层（4/5 层，低回声层）为固有肌层，最外层的第 5 层（5/5 层，高回声层）为外膜（图 2A）。

　　高频探头（20MHz）还能更精确，可以将消化管壁的图像分为 9 层（图 2B）。2/5 层和 3/5 层间还能进一步显示出一层高回声层，1/9 层（高回声层）和 2/9 层（低回声层）为黏膜层，3/9 层（高回声层）位于黏膜固有层和黏膜肌的交界处，4/9 层（低回声层）为黏膜肌层，5/9 对应黏膜下层（高回声层），5 层结构中相当于 4/5 层（固有肌层）的低回声层还可以分为较低（6/9 层，内层环形肌）、高（7/9 层，位于内外肌间）、低（8/9 层，外层纵行肌）3 层。

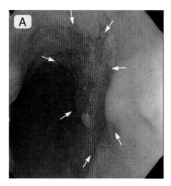
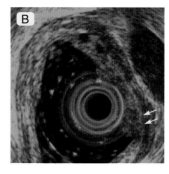
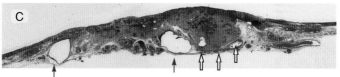

图 3 浅表型食管癌病例

A. 白光内镜图像：0~Ⅱc 病变位于右侧壁中心，范围 2cm，黏膜发红（白箭头）

B. EUS 图像：可见较厚的低回声层肿瘤向 4/9 层挤压，使其中断，侵犯至 5/9 层（黄箭头），疑似 SM 深度浸润，周围黏膜下层多个无回声（红箭头）

C. 病理组织图像：SM2 深度的扁平上皮癌（黄箭头），黏膜下层能观察到较多非肿瘤性扩张的导管（红箭头），与 EUS 图像相同，黏膜下层的无回声图像

❀ 浅表型食管癌的深度诊断

癌变在 EUS 图像常常表现为低回声。食管壁各层结构会因癌变发生变化，变化最深的那层相当于癌变的深度[2]。从深度为 T1a-LPM 的浅表型食管癌，食管壁的各层结构基本上看不出变化。深度为 T1a-LPM 的病变由肿瘤引起的结构改变，仅在 3/9 层之内，不会至 4/9 层。T1a-MM、T1b-SM1 深度的病变也只在 4/9 层之内。T1b-SM2、3 深度的肿瘤能够达到 5/9 层，可以看到 5/9 层变薄或中断（图 3）[2]。由于黏膜下层形成癌以外的因素如淋巴滤泡、食管腺体和潴留性囊肿等也会使食管壁的各层结构发生变化，这些现象可能导致病变深度的误诊[3]。需要注意病灶的连续性以及超声回声频率的差异和形态，必须把浅表型食管癌与浸润型肿瘤区分开来。

❀ 早期胃癌深度的诊断

对伴有溃疡瘢痕的早期胃癌进行诊断时，因为癌变与纤维化部位的回声频率相近，鉴别由于溃疡瘢痕导致的胃壁各层结构变化还是由于肿瘤导致并不容易，故通过 EUS 进行深度诊断较为困难。

使用 EUS 对不伴有溃疡瘢痕的早期胃癌进行深度诊断，与浅表型食管癌的诊断一样，由于癌会导致胃壁各层结构变化，变化最深的那层相当于癌变的深度[4, 5]。黏膜层内的癌变，低回声层病变只在 2/5 层以内，3/5 层及更深层没有变化。浸润 SM 层的癌变中，低回声层的肿瘤会侵犯 3/5 层，但不会达到 4/5 层（图 4）[4, 5]。需要注意的是，必须把淋巴滤泡、黏膜下异位腺体和血管产生的低回声与浸润性癌区分开来。

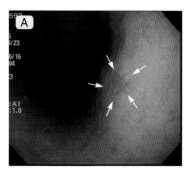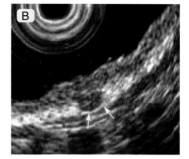

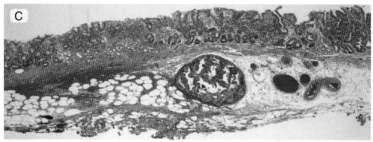

图4　早期胃癌病例

A. 常规内镜图像：0~Ⅱb 病变位于胃体下部前壁，约 1cm，黏膜发红（白箭头）

B. EUS 图像（20MHz）：观测到低回声层肿瘤至 3/5 层（黄箭头），从表面观察，肿瘤表层回声的连续性中断

C. 病理组织图像：SM2 深度的高度分化型癌，可以看到肿瘤组织穿过黏膜肌，黏膜下层还能观察到块状肿瘤（蓝箭头）病例组织图像与 EUS 图像一致

❋ 溃疡瘢痕的评价（图5）

　　由于溃疡瘢痕导致黏膜下层纤维化，会增加 ESD 治疗时切开和剥离的难度。面对大范围高度纤维化（图5C），即使进行局部注射，黏膜也不能抬起，因此不能判断黏膜下层，这可能会误判剥离深度，导致穿孔或误切。由于黏膜下层发生纤维化，溃疡瘢痕的 EUS 图像会显示为由 3/5 层指向表层间的低回声细条，层次结构被其断开（图5B）。3/5 层层次结构断裂的距离越长，高度纤维化的范围就越大，剥离也会愈发困难。类似以上的例子，可以在 ESD 治疗前对纤维化的程度作出评价，并能够预测剥离的难度。

注意点

● 运用无气水充盈法进行检查时，尤其需要注意食管处的误呛

● EUS 对不引起消化管壁各层构造变化的微小肿瘤浸润难以进行评价。另外还需要注意除癌以外能够引起消化管壁发生变化的原因

备忘录

● 调整超声波探头，使其与消化管壁平行，让超声波呈直角扫描病变处。这是得到清晰图像的窍门

● 运用无气水充盈法进行检查时，水中的残渣和气泡会对超声波产生干扰，注意要用纯净水

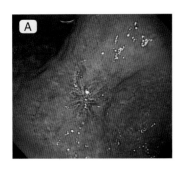 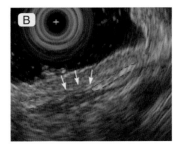 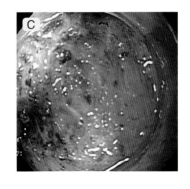

图 5　伴随溃疡瘢痕的病变

A. 溃疡瘢痕的常规内镜图像：可以观察到胃角小弯的溃疡瘢痕产生的 0~Ⅱc 病变

B. 溃疡瘢痕的 EUS 图像：由 3/5 层指向表层间的低回声细条（－－－）、层次结构断裂（黄箭头）。在
3/5 层断裂的部分也可以观测到 4/5 层增厚

C. 溃疡瘢痕剥离时的黏膜下层：高度纤维化导致黏膜下层呈现白色，难以判断剥离深度

关键点

- 高频微型超声探头适用于能用 ESD 治疗的浅表型癌变的深度诊断
- 食管中难以积水，可以使用带有水囊外套管的探头或使用双孔道内镜注水
- 使用 EUS 对有溃疡瘢痕的早期胃癌进行深度诊断时需格外注意

参考文献

[1] 山中恒夫：コンセンサスミーティングのプロダクツ 1—EUS 層構造の解釈．Gastroenterol endosc
43：1091-1092，2001

[2] Murata Y, et al：Small ultrasonic probes for determination of the depth of superficial
esophageal cancer. Gastrointest Endosc, 44：23-28, 1996

[3] 有馬美和子，多田正弘：高周波数細径超音波プローブによる食道表在癌の深達度を誤認させる要
因と画像の特徴．胃と腸，39：901-913，2004

[4] 赤星和也，他：EUS による診断と治療—現状と将来展望　（3）胃癌の EUS 診断．臨床消化器内科，
20：1507-1514，2005

[5] 長南明道，他：超音波内視鏡による消化管癌の深達度診断．日消誌，101；755-761，2004

第 2 章　EMR 与 ESD 的适应证

1. 食管 EMR 与 ESD 的适应证

田中雅樹，小野裕之

> 治疗浅表型食管癌，有内镜切除、外科手术以及化疗、放疗等方法，其中内镜切除创伤性低且比较安全，但随意扩大适应证范围则存在风险。食管癌的诊断、治疗指南中，记载了内镜切除的适应证，而在实际临床治疗中，不仅要熟悉这些理论背景，还要根据患者的年龄、伴随疾病、多次患癌史和生活环境等情况，客观评价自己的技术，慎重地判断是否适合 ESD 治疗。

✳ 食管壁深度

1 EP/LPM 深度

浅表型食管癌的深度分类如图 1 所示。由于内镜切除（endoscopic resection: ER）为局部治疗，因此应当将几乎没有淋巴结转移风险的，或者就算存在转移风险，与手术治疗生存率相似的病变纳入治疗对象中。通过对手术案例进行研究，发现 EP/LPM 深度的病变淋巴结转移率较低，仅为 0~5%[1, 2]，因此，预计 ER 局部治疗效果较好。实际上，之前就已经尝试过用 ER 治疗这些病变，几乎没有任何报道显示淋巴结术后转移或病变部位远处转移的情况。根据食管癌的诊断、治疗指南，内镜切除是 EP/LPM 深度浅表型食管癌是内镜治疗的绝对适应证，ER 是治疗病变的第一选择[3]。

2 MM/SM1 深度

根据报道的不同，淋巴结转移率存在不同：MM、SM1 深度的病变中淋巴结转移的概率分别为 10%~20% 和 20%~50%。也就是说，仅通过局部治疗，并不能根治这些病变，因此能够切除转移性淋巴结的外科手术是治疗该类病变的第一选择。

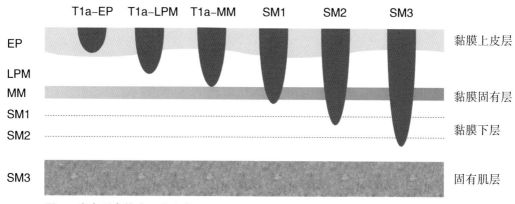

图 1　浅表型食管癌深度分类
引自参考文献 [3]

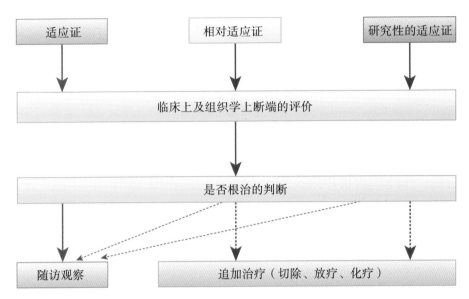

图2 内镜切除的适应证

适应证：EP、LPM。相对适应证：MM、SM1。研究性的适应证：SM2。引自参考文献 [3]

表1 pMM/SM1 病变中存在淋巴结转移的危险因素

肉眼可见	组织学
0~Ⅰ 和 0~Ⅲ 直径 50mm 以上	低分化型 脉管侵袭阳性 浸润性增殖（INF-γ）以及介于浸润性和膨胀性增殖方式间（INF-β）

引自参考文献 [4]

　　然而，手术和 ER 治疗的创伤和术后的生活质量差异较大，在专业机构进行的全国规模的问卷调查中，对进行 ER 的 pMM/pSM1 病例的随访结果中，5 年生存率保持在 84.6~96.3%，预后较好 [4]。因此，在临床治疗中，判断无淋巴结转移后，以 ER 为治疗第一选择的 cMM/SM1 病例越来越多，在前面所提到的指南中也作为相对适应证（图2）。

　　另一方面，多项临床研究报道，pMM/SM1 深度的病变中存在淋巴结转移的风险，因此在选择治疗方法时需要进行充分的评价。目前在报告中的危险因素包括：治疗前可评价的"肉眼型（0~Ⅰ 或 0~Ⅲ）病灶、直径 50mm 以上的表层扩大型病变"以及治疗后可评价的"脉管浸润阳性、组织型（低分化型）、浸润方式（INF-β、INF-γ）"等病变（表1）。

　　治疗前评估如果存在上述危险因素，可以选择 ER 以外的手术、化疗以及放疗（CRT）等治疗手段。而对于基于组织学评价的危险因素，在仔细评价 ER 的送检样本后，若发现上述危险因素，充分说明了其有淋巴结转移的风险，需进行必要的追加治疗。

　　首先通过 ER 进行诊断，再根据病理组织学结果讨论是否需要进行追加治疗的方法正在渐渐普及，但正确的术前诊断和安全的治疗操作是进行治疗的前提。

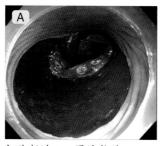 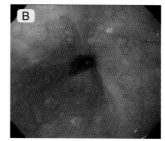

切除超过 3/4 周的黏膜   2 个月后，出现明显的狭窄

图 3　大范围切除导致食管狭窄

❋ 环周性病变

由于运用 ER 治疗食管病变产生溃疡，在愈合过程中会出现瘢痕收缩的现象，黏膜切除后溃疡面积较大时，管腔将会狭窄，通常多需要进行食管扩张术。黏膜缺失的范围若超过 3/4 周，有 70% 的病变会出现管腔狭窄，并有较高的概率出现吞咽障碍[5]（图 3）。

ER 后的食管狭窄不仅会导致生活质量下降，在需要进行化疗、放疗等追加治疗时，还可能导致治疗的推迟，也有继续治疗困难的可能性。因此，前一版指南提出少于 2/3 周的病变是绝对适应证，而超过 2/3 周的病变则是相对适应证[6]。但是研究表明，自 2009 年开始，通过服用类固醇药物预防管腔狭窄的治疗方法使用后[7-9]，ESD 后食管狭窄的情况已大大减少。

因此，在 2012 年版的指南中删掉了对病变范围的规定，并提出"若切除的黏膜达到 3/4 周以上，因为能够预测黏膜切除后会出现瘢痕狭窄，所以充分的术前沟通和预防狭窄是必要的"。事实上，目前实行预防狭窄的治疗，效果存在局限性，尤其是切除环周黏膜时，进行预防治疗后仍需进行多次、长期扩张手术，而且对环周范围较大的病变进行内镜切除难度较高，治疗时间也会变长。鉴于以上情况，治疗环周范围较大的病变时，应在专门的中心进行治疗。

❋ 病变数目

ER 的适应证与病变个数不相关，多处同时发生的病变只需根据适应证深度的标准进行判断，就能进行 ER。另一方面，多处同时发生的病例中，大多可以观察到背景黏膜多发碘不染色现象。出现该现象的病例中，食管内发生多发癌和头颈部癌等多脏器癌变的可能性较高[10]（图 4），而且异时多发性、重复性癌的风险也较高。以头颈部为首要的重复癌筛查及预防的重要性进行充分说明，这些步骤都十分重要。

另外，对距离较近的多发性病变进行 ER 时，治疗后黏膜缺失相连，缺失的范围可能超过 3/4 周。尽管单个病变的范围较小，术后也有可能发展为治疗困难的食管狭窄，对多发性部位进行 ER 时应当注意。

多发碘不染色病例或有基础疾病的 ER 治疗困难病例，有报道称运用 APC 烧灼术也具有一定效果[11]。APC 烧灼术操作简单，是低侵袭的治疗方法，但也存在无法进行组织学评价的缺点。尽早发现病变并及时治疗，慎重进行随访观察，这很重要。

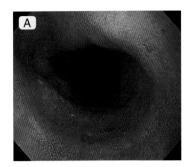
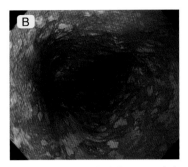

没有不染色区域的食管 　　食管出现斑块不染（多发碘不染色
　　　　　　　　　　　　区域）

有无碘不染色区域	病例数	异时性食管癌发生数	P 值
A：无不染色区域	81 例	0 例（0）	<0.001
B：不染色区域 <10 个	93 例	0 例（0）	
C：多发不染区域（小的类圆形）	13 例	1 例（7.7%）	
D：多发不染区域（不规则形）	40 例	6 例（15%）	

图 4　多发碘不染色区域与多发性
表中内容引自参考文献 [10]

备忘录

选择 EMR 或 ESD 治疗没有明确的标准，现状是不同医院根据病例的不同进行选择；但随着 ESD 的普及，运用 EMR 治疗的机会越来越少。EMR 虽较为简便且治疗时间短，但若要整块切除 10mm 以上的病变则会较为困难。ESD 治疗难度较大，但对病变的大小和区域限制较少，可以达到较高的整体切除率。

注意点

食管周围重要的脏器较多，若并发症处理不当，易导致严重的后果。与胃、大肠处治疗相比，食管进行外科手术创伤大，因此在治疗高龄患者或基础疾病较多的患者时，并发症难以进行外科介入的情况也不少。牢记不随意扩大适应证范围，并进行适当、安全的治疗，十分重要。

关键点

● 运用内镜切除治疗食管癌，创伤小且较为安全
● 根据病变食管深度选择相应的内镜切除方法。虽然对病变环周范围没有规定，但对环周范围较大的病变，需要到专门的中心治疗
● 根据切除标本的病理组织学检查结果，判断是否需要追加治疗
● 在实际临床治疗中，除指南注明的适应证条件外，还需充分考虑患者基础状况，慎重判断适应证

参考文献

[1] Kodama M, et al. Treatment of superficial cancer of esophagus: A summary of responses to

a questionnaire on superficial cancer of esophagus in Japan. Surgery, 1998, 123:432-439

[2] Eguchi T, et al. Histopathological criteria for additional treatment after endoscopic mucosal resection for esophageal cancer:analysis of 464 surgically resected cases. Modern pathology, 2006, 19: 475-480

[3] 「食道癌診断・治療ガイドライン 2012 年 4 月版（第 3 版）」（日本食道学会 編），金原出版，2012

[4] 小山恒男，他：第 46 回食道色素研究会アンケート調査報告　転移のあった m3・sm1 食道癌の特徴. 胃と腸，37：71-74，2002

[5] Katada C, et al. Esophageal stenosis after endoscopic mucosal resection of superficial esophageal lesions. Gastrointest Endosc, 2003, 57:165-169

[6] 「食道癌診断・治療ガイドライン（第 2 版）」（日本食道学会 編），金原出版，2007

[7] Hashimoto S, et al. The efficacy of endoscopic triamcinolone injection for the prevention of esophageal stricture after endoscopic submucosal dissection. Gastrointest Endosc, 2011, 74: 1389-1393

[8] Hanaoka N, et al. Intralesional steroid injection to prevent stricture after endoscopic submucosal dissection for esophageal cancer: a controlled prospective study. Endoscopy, 2012, 44: 1007-1011

[9] Yamaguchi N, et al. Usefulness of oral prednisolone in the treatment of esophageal stricture after endoscopic submucosal dissection for superficial esophageal squamous cell carcinoma. Gastrointest Endosc, 2011, 73:1115-1121

[10] Muto M, et al. Association of multiple Lugol-voiding lesion with synchronous and metachronous esophageal squamous cell carcinoma in patients with head and neck cancer. Gastrointest Endosc, 2002, 56:517-521

[11] 島田英雄，他：異時性多発食道癌に対する内視鏡治療　多発小ヨード不染を有する EMR 後症例に対する APC の意義. 胃と腸，42：1381-1388，2007

专栏　ESD 为早期胃癌治疗带来的革新（修订版）

吉田茂昭

　　距上次负责该部分的短评，已经过了 5 年。当时 ESD 带来的革新有以下几点：①大幅扩大了内镜治疗的适用范围，并使之标准化；②使早期胃癌的治疗走出了手术室；③尚未标准化淋巴结清扫的欧美各国中适应病例增加；④ NOTES 手术的应用等。这些都是较为基础的内容。然而，目前 ESD 的革新早已不局限于此。据近年来的报道表明，ESD 已得到了几何级数式发展。随着全国治疗病例数的增加，近期城镇适合 ESD 的早期胃癌病例减少，胃癌患病率降低。或许这是因为，能用于治疗的中心已大幅增多，从根本上来讲，这是由于大量病例都得到了根治，取得了二级预防的效果。由此可见，ESD 带来的冲击可谓十分强烈。之前内镜息肉切除术的普及，曾带来日常诊疗中胃部息肉病例大量消失的情况，如今目睹 ESD 的盛况，我不禁神往再次出现奇迹。

第 2 章　EMR 与 ESD 的适应证

2. 胃癌治疗中内镜切除的适应证

後藤田卓志

　　我们可以认为，早期胃癌的治疗[1]，基本上都能通过切除胃部组织与清扫淋巴结的手术得到根治[2-4]。另一方面，内镜切除与外科手术切除的治疗效果差别并不大，内镜切除不仅具有创伤小、保留器官功能、保证术后生活质量（QOL）的效果，而且早已在全世界范围内作为治疗早期消化道癌的治疗方法得到了应用[5, 6]。然而，我们需要认识到，根据《胃癌的 ESD/EMR 治疗指南》，目前尚无明确的研究说明通过内镜治疗胃癌可以改善预后和术后生活质量（QOL），或者内镜治疗与外科手术两者对生存预后及 QOL 存在差别[7]。

　　本章节将参照最新的指南，对适合内镜切除的病变和内镜切除后的长期预后等问题展开论述。

✻ 内镜切除的适应证

1 指　南

　　目前尚无对 EMR 和 ESD 治疗效果进行过随机对照试验的相关研究，根据荟萃分析，通常认为 ESD 比 EMR 具有更高的整块切除率[8]。这些内容在《胃癌的 ESD/EMR 治疗指南》中有明确记载。而且，在实际的临床治疗中，也会根据患者基础状况、病变特点、治疗中心的情况和手术医生的熟练程度等因素选择最佳的内镜治疗方法，不会对患者进行明确存在风险的手术。

　　《胃癌治疗指南》中记载[9]，内镜切除的适用对象为几乎不可能发生淋巴结转移的病变，并且肿瘤大小和病变部位可以进行整块切除，这是内镜切除适用的首要原则。个人认为，还需考虑在安全并符合常规的治疗时间内完成手术，并充分考虑到术中、术后可能的并发症。

2 绝对适应证和扩大适应证

　　推荐将 ESD、EMR 应用于"绝对适应证病变"的日常诊断治疗中，ESD 应用于"扩大适应证病变"的临床研究当中。对于扩大适应证病变行 ESD 目前无充分的证据，所以建议慎重尝试此种治疗方法。绝对适应证病变的判断条件为：小于 2cm 的肉眼可见的黏膜癌（cM），分化型（pap, tub1, tub2），肿瘤内无溃疡 [UL（-）]。然而，从早期胃癌的淋巴结转移率来看，黏膜内癌（M 癌）为 3%，黏膜下层浸润癌（SM 癌）也只有大约 18%。从整体上来看，90% 的早期胃癌都不会发生淋巴结转移。能更详实地证明"几乎不存在淋巴结转移可能性"，并在"无论肿瘤大小都能整块切除"方面进行技术革新，就可以扩大内镜切除的适应证范围。

　　表 1、表 2 为"几乎不存在淋巴结转移可能性"病变的病理组织学特征[10, 11]。结果显示，有的病变只需部分切除而不必清扫淋巴结就能得到根治（适应内镜切除）。指南中也提到了仅在黏膜内、小于 2cm 无溃疡的分化型癌。

表 1　无淋巴结转移的分化型癌

肿瘤的组织病理特征	淋巴结转移比率 *	95%CI
· 分化型腺癌（tub1, tub2, pap） · 黏膜癌 · 脉管浸润阴性 · 肿瘤直径 ≤ 3cm	0/1230（0）	0~0.3%
· 分化型腺癌（tub1, tub2, pap） · 黏膜癌 · 脉管浸润阴性 · 肿瘤内无溃疡 [UL（ - ）]	0/929（0）	0~0.4%
· 分化型腺癌（tub1, tub2, pap） · 黏膜下 SM1 癌 · 脉管浸润阴性 · 肿瘤直径 ≤ 3cm	0/145（0）	0~2.5%

* 满足所有病理特征时淋巴结转移的比率
引自参考文献 [10]

表 2　无淋巴结转移的未分化型癌

肿瘤的组织病理特征	研究时间	淋巴结转移比率 *	95%CI
· 未分化型癌（por1, tub2, sig） · 黏膜癌 · 脉管浸润阴性 · 肿瘤直径 ≤ 2cm · 肿瘤内无溃疡 [UL（ - ）]	1969—1999	0/141（0）	0~2.6%
	1969—2007	0/310（0）	0~0.96%

* 满足所有组织病理特征时淋巴结转移率
引自参考文献 [10][11]

　　二者相比，可以明确的是，病变范围较大或伴有溃疡瘢痕的病变可以考虑为扩大适应证。根据以上结果，术前扩大适应证病变范围条件如下 [12]。

　　< 内镜切除中病变扩大适应证范围的条件 >
　　①超过 2cm 的 UL（ - ）分化型 cT1a
　　②小于 3cm 的 UL（ + ）分化型 cT1a
　　③ 小于 2cm 的 UL（ - ）未分化型 cT1a
　　切除后，对病灶 pT1a、pT1b（<500μm）深度、脉管浸润，并从病理组织学上对肿瘤内是否存在溃疡和病变的直径进行评价。

✳ 内镜切除的术前适应证评价及术后评价

　　无论是 EMR 还是 ESD，在内镜切除中，理解"根据切除标本从病理组织学上判断淋巴结转移的风险，判断是否需要追加治疗"十分重要。也就是说，在实际的临床治疗中，对于满足"无淋巴结转移"条件（如表 1、表 2 所示，肿瘤的组织学条件）可能性较大的病变，可以选择进行内镜切除。

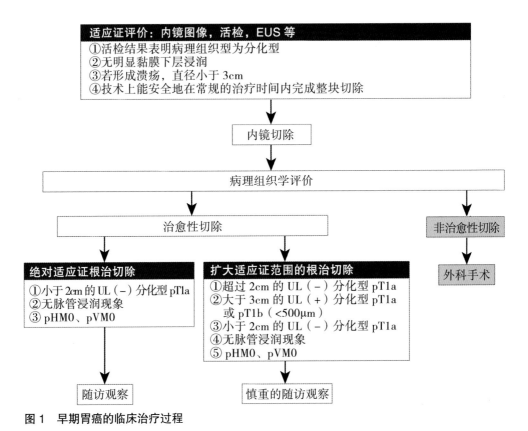

図 1　早期胃癌的临床治疗过程

①活检病理组织检查结果表明病理组织型为分化型

②内镜下无明显黏膜下层浸润

③若形成 UL，病变直径小于 3cm

④病变的治疗技术安全，整块切除手术能在常规的治疗时间内完成

满足以上条件，就可以对内镜切除适应证进行讨论了（图 1）。

内镜切除的标本，需按照《胃癌治疗规章》进行详细的病理组织学描述[13]。若符合前文提到的指南或扩大病变适应证范围的病理组织学条件，且水平、垂直切面呈阴性时，就能做出治愈性切除的判断。

具体来说，满足以下条件就能进行根治切除。

绝对适应证治愈性切除病变需符合肿瘤直径小于 2cm，属于分化型 pT1a 且 HM0、VM0、ly（－）、v（－）的条件。

扩大适应证范围的治愈性切除病变的条件则如下所示。

<扩大适应证范围的根治切除的病变条件>

①超过 2cm 的 UL（－）分化型 pT1a

②小于 3cm 的 UL（＋）分化型 pT1a

③小于 2cm 的 UL（－）未分化型

④小于 3cm 的分化型 pT1a，深度为 pT1b（SM1）（距黏膜肌层小于 500μm）

⑤化型属于 HM0、VM0、ly（－）或 v（－）

上述内容中，关于混有未分化成分的分化型癌的病例，目前证据还不能说十分充分，目前将以下部分病例划为非治愈切除，在这些情况下还需追加外科手术切除。

- ①中未分化型部分直径超过 2cm
- ④中 SM 浸润部分存在未分化型成分

另外，根据《胃癌治疗指南》第 4 版，对于②中存在未分化型成分的病变，若分化型占多数，则转移风险较低，可作为扩大适应证进行治愈性切除。

❋ 内镜切除后的远期预后

内镜切除后，针对指南提到的整块根治切除的病变，1 年只需 1 次内镜复查（尽早发现发病率为 3% 的异时多发性胃癌）[14]。而对于扩大适应证范围的病变治疗方面，属于临床研究，关于淋巴结转移或病变远处转移等内容的研究仍然不够充分。因此该类病变每 6 个月就需要进行 1 次超声内镜或者腹部 CT 检查。这些内容在《胃癌的 ESD/EMR 治疗指南》中都有所记载，但并没有关于随访观察的方法和间隔时间的证据。

因肿瘤大小和病变部位等原因导致手术不能整块切除，而分片切除的病例，考虑到局部残留会致使病变复发，3~6 个月就要进行 1 次内镜检查。尤其是对于扩大适应证范围的病变，尽管已经完成内镜切除，由于考虑到病理组织检查的准确性以及随之而来的根治性的判断等种种问题，目前还需要追加外科手术。至于非治愈性切除的病变，则还需要进行作为标准治疗的胃切除加淋巴结清扫。

分析内镜切除后长期预后的数据（病例对照研究），其中整块切除后评价为根治切除的指南中治愈性切除组与扩大适应证治愈切除组之间无显著差异。然而，该研究并非证据充分的 RCT，不得不说目前有关远期预后的病例仍然不足。因此，在 JCOG0607 等项目得出结果前，应当继续将内镜切除作为临床研究性治疗。

❋ 结 语

对于内镜切除，过于拘泥于其优点，会弄错适应证，导致不能完全切除，或者切除后未进行充分的病理组织学检查等情况，可能对生存预后造成严重影响，对此类情况也应当进行充分的考虑。不能因为技术上可行就盲目扩大适应证范围。内镜切除在技术上存在困难时，应当灵活考虑相应的外科手术。另外，指南意味着"在特定的临床治疗中，帮助医患选择合适的治疗方法，并以此为目的进行系统说明的文件"。换句话说，"指南的建议不是规定检查和治疗方法，并作出限制的'规则'，而是基于病例和医疗发展定期修改的'文献'"。因此，对其中的建议不应盲从，而是要在充分理解的基础上，根据每个临床病例的情况，选择运用。

参考文献

[1] Japanese Gastric Cancer Association. Japanese Classification of Gastric Carcinoma. 2nd English Edition. Gastric Cancer, 1998, 1:10-24

[2] Maruyama K, et al. Progress in gastric cancer surgery in Japan and its limits of radicality.

World J Surg, 1987, 11: 418-425

[3] Sano T, et al. Recurrence of early gastric cancer: follow-up of 1475 patients and review of the Japanese literature. Cancer, 1993, 72:3174-3178

[4] Sasako M. Risk factors for surgical treatment in the Dutch Gastric Cancer Trial. Br J Surg, 1997, 84: 1567-1571

[5] Rembacken BJ, et al. Endoscopic mucosal resection. Endoscopy, 2001, 33:709-718

[6] Soetikno RM, et al. Endoscopic mucosal resection, Gastrointest Endosc, 2003, 57: 567-579

[7] 胃癌に対する ESD/EMR ガイドライン. 日本消化器内視鏡学会雑誌, 56 : 310-323, 2014

[8] Park YM, et al. The effectiveness and safety of endoscopic submucosal dissection compared with endoscopic mucosal resection for early gastric cancer: a systematic review and meta analysis. Surg Endosc, 2011, 25:2666-2677

[9] 「胃癌治療ガイドライン第 3 版」（日本胃癌学会 編），金原出版，2014

[10] Gotoda T, et al. Incidence of lymph node metastasis from early gastric cancer: estimation with a large number of cases at two large centers. Gastric Cancer, 2000, 3:219-225

[11] Hirasawa T, et al. Incidence of lymph node metastasis and the feasibility of endoscopic resection for undifferentiated-type early gastric cancer. Gastric Cancer, 2009, 12:148-152

[12] Soetikno R, et al. Endoscopic mucosal resection for early cancers of the upper gastrointestinal tract. J Clin Oncol, 2005, 23:4490-4498

[13] 「胃癌取扱い規約第 14 版」（日本胃癌学会 編），金原出版，2010

[14] Nakajima T, et al. Metachronous gastric cancers after endoscopic resection: how effective is annual endoscopic surveillance? Gastric Cancer, 2006, 9:93-98

1. 手术知情同意书的重要性和内容

田辺　聡，樋口勝彦，堅田親利

> 适用于 ESD 的早期胃癌和早期食管癌，其手术同意书的内容需要对适应证、操作过程、其他治疗方法、产生并发症的概率、追加外科手术的可能性等方面进行说明。有必要说明扩大适应证病变目前处于临床研究阶段，以及适应证以外病变治疗后复发时，可能无法治疗等注意事项。特别是在对老年人以及身患多种疾病的患者，有必要详细说明术中和术后并发症的情况。

✻ 引　言

在 2006 年和 2008 年分别将 ESD 治疗早期胃癌和早期食管癌纳入医疗保险并普及。通过 ESD 可以整块切除大型病变，但与传统的 EMR 相比，存在技术难度大、治疗时间长、可能产生并发症等问题。本章将对适用 ESD 治疗的早期胃癌与早期食管癌的手术同意书要点进行阐述。

✻ 告知病名

早期胃癌与早期食管癌都是适用于内镜治疗的病变，应用 ESD 治疗根治可能性很大，必须告知患者所患疾病。

✻ 适应证说明

1 胃　癌

如果是早期胃癌，根据"胃癌治疗指南"[1] 和"ESD/EMR 治疗胃癌指南"[2]，指南的适应证病变（表 1）中，明确解释通过实施 ESD 可以根治该类病变。而扩大适应证病变（表 2）中 [3]，既往采用外科手术治疗，但近期使用 ESD 治疗的病例越来越多。但是，实施 ESD 时，要明确该类病变目前处于临床研究阶段。2014 年，以日本临床肿瘤研究协作组（Japan Clinical Oncology Group：JCOG）为首组织进行的临床研究，研究结果将来会备受关注。

扩大适应证中，未分化型癌尤为棘手，难以选择治疗方法时，需要与外科医生讨论后再做决定。而且需要向患者详细说明：适应证以外病变原则上需要外科手术，ESD 是探索性治疗方法，即使可以完全切除局部病变，也要注意将来有可能发生转移和复发，而在此情况下，患者会有生存风险。

2 食管癌

适用于内镜治疗的食管癌病变，如《食管癌诊断和治疗指南》（2012 年 4 月版）[4] 中所述，绝对适应证的病变是，淋巴结转移极少见的、浸润深度为 EP 或者 LPM 的病变。

表1 胃癌治疗指南中内镜治疗适用条件	
适用原则	基本没有淋巴结转移；肿瘤部位适合，肿瘤大小可以整块切除
具体适应证标准（绝对适应证病变）	·分化型腺癌 ·肉眼可判断黏膜内癌（cT1a） ·大小在2cm以下 ·UL（-）

引自参考文献 [1]

表2 扩大适应证病变	
分化型腺癌	2cm以上 UL（-）肉眼可判断黏膜内癌（cT1a）；3cm以下 UL（+）肉眼可判断黏膜内癌（cT1a）
未分化型腺癌	2cm以下 UL（-）肉眼可判断黏膜内癌（cT1a）

* 上述分化型腺癌与未分化型腺癌，在未发生脉管侵袭（ly.v）时淋巴结转移的风险很小，可以扩大适应范围。引自参考文献 [2]

另一方面，浸润深度 MM 或者 SM1（最深 200μm）时，黏膜病变可以切除，但有可能存在淋巴结转移，可行黏膜切除。对于 SM2 以上（200μm 以上）的病变，要向患者说明有 50% 发生淋巴结转移的可能性，所以按照进展期癌进行治疗。

过去，由于技术原因，在肿瘤直径与环周性方面存在制约，但现在医疗技术的发展已经解决了这一问题。但是，黏膜切除达 3/4 周以上时，可能产生黏膜切除后食管瘢痕狭窄、有必要进行预防，这一点要向患者解释清楚。此外，浅表性范围较大的癌存在多处有可能深浸润，需要慎重诊断浸润深度。

✻ 除 ESD 外的治疗方法说明

对于指南中的早期胃癌病变，ESD 是首选。而扩大适应证病变，现在还处于临床研究阶段，因此必须向患者说明可以选择外科手术。特别是未分化型癌，难以确定范围，特别是合并溃疡时更难确定，需要慎重对待。

对于早期食管癌，外科手术与 EMR 在治疗效果上并无差别，适应证病变应首选内镜治疗。但是，即使浸润深度达到 LPM 的病变，如果存在明显多发或全周性进展的情况，也要考虑进行外科手术。确诊为 MM–SM1 时，是采用 ESD 与化疗、放疗结合治疗，还是进行外科手术，需要与患者详细沟通后再决定。

✻ 治疗方法说明

ESD 的治疗方法，不同的医院、不同的病变治疗方法不一样，因此需要简单说明。还需要说明与 EMR 及其他内镜治疗相比，时间更长，需要使用静脉麻醉等事项。

✻ 并发症

早期胃癌、早期食管癌的主要并发症是出血与穿孔。因医院与医疗器械的不同，发生概率也不同。据报道，早期胃癌，术后出血约 6%[5]，穿孔为 1%~5%[5, 6]，早期食管癌基本没有术后出血现象，穿孔为 2.6%~6.9%[7-9]。可以此为依据，告知患者各医院的并发症概率。出现出血、穿孔并发症基本可以保守治疗，但有必要向患者说明需要手术治疗的可能性。而且，长时间治疗时，静脉麻醉会对呼吸及循环状态造成影响，这也需要说明。另外，虽然可能性很小，但也有手术死亡的可能。这些均需告知。

此外，需要说明的是，大范围切除早期胃癌、早期食管癌病变时，将产生瘢痕性狭窄，需要进行扩张术。

❋ 治疗后的随访观察

ESD 术后，根据适应证、扩大适应证、适应证以外病变的不同而有差异，需要定期观察是否有局部残留、有无复发以及多发病变。而且，如果是超过适应证的病变，还需要通过腹部超声或 CT 来检查有无转移。

❋ 结　语

对于老龄化社会的日本，低创伤性的内镜治疗在未来将进一步普及。但是一定要遵守适应证原则，不符合适应证的治疗将对生存产生风险。归根结底，内镜治疗只是治疗手段之一。需与外科医生交流之后再决定。而且，与传统的 EMR 相比，内镜 ESD 治疗的并发症发生率高，有可能导致严重的状况发生，这一点也需要提前知晓。

> **关键点**
> ● 明确告知患者 ESD 的适应条件、手术方法、并发症的发病率、追加外科手术的可能性
> ● 向患者说明：扩大适应证病变尚处于临床研究阶段，适应证外病变治疗后复发，有可能对生存产生风险，需提前知晓
> ● 对老年人与身患多种疾病的患者，要进行更详细的并发症说明，并得到患者的允许

参考文献

[1] 「胃癌治療ガイドライン 第4版」（日本胃癌学会 編），金原出版，2014
[2] 小野裕之，他：胃癌に対する ESD/EMR ガイドライン. Gastroenterol Endosc, 56：310-323, 2014
[3] Gotoda T, et al. Incidence of lymph node metastasis from early gastric cancer-estimation with a large number of cases at two large centers. Gastric Cancer,2000,3:219-225
[4] 「食道癌診断・治療ガイドライン（2012年4月版）」（日本食道学会 編），金原出版，2012
[5] Oda I,et al.Endoscopic submucosal dissection for early gastric cancer：technical feasibility, operation time and complications from a large consecutive series. Digestive Endoscopy,2005,17：54-58
[6] Watanabe K,et al. Clinical outcomes of EMR for gastric tumors：historical pilot evaluation between endoscopic submucosal dissection and conventional mucosal resection . Gastrointest Endosco,2006,63:776-782
[7] Fujishiro M, et al：Endoscopic submucosal dissection of esophageal squamous cell neoplasms. Clin. Gastroenterol. Hepatol, 2006, 4：688-694
[8] Ishihara R,et al.Comparison of EMR and endoscopic submucosal dissection for en bloc resection of early esophageal cancers in Japan. Gastrointest Endosc,2008,68：1066-1072
[9] Takahashi H,et al. Endoscopic submucosal dissection is superior to conventional endoscopic resection as a curative treatment for early squamous cell carcinoma of the esophagus. Gastrointest Endosc,2010,72:255-264

第3章 ESD 的具体步骤与基本操作——技巧与隐患

2. 局部注射液的种类和特点

藤城光弘

> 使用局部注射液的目的是形成黏膜下隆起,充分保持固有肌层与切面的距离,防止穿孔。而且,ESD 的目的是获得可进行正确的病理学诊断的切除标本,需要局部注射液对组织不产生损伤。因此,理想的局部注射液应具备黏膜下隆起、不伤害组织的特性。

❋ 临床使用的各种局部注射液的特点

局部注射液中有等张液、高张液(表1)。

1 组织伤害性

使用高张液的优点是,能够获得良好的黏膜下隆起与良好的止血功能。但是,在切除标本、切除后溃疡愈合以及周围黏膜的组织损伤等方面存在缺陷。活体小猪的胃黏膜下层注射高张液如高张氯化钠溶液、高张葡萄糖溶液 30min 后,确认有明显的组织伤害性。未观察到甘油溶液®(约7倍渗透压)有明显的组织伤害性(图1)。由于甘油溶液®(glycerol)是用 10% 丙三醇、5% 果糖和 0.9%NaCl 组成的混合液,可以在细胞膜间自由移动,甘油溶液®的生理渗透压(组织伤害性)仅为 5% 果糖溶液与 0.9%NaCl 溶液(2 倍渗透压)的渗透压,认为其组织伤害性基本为零[1]。

2 隆起形成能力

关于各种局部注射液的隆起形成能力,与生理盐水相比,高张液的隆起形成力强,但并无显著差别。高张液中甘油溶液®能形成最好的黏膜下隆起。不含甘油溶液®的其他各类高张液中,生理盐水与玻璃酸溶液(MucoUp®)间有明显的隆起形成能力的差异。从隆起形成能力来看,MucoUp®较好[2](图2)。

3 通电性

各类局部注射液,可以分为含有电解质的液体(生理盐水、GLYCEOL®、MucoUp®等玻璃酸溶液)与不含电解质的溶液(葡萄糖液)。使用含电解质溶液可以提高通电性,

表1 局部注射液的分类

	等张性溶液	高张性溶液
种类(代表性局部注射液)	①生理盐水	① 3.8%, 5%NaCl 溶液
	② 5% 葡萄糖溶液	② 20%,50% 葡萄糖溶液
	③玻璃酸溶液(MucoUp®)	③甘油溶液(GLYCEOL®)
组织伤害性	基本没有	除甘油溶液外,有组织伤害性
隆起形成力	生理盐水 <3.8%NaCl 液 ≈ 20% 葡萄糖 < 甘油®<MucoUp®	

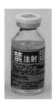 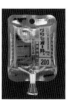

MucoUp® GLYCEOL®

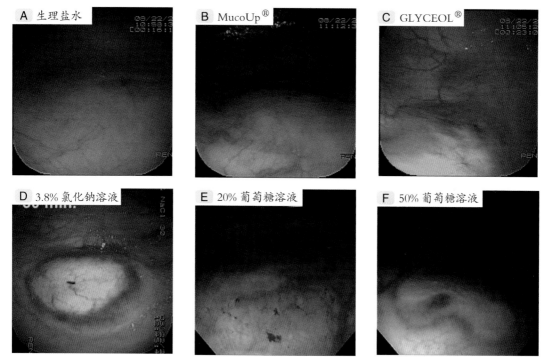

图 1　各种局部注射液的组织伤害性

切割时感觉较"锋利"。而使用不含电解质的溶液，切割时感觉稍稍逊色，但给人以充分凝固的印象，哪种更好尚需讨论。此外，ESD 的局部注射液，有的医生喜欢添加少量靛胭脂（每 20mL 使用 0.4mg）。如今，已经不再使用稀释 20 万倍（每 20mL 使用 0.1mg）的肾上腺素应对出血了。

❀ 按治疗部位选择

在食管、胃部位，将治疗部位分为食管、胃上部、胃中和下部 3 种，分别选择不同的局部注射液。食管使用 MucoUp®、胃上部使用 GLYCEOL®、胃中部和下部使用生理盐水。

❀ 按有无纤维化选择

存在纤维化时，通常选择隆起形成能力高的局部注射液，最好使用 MucoUp®。但是，当纤维化程度高、即使局部注射也不会隆起时，无法依赖局部注射，这时候只能相信自己，按照固有肌层走向，设定好剥离线进行切割。

❀ 按有无治疗经验选择

在操作水平稳定之前，忙于术中止血，切开、剥离需要时间，因此使用能够形成良

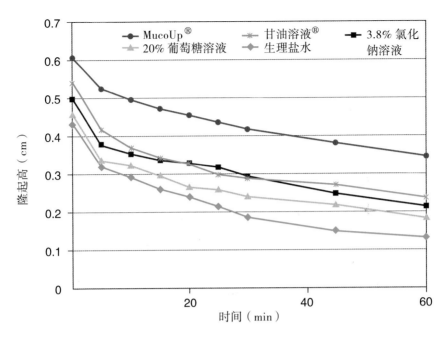

图2 按时间变化隆起高度的测定结果

好黏膜下隆起的 MucoUp®。操作熟练了之后，即使使用隆起形成度较差的局部注射液，也能顺利完成 ESD。

关键点
- 理想的局部注射液能形成较好的黏膜下隆起，不会有组织损害
- GLYCEOL®是一种高张液，也是一种基本无组织伤害性的局部注射液
- 能够维持最佳隆起效果的是玻璃酸溶液（MucoUp®）
- 选择局部注射液时，要综合考虑病变所在部位、是否存在纤维化、医生的治疗经验等因素

参考文献
[1] Fujishiro M, et al. Tissue damage of different submucosal injection solutions for endoscopic mucosal resection. Gastrointest Endosc, 2005, 62:933-942
[2] Fujishiro M, et al. Comparison of various submucosal injection solutions for maintaining mucosal elevation during endoscopic mucosal resection. Endoscopy, 2004, 36:579-583

3. 高频发生装置和条件设定

森田圭紀

作者认为，作为进行 ESD 的基本设备，从使用效率来看，胃病变可以使用刀片型的 IT 刀 2 或 SwanBlade，对于食管病变，由于食管管腔狭窄，需要精细的处理，可以使用尖端型的 Flush-knife BT。但是，当胃病变的溃疡瘢痕部位黏膜下层的纤维化特别强时，以及需要从幽门管周边进行更精细的操作时，同时使用尖端型设备有助于更有效、更高质量地完成切除手术。本篇以 ERBE 公司生产的 VIO300D 为基础，对高频发生装置（electro surgical unit：ESU）输出设置的要点进行讲解，以发挥刀片型、尖端型设备的特点。

什么是高频发生装置?

高频发生装置（electro surgical unit：ESU）是使高频电流（频率很高的交流电：300kHz 至 5MHz）通过组织、利用其产生的焦耳热进行凝固切开的装置。为了安全无误地进行 ESD，要充分理解高频发生装置的原理与特征，根据情况选择与使用设备相称的参数，这很重要[1-3]。

电压控制与电弧放电控制

如今，很多医院在食管、胃 ESD 时使用 ERBE 公司制造的高频发生装置，其最大的特点是电压控制与电流控制。切开组织时细胞膨胀、爆裂和气化（电火花），但切开时受切开刀的形状、接触面积、移动速度的影响、组织通电性的影响，电阻时常会变化。在这样的情况下，可以使用切开效果 Effect 控制电压，保持一定程度的切开与凝固深度。

而且，ENDO CUT 与 HIGH CUT，通过电弧放电控制，即使是在没于水中的状况下，对应 Effect 也可以维持一定的放电距离，并获得稳定的切开效果。

Power peak system（PPS）

开始切开时的输出功率，通电最大输出功率限制为 300W 以内（DRY CUT 在 200W 以内）。在这种较大输出下，组织干燥产生的阻抗急剧增强，瞬间达到设定的输出（W）瓦特数值，开始产生电弧的切开作用。PPS 就是产生平滑的切开输出功率的辅助系统。通过时断时续的踩踏，可以再现 PPS 带来的切实效果。

✳ 各种模式的特点与区别

VIO300D 有最适合 ESD 的多种功能，下面就各模式的特点进行说明 [4]。

1 FORCED COAG、SWIFT COAG、DRY CUT

所有的输出波形图都是脉宽调制正弦波，但是若将非调制正弦波（连续波）的 AUTO CUT 设为 100% 的话，FORCED COAG、SWIFT COAG、DRY CUT 的功能周期（1 秒的通电时间内实际输出波形的周期）将变为 7%、20%、30%。切开与凝固特性也随之变化。将这些不同模式在相同 Effect 下进行电压比较，在 Effect3 时各变为 1430V、990V、770V，功能周期越短的波形，电压越高。

而且，在 FORCED COAG 状态下，从 4 档 Effect 中选择最合适的峰值电压（Vp），到 60W 时，由于输出功率（W）与 Vp 成正比，在调整输出的同时可以微调电压。

此外，DRY CUT 模式下，上述 PPS 发挥作用，能够引发瞬间大输出功率，在纤维化强、切开难度高时十分有用。

鉴于此，若进行切开优先的剥离，先是功能周期长的 DRY CUT，接下来是 SWIFTCOAG、FORCED COAG 的顺序，若止血优先的话，则顺序相反。

实际剥离时，通常基本采用 SWIFT COAG 模式，若血管多易出血，则转用 FOACED COAG 模式，而且止血需要花费时间，当组织碳化时，使用 DRY CUT 十分有效。

2 ENDO CUT I/Q

ICC200（现已停产）的 ENDO CUT 模式下，能够反复自动切换 SOFT COAG（750ms）与 HIGH CUT（50ms），因此在用 SOFT COAG 将血管凝固变性后，理论上能够达到出血少的切开目的，是一种划时代性的模式。ICC200 的 ENDO CUT 模式下，可以通过 Effect 使 Vp 发生变化，控制凝固深度，使输出功率（W）变为瞬间性工作量。也就是说，提高 Effect 的话，切开能力与凝固能力将同时按比例提升，不适用于仅维持切开能力、减少凝固的情况。

但是，使用 VIO300D 的 ENDO CUT，固定 Vp（I 为 550V、Q 为 770V），通过输出功率（W）进行微调整，可以任意选择止血效果（Effect）、切开持续时间（Cut duration）、切开间隔时间（Cut interval）3 种参数，也可以灵活选择最合适的输出量。也就是说，可以在 Effect：E1~4（0~400Vp）、Cut duration：1~4（I：8~32ms）、Q：2~14ms）、Cut interval：I 1~10（400~1.840ms）的范围内随需设定。通过 Effect 任意设定停止切开时的电压，可以不改变切开效果，只改变切开时的凝固效果。此外，Cut duration 可以调整每次切开持续时间，Cut interval 可以调整切开间隔时间。

综上，若切开性能优先，则按 1，4，1 的顺序。若优先凝固性能，则按 4，1，10 的顺序。记住此顺序，根据使用的设备与医生的水平进行设定。

此外，按照操作系统（operating system）版本的不同，ENDO CUT Q 的输出特点有所不同。1.4.2 版本中，770vp 的切开输出功率是突然上升的，但是 1.7.2 以后的版本，依次提高为 550Vp、650Vp 上升到 770Vp。此模式的设定原是以使用高频电凝圈（snare）为前提设计的，为了改善瞬间切开时的出血现象而加以改良。但是，像 IT 刀这样的刀片型设备，由于接触面积大，需要较高的瞬间切开输出功率。后续版本中，要达到 770Vp，需要持续通电（持

表1　不同脏器、设备的 ESU 条件设定（神户大学医学部附属医院）

食管	Swan Blade			Flush–Knife BT 1.5mm		
	模式	Effect	输出			
标记				SOFT COAG	E5	100W
黏膜切开				ENDO CUT Ⅰ		E4 D3 Ⅰ 3
黏膜下层剥离	FORCED COAG	E2	50W	FORCED COAG	E2	50W
	SWIFT COAG	E2	150W	SWIFT COAG	E2	50W
	DRY CUT	E3	150W			
止血（coagrasper）	SOFT COAG	E5	100W	SOFT COAG	E5	100W

胃	Swan Blade			Flush–Knife BT 2.5mm			IT 刀 2 代		
标记				SOFT COAG	E5	100W	FORCED APC（1.0L/min）	E1	30W
黏膜切开				ENDO CUT Ⅰ	E2 D3	Ⅰ2	ENDO CUT Ⅰ	E4 D2	Ⅰ3
							ENDO CUT Q	E2 D3	Ⅰ2
黏膜下层剥离	FORCED COAG	E3	50W	FORCED COAG	E3	50W	FORCED COAG	E3	100W
	SWIFT COAG	E3	150W	SWIFT COAG	E3	50W	SWIFT COAG	E3	100W
	DRY CUT	E3	150W				DRY CUT	E3	100W
止血（coag-rasper）	SOFT COAG	E5	100W	SOFT COAG	E5	100W	SOFT COAG	E5	100W

设定的要点

· 黏膜下层剥离时，当纤维化特别强、有穿孔危险时，剥离需更细致，使用 Flush-knife 1.0mm
· 黏膜下层剥离时，止血优先的时候，使用 FOARCED COAG，若剥离优先，使用 SWIFT COAG。DRY CUT 用在纤维化与碳化严重部分的切开
· 当剥离的黏膜下层较窄，肌层较薄时，Effect 降一级
· 止血时，当遇到刀被浸没的情况，Effect 升一级
· FORCED COAG 时，60W 以下输出（W）与 Vp（峰值电压）成正比，对 Flush-knife BT 等尖端型设备的输出进行微调很有效

续踩踏板），从这点来看无法认为后续版本性能优越。或许相比之下，PPS 的 DRY CUT 模式更具优势。另一方面，尖端型设备接触面积较小，不论哪种版本，ENDO CUTI 足够应对。

3 SOFT COAG 模式

SOFT COAG 模式是一种干燥凝固模式，通过将电压控制在 190Vp（包括 190Vp）内，不会产生电火花、即使产生非调制正弦波（连续波）也不会产生气化与碳化。采用 SOFT COAG 模式凝固止血，如果使用低输出功率，凝固时间较长而且凝固深度很深，容易引发迟发性穿孔。因此，要采用 80~100w 这种较高输出功率，并且注意处置时间要短。

❋ 设定输出功率的要点

相对于刀片型设备，尖端型设备的手术刀前端与组织的接触面积小，电流密度大，切开能力强，易引发穿孔。切开能力变强时，手术刀前端的移动速度变快、凝固深度变浅、容易出血。相反，如果手术刀切割效果不锋利时，将加速组织碳化，难以得到理想标本。理想的切开和剥离要达到"组织不出血、不结焦、安全"的标准，因此并不是尽力就可以，

而是要用最小的力量达到最大效果。按照使用器械的不同，进行最适合的 ESU 设定。此外，医生还需拥有内镜的控制力、操作力、踏板工作等技巧。

✳ 食管、胃 ESD 中的设定

作者所在医院的设定如表 1 所示。

关键点
- 为使 ESD 达到"不出血、不碳化、安全顺利"的标准，根据情况设定设备最合适的 ESU
- 此外，手术医生的内镜操作能力与踏板工作技巧等也十分重要

参考文献
[1] 森田圭紀，他：安全確実な ESD を目指した高周波電源設定．消化器内視鏡，18，157-162，2006
[2] 森田圭紀，吉村兼：ESD に用いるデバイス－使用法・注意点・コツ－ 16 高周波電源装置の種類・特性と条件設定　VIO300D．「食道・胃 ESD の基本手技－手技のコツとピットフォール，適応の決め手－」（小山恒男　編），pp83-87，メジカルビュー社，2007
[3] 森田圭紀，他：ESD における処置具の選び方・使い方－高周波発生装置・止血処置具．消化器の臨床，10，647-652：2007
[4] 「チーム医療のための ESD マニュアル」（近畿内視鏡治療研究会　編），金原出版，2013

4. 内镜的种类、功能与选择

炭山和毅，田尻久雄

> 近年来，治疗用的内镜越来越多，医生必须熟知各种内镜的特点，才能有效使用。特别要把握病变位置与内镜器械的契合度，这对于内镜的选择是必不可少的。

✳ 引　言

为安全地进行 ESD 手术，在充分掌握操作技巧的同时，也不能轻视手术器械的准备。说起 ESD 的器械，很多医生常常关注各式著名的手术刀，却忽视了内镜是他们的战略选择。

本章在奥林巴斯医疗株式会社、富士胶片公司、HOYA-PENTAX 等公司的帮助下，探讨进行食管和胃 ESD 手术时，选择哪种内镜为佳。

✳ 影响 ESD 操作的内镜要素

ESD 有其他内镜治疗中不需要的苛刻条件，例如：手术时间长、术中反复进行出血止血、为防止穿孔器械的切割方向有限制等。我们认为影响这些条件的内镜要素有以下几点。

① 视野（成像清晰度、有无喷水功能）。
②内镜外形、扭矩、前端硬质部的长度。
③弯曲性能。
④活检孔的口径、数量、方向。
⑤总重量。

1 视野（成像清晰度、清洗功能）

使用高清晰度的内镜，能够更准确地判定病变范围、进行标记，确认和处理术中的出血源[1]。此外，还可以详细观察黏膜下层情况，有助于进行预防性止血与维持黏膜下层的切开深度。各大公司都有售卖配有高清晰度 CCD 的高清晰度画像内镜（奥林巴斯医疗株式会社：LUCERA+H260 系列。富士胶片公司：Advancia VP-4450HD+EG-580RD。HOYA-PENTAX 公司：EG29-i10N）。而且，近年来已研发出配有喷水功能的可冲洗内镜（表 1，图 1），不需要通过活检孔冲洗即可清理黏膜表面与出血部位（图 2）。

表 1　各公司带有喷水功能的治疗内镜一览表

	GIF-Q260J （奥林巴斯医疗株式会社）	EG-580RD （富士胶卷公司）	EG29-i10N（Megapixel 应对） （HOYA-PENTAX 公司）
视野方向	0°（直视）	0°（直视）	0°（直视）
视野角度	140°	140°	140°
观察深度	3~100m	3~100m	3~100m
前端部外径	9.9mm	9.8mm	9.9mm
软性部分外径	9.9mm	9.8mm	9.8mm
弯曲角	向上：210°，向下：120° 向右：100°，向左：100°	向上：210°，向下：120° 向右：100°，向左：100°	向上：210°，向下：120° 向右：120°，向左：120°
内镜有效长度	1030mm	1100mm	1050mm
全长	1350mm	1400mm	1366mm
活检孔最小直径	3.2mm	3.2mm	3.2mm
活检孔的方向	8 时	8 时	7 时

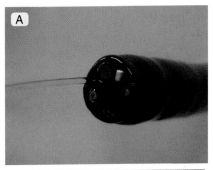

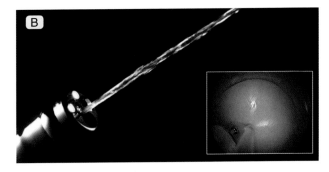

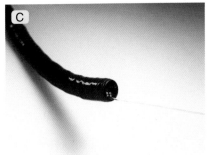

图 1　各公司生产的带喷水功能的治疗内镜前端部

A. GIF-Q260J（奥林巴斯医疗株式会社）

B. EG-580RD（富士胶卷公司）

C. E29-i10N（HOYA-PENTAX 公司）

2 外形、扭矩、前端坚硬部分的长度

越细的内镜在狭小空间内的操作灵活度越高。但是，另一方面，内镜变细，扭矩增加，内镜前端对近端操作的控制性能就会变差。前端硬质部在较多的病变中，越短越利于操作，但是，对难以接近的胃体部下部到胃角部小弯处的病变来说，使用老式的前端硬质部较长的内镜更有效。

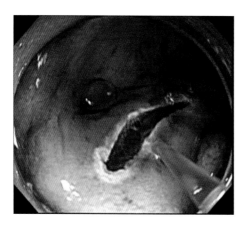

图2 使用喷水功能，洗净周围切开时的出血点

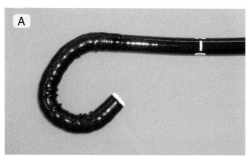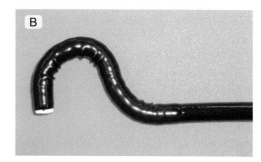

图3 带有两个弯曲部的治疗内镜

GIF-2T260M（奥林巴斯医疗株式会社）

3 弯曲性能

各公司最新式的内镜都提升了弯曲性能，以往难以操作的十二指肠球部与贲门部病变的倒镜操作变得相当容易。奥林巴斯医疗株式会社拥有称为"M内镜"的治疗内镜（GIF-2T260M）。此内镜拥有两个弯曲部（图3），对上文所述的胃体部下部到胃角部小弯病变处的治疗非常有效。M内镜在胃部使用圈套器（snare）时，即使是正镜难以操作的病变，也能牢牢圈住，同时减轻分割切除的风险[2, 3]。

4 活检孔的口径、数量、方向

活检孔道口径越大的内镜可选择的治疗器械越来越多，在出血时，还可用其进行吸引。而且双孔道内镜可以在一个活检孔内插入手术刀，同时借助另一个活检孔使用止血钳或吸引。而随着治疗工具从内镜伸出的方向选择的增多，比如，对于奥林巴斯医疗株式会社生产的内镜，其活检孔道方向在8点方向，对于观察切开面较困难的幽门胃窦的病变，也可以通过双孔道内镜的右侧活检孔、借助手术刀来改善视野。

5 总重量

越是难治疗的病灶，医生越想用多功能的治疗内镜，但是此类内镜往往过重过大。对于需要长时间治疗的疑难病灶，过重的内镜可能会对手术操作的精确度带来影响。近年来，在各公司的努力下，多功能治疗用内镜逐渐轻便化，和传统的上消化道普通胃镜同等重量，越纤细的内镜越容易实现接近病灶进行治疗。不拘泥于功能而根据病灶使用细口径的诊断用内镜也是应该考虑的。

> **关键点**
> - 掌握各内镜活检孔的位置与前端硬质部的长度、内镜口径，根据病变部位，选择合适的内镜
> - 喷水清洗功能有助于维持良好视野

参考文献

[1] Sumiyama K, et al. Combined use of a magnifying endoscope with a narrow band imaging system and a multibending endoscope for en bloc EMR of early stage gastric cancer. Gastrointest. Endosc, 2004, 60:79-84

[2] Isshi K, et. al. The effectiveness of a new multibending scope for endoscopic mucosal resection. Endoscopy, 2004, 36:294-297

[3] Yonezawa J, et al. A novel double-channel therapeutic endoscopic mucosal resetion. Endoscopy submucosal dissection of superficial gastic neoplasms. Endoscopy, 2006, 38:1011-1015

专栏

关注 ESD 的开发与发展

斉藤大三

20 世纪 90 年代，为了使北海道勤医协中央医院的平尾雅纪等人的 ERHSE 方法更安全地实施，以细川浩一医生领导的医疗团队，讨论了在针状手术刀的前端安装小玻璃球的可能性。这就是 IT 刀的原型。随后，小野裕之医生加入团队，反复进行试验，奠定了当今的 ESD。但是手术很难，而且易造成穿孔、出血的概率也很高。

鉴于此，2001 年成立了"IT 刀研讨会"，后更名为"消化内镜研究会"，并按照仅讨论失败病例的形式展开，以期普及安全的手术操作方法。但是，在学会的讨论中，"内镜和外科的比较"中治疗的倒退与对内镜医生"逞强""过头"的批评令人担忧。为此，内科与外科携手推进研究，制定出将消化内镜研究隶属日本胃癌学会下治疗办法。果不其然，引起了日本消化内镜学会的质疑"为什么是日本胃癌学会？"，以及"加入消化内镜研究学会就必须加入日本胃癌学会"等诸多异议。面对这一局面，向吉野肇一医生求助如何处理，还获得了时任癌症中心的理事笹子三津留、监事佐野武两的帮助，终于在 2005 年 5 月 7 日，更名为"ESD 研究会"，正式成为日本胃癌学会的下属研究会。

这一切得益于外科医生对内科医生外科手术技能——ESD 的热切关心。ESD 领域已经取得了明显的进步。2014 年 5 月 17 日在 ESD 创立 9 年后，在第 87 次日本消化内镜学会总会（福冈）会议，本书的作者——小野裕之医生进行了"ESD 的开发与展望"的演讲。当时，我怀着对"ESD 领域无限未来"的憧憬，回想 ESD 研究会创立的艰辛，聆听了那次演讲。

第3章　ESD 的具体步骤与基本操作——技巧与隐患

5. 麻醉和镇静

阿部清一郎，川口洋佑

> 内镜下的黏膜下层剥离术（ESD）是一种无论病变部位、大小、有无瘢痕，都能一次性完整切除病变的手术操作。由于难度高、时间长，为了能在良好的条件下安全地进行 ESD，需要充分的镇痛与镇静。若麻醉不充分，将产生呕吐反应、身体反应等，加大手术难度，引起并发症。而如果麻醉过度，将引发呼吸抑制、循环抑制的风险。本章将阐述有关食管和胃 ESD 时的镇静问题，以及进行安全的镇静的注意事项。

❋ ESD 的术前评估

通常，上消化道内镜检查的镇静状态是以有意识镇静（conscious sedation）为标准，但是食管和胃 ESD 时，根据手术的难易程度与治疗时间的不同，需要更强的镇静等级与长时间的麻醉[1]。与息肉切除术、EMR 相比，药物剂量大，所以必须时刻注意呼吸停止等严重并发症的发生。因此，ESD 前不仅需要评估手术的难易度、预测治疗时间，还要进行采血、X 线胸透、心电图等检查，充分评估患者全身的脏器功能。特别是治疗难度高、需要长时间的深度麻醉（deep sedation）的病例、气道堵塞风险高的肥胖症患者、伴有重度循环、呼吸系统并发症的患者，对他们进行的麻醉，应包含术前向麻醉科咨询等环节，需谨慎对待[2]。对于难以静脉麻醉的病例，应该考虑全身麻醉。

❋ 食管、胃 ESD 的镇静药物（表 1）

在食管和胃 ESD 中，由于送气或内镜压迫造成的消化道扩张，通电导致的患者疼痛，

表 1　食管、胃 ESD 的镇静药、镇痛药、拮抗药

		用药量
镇静药	咪达唑仑	0.02~0.03mg
	安定	5~10mg
	氟硝西泮	0.004~0.03mg
	盐酸右美托咪定	0.2~0.7μg/（kg·h）
静脉麻醉药	丙泊酚	0.3~2.0μg/（kg·h）
镇痛药	镇痛新	15~30mg
	盐酸哌替啶	35~50mg
	枸橼酸芬太尼	1~3μg/kg
拮抗药	氟马西尼	0.2~0.5mg
	盐酸纳洛酮	0.2~0.4mg

需要联合使用镇静药与镇痛药，使患者处于充分的镇静状态。当这些药剂产生严重的呼吸、循环系统的副作用，导致病情恶化时，需要使用拮抗药。下面将对食管和胃 ESD 的代表性镇静药进行说明。

1 镇静剂

①苯二氮䓬类药剂

苯二氮䓬类药物通过苯二氮卓受体发挥作用，并通过与 GABA 受体的相互作用，增强 GABA 受体的 GABA 亲和性，具有催眠、镇静、抗惊厥、健忘、抗痉挛、肌肉松弛的作用。虽然对循环系统影响很小，但其计量增加能够引起呼吸抑制，因此老年人与呼吸器官疾病患者需要调整用量。镇静药物与丙泊酚同时使用效果增强，但会加重呼吸系统抑制和循环系统抑制，需要特别注意。

咪达唑仑®的镇静作用很强，但作用持续时间较短，应按照药物适应证，注意呼吸抑制，每次 0.02~0.03mg/kg。当患者药物抑制作用消失、患者无法保持镇静时，通过追加药物进行麻醉管理较困难，需考虑用其他药物。地西泮（Cereine®、horizon®）与咪达唑仑相比，作用时间长，不需要反复追加药物，但有时会产生苏醒延迟，需要注意监测术后状况。氟硝西泮（Silece®，罗眠乐®）是一种效果 10 倍于安定、有强力催眠、镇静作用的药物。

②盐酸右美托咪定（Precedex®）

盐酸右美托咪定是 a2 肾上腺素受体激动剂，具有镇静、镇痛、交感神经抑制作用。与丙泊酚相比，呼吸抑制作用较轻，即使是无法确保气道通畅的病例，安全性也很高，但是需要注意较弱的失忆作用、循环系统的副作用，特别是容易出现的低血压和心动过缓等症状。

2 静脉麻醉药

丙泊酚（得普利麻®注射剂）

丙泊酚是一款中枢神经系统广泛抑制、通过激活 $GABA_A$ 受体发挥强力且稳定镇静效果的静脉麻醉药。而且，起效时间与作用持续时间都很短[3]，与咪达唑仑相比，苏醒时间较短。此静脉麻醉药对年轻人与酗酒者特别有效。而苯二氮䓬类药物对这类患者的镇静效果不够理想，无法保持良好的镇静效果。但该药物的作用剂量安全范围很小，过量注射容易引起呼吸抑制，操作医生和助手需要密切关注患者的全身状态。一般采取静脉持续注射麻醉，注射量要按照镇静程度、年龄、既往病史适量增减。发生呼吸抑制时，停止注射，丙泊酚的血液浓度会迅速下降，呼吸状态也会改善，很少有患者需气管插管。

3 镇痛药

镇痛新（Sosegon®）具有镇痛作用与微弱的鸦片受体激动剂，半衰期为 1h，根据患者的状态追加合适的剂量，有抑制呼吸、抑制心肌收缩、血压升高、心率过快等副作用。而且苏醒时有时可能伴随呕吐现象，因此需注意术后监测。

在鸦片受体激动的作用下，盐酸哌替啶（哌替啶®）具有中枢性镇痛作用。在与其他镇痛药合并用药的情况下，具有相互作用，需要注意呼吸抑制与血压下降的发生。

枸橼酸芬太尼是合成类鸦片，强力镇痛效果是吗啡的 50~100 倍，起作用时间快，发生作用的时间非常短（30min 至 1h），反复注射后会聚积，所以需要注意呼吸抑制与心动过缓的发生。

4 拮抗药物

氟马西尼（安易醒注射液®）是苯二氮䓬类药物的拮抗药，有助于减轻呼吸抑制与延迟苏醒。半衰期约 50min，时间较短。随着时间推移，受体结合率下降，可能再次出现镇静药物的效果。

盐酸纳洛酮（纳洛酮®）具有拮抗鸦片类产生的呼吸抑制、苏醒延迟的作用。老年人以及高血压、心脏病患者，使用本药的话，产生的鸦片类抑制会被强力拮抗，导致血压升高，心率过速，因此要特别留意观察药物注射后的情况。

❋ 术中观察

为防止注射镇静、镇痛药物导致的重度并发症，ESD 术中监测时，需尽可能尽早掌握其相关临床表现。仅通过视诊、听诊的观察是不够的，推荐持续进行呼吸、循环监测[4]。需要能够持续测定氧饱和度（SpO_2）与心率的脉搏血氧仪，以及能够持续测血压的血压计。如果有心率不齐与心血管基础疾病的患者，还需要监测心电图。

ESD 手术中可以观察到的最严重的症状是上呼吸道梗阻和药物引起的呼吸抑制，这些在氧饱和度下降前，可以通过呼吸频率下降发现。因此，实施深度镇静时，需监测呼吸状态。需要 CO_2 浓度监测仪，检测呼气中的 $EtCO_2$，能够从波形中算出呼吸次数，但是，在 CO_2 送气状态下很多时候难以正确测定[5]。虽然能够从监护仪中监测心电的变化，检测呼吸次数，但很难发现呼吸道梗阻。由于身体的活动及内镜设备的使用，容易产生误差，可信度低。RRa 是一款通过头部的声音传感器，捕捉呼吸音、计算呼吸次数的仪器，它将有助于 ESD 手术中的呼吸系统管理。

对镇静药物的反应因人而异，判断合适的注射量，有时需要使用脑电波仪（BIS 与 aepEX 等）。在笔者所在的医院里，给患者使用丙泊酚时，需根据 BIS 监测调整注射剂量，将其值维持在 60~80。

ESD 术后的恢复过程，因为没有手术中的刺激，术中镇静、镇痛效果的药物剂量可能相对过量。使用拮抗药物后，有需要再次镇静的风险，所以手术后也要与手术时一样，甚至更加慎重的监测。

此外，为预防紧急情况，需要准备用于呼吸道插管的器械与升压药等急救药品。

注意点

• 导致手术时氧饱和度下降的原因，不是苯二氮䓬类药物和丙泊酚产生的中枢性呼吸抑制作用，而是舌根下坠和唾液堆积造成上呼吸道梗阻，进而导致换气障碍。遇到此类情况不要惊慌，先把内镜取出，完全吸净唾液后，抬起下颚确保呼吸道畅通，情况将会改善，如果情况尚未改善，注射拮抗药物

• 镇静效果特别不佳时，不仅要添加镇静药物，还要适量追加镇痛药物。在极端镇静不良的时候，有可能是送气或内镜压迫导致的胃壁过度扩张，或者是没注意到的微小穿孔所致，因此在盲目追加镇静药物剂量前，需判断具体治疗情况再定

关键点

● 为了达到安全的镇静效果，ESD 术前需充分评估患者全身的脏器功能

● 为达到充分的镇静效果，需要镇静药与镇痛药合并使用，要充分了解这些药物的特点与注意事项

● 为防止镇静引发的严重并发症，需要注意术中、术后的监测

参考文献

[1] 内視鏡診療における鎮静に関するガイドライン. Gastroenterological Endosc, 55 : 3822-3847, 2013

[2] Lichtenstein DR, et al. Sedation and anesthesia in GI endoscopy. Gastrointest Endosc, 2008, 68:815-826

[3] Kiriyama S, et al. Safe and effective sedation in endoscopic submucosal dissection for early gastric cancer: a randomized comparison between propofol continuous infusion and intermittent midazolam injection. J Gastroenterol, 2010, 45:831-837

[4] Cohen LB. Patient monitoring during gastrointestinal endoscopy: why, when, and how？ Gastrointest Endosc Clin N Am, 2008, 18:651-663

[5] Godwin SA, et al. Clinical policy: procedural sedation and analgesia in the emergency depart-ment. Ann Emerg Medc, 2014, 63:247-258

6. IT 刀 1 代、2 代及 IT 刀 nano 的区别和使用方法

小野裕之

> IT 刀顶端为绝缘的陶瓷，这是与其他尖端型设备最大的不同点。IT 刀 1 代，具有绝缘性，能够较安全地切开组织，但是操作不熟练则很难切开。为确保安全同时提高切开性能，研发出了顶端底面安装有 3 枚短刀片的 IT 刀 2 代。这样新手也可以很容易地进行 ESD。除了部分医院，大部分医院已用 IT 刀 2 取代了 IT 刀 1 代进行胃 ESD 手术。另外，为用于管腔狭窄、壁薄的食管与大肠，研发出了 IT 刀 nano。本章节阐述这些器械的不同点，以及各自的使用方法。

❋ IT 刀的诞生

正如细川浩一医生在专栏中所讲（参考第 77 页），为了能安全切除病变，将绝缘陶瓷小球装在针状刀的前端，这就是 IT 刀的雏形[1,2]。也就是说 IT 刀 1 代（IT－1）是以"安全切开"为主要目的，但同时，陶瓷是绝缘体，所以无法避免"黏膜组织粘在陶瓷小球上难以切开"的缺点。因此，需要采用下文中提出的 IT 刀压着黏膜与黏膜下层的特殊切开方式。需要很长时间练习才能熟练掌握这种切开方式，所以，更易切开组织的"新型尖端型器械"应运而生。IT 刀具有独具魅力的快速切开剥离速度，人们期待着新手也能快速掌握的改良产品。这就是改良 IT－1 的缺点、保留其优点的 IT 刀 2 代（IT－2）[3]。

❋ IT－1 与 IT－2 的不同点以及使用方法

IT－2 开发的理念是发挥 IT－1 的优点，提高切开性能。因此，如图 1 所示，向奥林巴斯医疗株式会社建议，在 IT－1 的陶瓷顶端小球底面，垂直于原来刀片方向，安装 3 枚短刀片。这样，明显提升了 IT－2 的横向切开能力和在纤维化部分的切开能力，而且充分保留了 IT－1 的特点，更易进行整块的切开剥离，并且速度更快[3]。

IT－2 与 IT－1 使用上的不同与注意点如图 2 方案所示，IT－1 必须用长刀片压着黏膜切，IT－2 配有短刀片，即使不压组织也能切开。所以，IT－2 有两种切开方式（图 3）：①IT 切开（与 IT－1 相同，将陶瓷小球置于病变深处，然后沿着消化管壁，用手术刀大范围一次切开）②垂直切（尽可能将手术刀垂直于切开组织，陶瓷小球边滑动边切开）但是，因刀片比较锋利，若仍然按照 IT－1 的经验来切开的话，将增加穿孔的危险。需要斜置手术刀，刀不要向组织深部按压过多。当然，熟能生巧，但在新手阶段需特别小心注意。

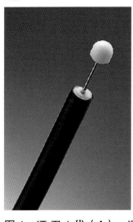

A　IT 刀 1 代

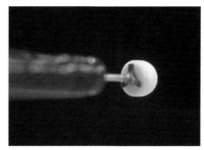

B　IT 刀 2 代

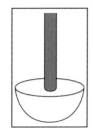

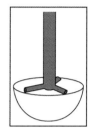

图1　IT 刀 1 代（A），IT 刀 2 代（B）
照片由奥林巴斯医疗株式会社提供

A　IT 刀 1 代

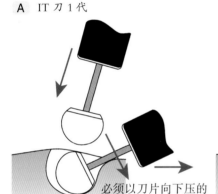

必须以刀片向下压的
方式切开组织

B　IT 刀 2 代

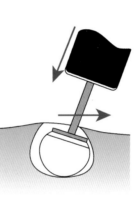

图2　IT 刀 1 代（A）与 IT 刀 2 代（B）切开的方式不同

备忘录

曾经使用尖端器械、现改用 IT 刀的医生们，因为担心穿孔的发生，不敢用力切，由于过度担心，手术刀不向下按切，导致无法顺利切开。这时候，相信绝缘小球很重要。"有绝缘小球在没问题"，只有抱着这样的信心，才会有突破，虽然偶尔也会失望。

✽ 食管、结肠 ESD 中的 IT 刀 nano

1 食管、结肠手术中 IT 刀的优点与缺点

　　为什么在食管与结肠的 ESD 中也使用 IT 刀呢？一次切开剥离的范围与手术刀刀面的面积成正比。与尖端型手术刀相比，IT 刀的切面面积大，因此一次切开面积也大，可以缩短手术时间。而且，它还有一个优势是有绝缘小球。尖端型手术刀，如果不预估其电

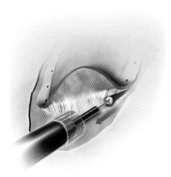

IT 刀切开　　　　　　　　IT 刀垂直切面切开

图 3　IT 刀 2 代的切开方式

照片由奥林巴斯医疗株式会社提供

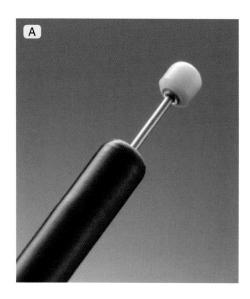

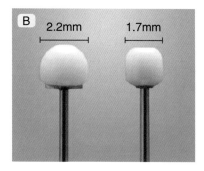

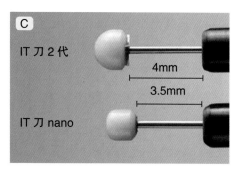

图 4　IT 刀 nano

流影响范围就进行操作的话，将会有穿孔的风险。但是，食管壁很薄，大肠弯曲多、褶皱多，在可视范围内无法确认肌层时，使用尖端型手术刀易引发穿孔。在这一点上，IT刀的顶端有绝缘陶瓷小球，可以减少穿孔的风险。

　　但是，使用 IT 刀 2 代的传统切开方法，在进行黏膜下层较薄的食管与结肠 ESD 手术时，绝缘小球难以完全进入黏膜下层，在狭窄的操作空间内刀片略长。而且，切开、剥离时伴随很强的火花，易产生肌层暴露、穿孔等问题。

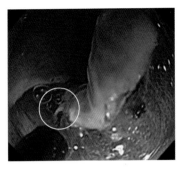

图 5　IT-nano: 置于黏膜下层

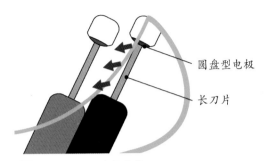

图 6　IT-nano 的操作技巧

2 IT 刀 nano 的特点和操作技巧

针对以上问题，IT 刀 nano（IT-nano）应运而生。如图 4 所示，陶瓷小球直径变小，形状也有所变化，刀片的长度也缩短了 0.5mm。在此改良下，食管和结肠内也可以安全有效地用 IT 刀。

如图 5 所示，变小的陶瓷小球，很容易进入黏膜下层。进行食管 ESD 手术，最需要注意以下几点。

①首先，在环周切开病变时，要充分注意局部注射液不要注入肌层与食管壁外，要将注射液注入黏膜下层，进而形成局部隆起。在环周切开病变时，手术刀稍稍立起，这一点十分重要。因为如果手术刀平放压切的话，电流易传导至肌层。

②接下来是肛侧缘的修整，如果做得不好，手术的后半程分离时将不能确定终端。而且充分分离肛侧缘，从口侧缘开始剥离时可以清楚地观察到侧方黏膜下层边缘，易进行肛侧缘的剥离手术。

③剥离是依靠圆盘型电极与长刀片两方面同时进行。同时使用电极与长刀片切开组织，可以快速地进行大范围剥离。因为食管是管腔脏器，所以要配合食管壁走行或弯曲，滑动手术刀，陶瓷小球需与刀片一起滑动，防止切开过深（图 6）。详情参考实践篇各章。

> **注意点**
> 如果像尖端型设备那样拘泥于术中能直视黏膜下层才切开的话，将失去 IT 刀的"果断切开""快速切开"等魅力。

❋ 使用 IT 刀进行 ESD 的基础知识

1 术前内镜检查

为防止残留复发，对适应证范围内病变进行适合的 ESD 手术，术前的内镜检查非常重要。一般需进行白光内镜检查与色素内镜检查，NBI（narrow band imaging）放大观察十分有意义。术前需确定切开范围。范围不明确时，需在肿瘤边界外侧判定为正常的区域进行活检，从而明确非癌部分的切开线。

2 使用的器械、药物

①高频电凝电源装置

ICC-200, 300, VIO300D（ERBE 公司），ESG100，ESG400（奥林巴斯公司）

备有标准的高能量的切开模式和脉冲电凝切开模式。由于这些高频电凝装置，切开剥离时出血变少，有助于 ESD 的普及。采用最新型的 VIO300D 的 swift coagulation 模式与 dry cut 模式，切开病变更容易。

根据使用设备、病变、局部注射液种类的不同，这些高频电凝装置、各种模式都有最合适的设定。医生需要选择适当的输出模式。以下仅供参考：进行胃 ESD，使用 VIO300D 时，切开调整切开模式为 effect2，duration2，interval2，黏膜下层剥离时为 swift coagulation，Effect 4or5，100W。食管 ESD 时，切开模式调整为 effect3，duration1，interval1，40W，剥离为 swift coagulation，effect 5，45W。

②镇痛、镇静与监测

在本院，首先静脉注射盐酸哌替啶 1 支和安定 1 支，然后混合使用适量镇痛新等镇痛药、安定、咪达唑仑等镇静药。此外，当患者反应剧烈时（特别是食管），要并用盐酸右美托咪定注射液。

手术中注意观察血压、CO_2 饱和度、心电图、脉搏等是最基本的监测。

3 操作基础（图 7）

①标记

距病变边缘约 5mm 外侧，间隔数毫米进行沿病灶全周标记，口侧缘或者肛侧缘进行标记，有利于标识切除标本和处理标本。本书作者采用 APC 进行标记，出血少、标记清楚。

②局部注射

向标记的稍外侧刺入局部注射针，进行局部注射，以形成充分的黏膜隆起。局部注射液为每 200mL 生理盐水加 1mg 肾上腺素，胃 ESD 用靛胭脂与 MucoUp® 1 : 1 稀释使用，食管仅使用 MucoUp®。

③预切与黏膜环周全切开

设置切开波形，用针状手术刀，在标记的稍外侧黏膜处切开 1~2mm 的小切口（预切），以便插入 IT 刀。通常，预切在病变的远端进行。

在预切的小切口处插入 IT 刀的前端，设备调至 endo cut 模式 dry cut 模式，环周切开病变外侧的黏膜。这时，如果黏膜切开较浅的话，黏膜下层的切开、剥离会比较困难，要切开到黏膜下层的组织外露可见为止。如果出血多，用 swift coag 模式浅切开即可。

④黏膜下层的切开、剥离

环周切开后，为使病变完全隆起需要再次进行局部注射。确认黏膜下层，同时采用 endo cut 模式 swift coag 模式进行黏膜下层的切开、剥离。剥离的基本操作是使黏膜下层组织保持充分的张力，用 IT 刀与食管壁（或胃壁）平行的方向进行剥离。采用俯视视角进行 ESD 时，首先垂直切开并充分处理肛侧缘。

⑤止血

标本取出后，再次插入内镜确认是否止血。胃 ESD 手术结束后，原则上要插入经鼻胃管，作为判断出血的信息软管及微穿孔的处理对策，尽早发现迟发性出血。

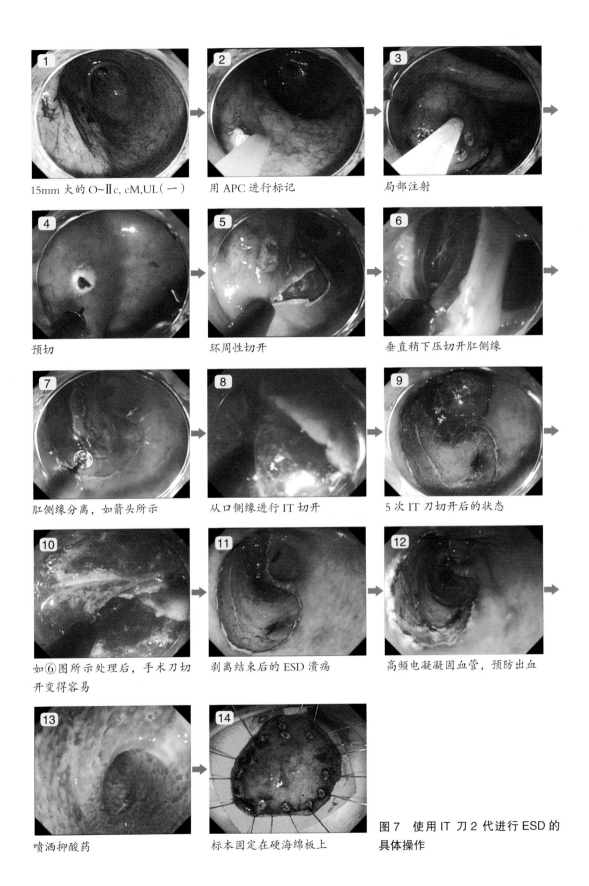

1 15mm 大的 O~Ⅱc, cM,UL（一）

2 用 APC 进行标记

3 局部注射

4 预切

5 环周性切开

6 垂直稍下压切开肛侧缘

7 肛侧缘分离，如箭头所示

8 从口侧缘进行 IT 切开

9 5 次 IT 刀切开后的状态

10 如⑥图所示处理后，手术刀切开变得容易

11 剥离结束后的 ESD 溃疡

12 高频电凝凝固血管，预防出血

13 喷洒抑酸药

14 标本固定在硬海绵板上

图 7　使用 IT 刀 2 代进行 ESD 的具体操作

关键点

- IT 刀 2 代的切开、剥离效能比 IT 刀 1 代有很大改善。安全起见，注意刀不要压得太深
- IT 刀 2 代分为两种切开方式：①IT 切开法（沿着消化道管壁走向，使用手术刀一气呵成地切开）；②垂直按压切开（尽可能将手术刀垂直切面，边滑动顶端陶瓷小球边切开）
- IT 刀 nano 是适用于食管与大肠手术的 IT 刀

参考文献

[1] 細川浩一，吉田茂昭：早期胃癌的内視鏡的粘膜切除術. 癌と化学療法，25：476-483，1998

[2] Ono H, et al. Endoscopic mucosal resection for treatment of early gastric cancer. Gut, 2001, 48:225-229

[3] Ono H, et al. Usefulness of a novel electrosurgical knife. the insulation-tipped diathermic knife 2, for endoscopic submucosal dissection of early gastric cancer. Gastric Cancer, 2008, 11:47-52

专栏

IT 刀的渊源

細川浩一

　　大约在 1990 年，谈到胃癌的内镜治疗，剥离活检切除（strip biopsy）法如火如荼。日本国立癌症中心中央病院内镜部也是如此。当时，人们普遍认为直径在 1.5cm 以下的分化型早期胃癌都可以用剥离活检切除法进行切除。但是，日本国立癌症研究中心内镜部的病例中，直径 1cm 以上的病变，水平切面缘阴性只有 50%。病例报道中只能写上"无法认定为根治切除"。这是怎么回事呢？难道是因为和斋藤医生的病理部没有沟通好吗？不，不是这样的。除了谦虚的白尾医生外，其余的内镜医生都认为自己的方法没问题。然而我们认为："治疗方法不正确！"

　　艰苦探索后，我们发现有更好的方法：黏膜下注射高渗生理盐水－肾上腺素后再进行内镜下切除（endoscopyic resection hypertionic saline epinephrine，ERHSE 法），这是北海道的平尾雅纪医生研发的。用针状手术刀切开病变周边的黏膜，再套上高频电凝圈切除病灶。这样治疗后，水平切缘为阴性。但是，这样的手术做起来有些困难。使用针状手术刀，为了不损伤固有肌层，从黏膜下层开始向上切。说起来简单，但在实际操作时会切得过深，这是非常令人担忧的。但是，我们认为自己是世界上内镜医术最精湛的，所以我们认为："手术器械需要改进！"。

那么最安全的手术器械是什么样的呢？目前可能还没有可用的。殚精竭虑，反复思考了各种方法，其中之一就是在针状手术刀的前端安装一个绝缘体的 IT 刀（insulation-tipped knife）。

　　当时 IT 刀没有使用说明书，试着用了用，无法顺畅的使用。大津医生说，"连这刀都不行的话，别的刀就算了"。

　　后来总算明白了使用方法。小野裕之医生在黏膜下（非直视）切开了黏膜下层。当然，一开始，小野医生的穿孔率很高，近藤医生为此也很头疼。

　　如果年轻的内镜医生无法很好地使用 IT 刀的话，通常会认为"器械不好！"这将是开发新器械的出发点。

第3章 ESD 的具体步骤与基本操作——技巧与隐患

7. IT 刀 ESD 的基本操作技巧
①食管

蓮池典明

IT 刀 1 代（绝缘刀头，Insulated Tip Knife）与 IT 刀 2 代，作为主要手术器械广泛应用于胃 ESD 中[1]。因为高并发症与难操作性，很少用于食管 ESD 中。2012 年 5 月发售的 IT 刀 nano，与传统的 IT 刀相比，实现了顶端陶瓷小球小型化。而且，电极形状由原来的三片放射状调整为圆盘状，在防止过度放电的同时，还可以进行适当的切开操作。鉴于以上特点，IT 刀 nano 在管腔狭小、壁薄的食管与大肠 ESD 术中得以广泛应用并备受青睐。本章主要阐述使用 IT 刀 nano 进行食管 ESD 的技巧与隐患。

❇ 使用 IT 刀 nano 进行食管 ESD 的实际操作

1 使用器械
- GIF-Q260J（奥林巴斯公司）
- 先端突出长 2mm 的透明内镜遮光帽 D-201-11802（奥林巴斯公司）
- 标记设备：APC 探头
- 预切：针状手术刀
- 切开、剥离：IT 刀 nano
- 止血钳仅在 IT 刀 2 代不能成功止血时使用、一次性热活检钳（奥林巴斯公司）
- 高频装置：ICC200（ERBE 公司）或 VIO300D（ERBE 公司）（设定参数如表 1 记载）
- 局部注射药剂：0.4% 玻璃酸钠原液注射或甘油类药剂等倍稀释，加入少量稀释 20 万倍（每 20mL 使用 0.1mg）的肾上腺素与少量靛胭脂使用

2 基本操作
①体位

由于食管 ESD 要求在狭窄的管腔中进行操作，所以尽量将病变置于重力方向的对侧。特别是位于左侧壁的病变，使患者处于俯卧位或右侧卧更有利。

表 1 高频电流装置设定

处置	设备	ICC200	VIO300D
标记	APC	APC：60W	Pulsed APC：40W
预切	针状手术刀	End Cut：20W	DryCut：50W，Effect3
黏膜切开	IT 刀 2 代	End Cut：80W	End CutQ，Effect2，Cut Duration：1，CUT Interval：2
黏膜下层剥离	IT 刀 2 代	Forced Coag：50W 或者 End Cut：80W	Swift Coag：45W，Effect5
止血	止血钳	Soft Coag：80W	Soaft Coag：80W，Effect5

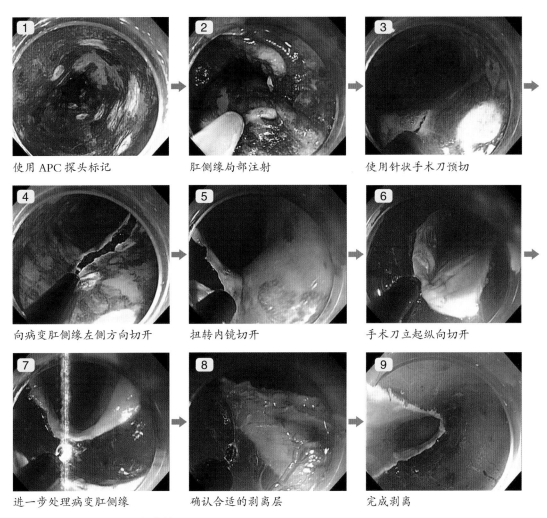

1 使用 APC 探头标记	2 肛侧缘局部注射	3 使用针状手术刀预切
4 向病变肛侧缘左侧方向切开	5 扭转内镜切开	6 手术刀立起纵向切开
7 进一步处理病变肛侧缘	8 确认合适的剥离层	9 完成剥离

图 1 使用 IT 刀 nano 进行食管 ESD

此外近年陆续报道手术时配合使用带线钛夹十分有效[2]，可以缩短手术时间。

②标记

通过 NBI 观察或喷洒复方碘溶液，确认病变范围。使用 APC 探头进行标记（图 1-①）。利用 APC 探头进行标记的优点是，标记清晰，出血少。标记记号过大时，需调整设备的输出。当碘影响标记，标记模糊时，可喷洒硫代硫酸钠®。

③黏膜切开

IT 刀 nano 最擅长的切开方法是从远端向近端拉近切开。食管属于狭窄的管腔脏器，无法进行倒镜操作，因此手术时一般从肛侧缘开始切开。IT 刀 nano 的切开深度与传统的 IT 刀 2 代相比较浅，但是比起尖端型刀较深，因此需要防止穿孔，在肛侧缘要注意进行充分的局部注射（图 1-②）。由于食管管壁极其薄，为防止食管管壁外注射，注射针针尖浅刺入黏膜，边局部注入注射液边向深部推进。

确认在黏膜下层注射充分的局部注射液后，使用针状手术刀切开 2~3mm 大的预切口（图 1-③）。常用的上消化道内镜，手术刀从活检孔伸出位于 7~8 点钟方向，因此预切最好从病变肛侧缘中央开始切至偏左侧。

下一步将 IT 刀前端的绝缘陶瓷小球插入黏膜下层进行切开。当手术刀从活检孔伸出位于病灶左下方时，首先从视野良好的病变左侧切开。切开深度非常重要。所谓适合的切开深度是，在一次切开后黏膜肌层被切断，而且不暴露肌层、保留黏膜下层。切开合适的深度后，食管黏膜将在切开后收缩，可确保空间有利于之后的修剪。IT 刀 nano 横向切开也很容易，不用费力就可以通过扭转内镜进行切开（图 1-④，⑤）。切开时，注意管腔的弧度非常重要。为避免穿孔，注意调整手术刀切开的方向，避免面向肌层。

最后进行纵向切开。通常从液体和血液容易积聚的部位开始切开（左侧卧位时从左侧壁开始切开）。IT 刀 nano 纵向切开较为容易。但是，手术刀水平位切开时会造成切开深度过深，因此要将手术刀稍稍立起来，轻轻按住 down，缓慢向深部推进（图 1-⑥）。口侧缘的黏膜切开与肛侧缘的切开操作相同。

④黏膜下层剥离

黏膜下层剥离从对肛侧缘修剪开始。为设定剥离操作的目标，需要对肛侧缘进行充分剥离。俯视状态下，无法在病变正下方进行剥离操作，因此，通过剥离病变肛侧缘的正常黏膜下层，可达到足够的剥离（图 1-⑦），之后，开始口侧缘的剥离。开始剥离时要追加局部注射，当继续剥离、进入黏膜下层后，通过内镜的附送水功能也能得到充分的隆起效果。

刀的位置最好置于病变左侧，边向左扭转内镜边调整剥离方向。注意手术刀不能过于水平，适时回拉手术刀，从病变左侧向右侧剥离。同时注意重力方向继续剥离，这样，内镜的前端可以很容易地进入剥离后的黏膜下方，并容易确定合适的剥离层（图 1-⑧）。此外，剥离时使用前端透明帽进行吸引，能够缩短剥离时间。

对于黏膜下层的剥离，最需要注意的是不能暴露肌层。食管 ESD 与胃 ESD 不同，即使未造成全层穿孔，但只要暴露肌层并造成损伤，就有纵隔气肿的风险。留有部分黏膜下层为合适的剥离层，要多次进行局部注射并进行正确、安全的剥离。

食管 ESD 术后出血不常见，但是对于穿出肌层的血管要适当选择追加止血。而且，切除后溃疡面超过 2/3 周的话，推荐采取预防性扩张术、局部注射类固醇类药物（图 1-⑨）[3,4]。

备忘录

与其他尖端设备相比，IT 刀切开性能强，但穿孔风险高。但是，随着 IT 刀 nano 的出现即便在食管 ESD 中，IT 刀 nano 也成为安全的设备，被广泛使用。

注意点

与胃 ESD 相比，食管 ESD 难度高，引起穿孔时情况较严重，不适合新手操作，胃 ESD 至少要做过 50 例者才可以尝试。ESD 时需要能够稳定操作内镜（开剥离时内镜画面不会晃动），可作为一个判定能否进行 ESD 操作标准。另一方面，术中出血较易控制，病变的变化存在一定限度，一旦适应后，可在短时间内上手。

关键点

- 局部注射时需使用粘稠度高的玻璃酸钠原液或等倍稀释液，手术时需考虑到重力方向，注意体位变换很重要
- 使用 IT 刀 nano 切开时切忌用蛮力，横向切开时也要扭转内镜切开，要十分注意管腔的弧度
- 黏膜下层剥离时，注意不要暴露肌层，努力进行安全、正确的剥离操作

参考文献

[1] 田中雅樹，他：IT ナイフ 2 による食道 ESD. 胃と腸，44：359-364，2009

[2] 高橋亜紀子，他：ESD における手技の工夫　中下咽頭・食道 食道 ESD に対する工夫　糸付きクリップ法. Gastroenterological Endoscopy, 52：2336，2010

[3] Katada C, et al. Esophageal stenosis after endoscopic mucosal resection of superficial esopha-geal lesions. Gastrointest Endosc, 2003, 57:165-169

[4] Hanaoka N, et al. Intralesional steroid injection to prevent stricture after endoscopic submucosal dissection for esophageal cancer: a controlled prospective study. Endoscopy, 2012, 44:1007-1011

7. IT 刀 ESD 的基本操作技巧
②胃

小田一郎

> ESD 的问世，使得内镜切除早期胃癌手术取得显著进步，现已能够切除范围较大的病变以及伴有瘢痕的病变。ESD 还应用于食管、结肠等脏器中。但是，为了安全起见，经验不足的医生不能立即进行疑难病变的手术。与其他手术技巧一样，在进行疑难病变手术前，ESD 同样需要掌握基本操作。本章就用 IT 刀进行胃 ESD 的基本操作进行介绍。

✳ 切开、电凝的机制与 IT 刀的特性

在介绍基本手术技巧之前，先介绍切开、电凝的机制与 IT 刀的特性。

1 切开、电凝的机制

ESD 的切开、电凝，是利用高频发生装置与电极（操作器械）对组织释放高频电流时产生的热量来进行。切开与电凝的区别来源于高频发生装置的输出波形与电流密度。

输出波形分为切开波形与电凝波形，最近高频发生器装置产品在切开波形、凝固波形之外，又添加了与各自波形不同的特性各异的输出模式（详细参照基础篇 – 第 3 章 –3）。

另外，电流密度变大，切开能力则增强，反之，电流密度小电凝能力将增强。此外组织与电极（操作器械）的接触面积（接触方式）对电流密度的影响很大。ESD 中使用的操作器械形状不同，与组织的接触面积（接触方式）不同，所产生的电流密度也不同。

2 IT 手术刀的特性

ESD 的操作器械分为尖端型手术刀（针状手术刀、钩型手术刀、Dual 刀等）与 IT 刀（IT 刀 1 代、IT 刀 2 代、IT 刀 nano 等）两类。原则上尖端型手术刀是尖端点接触病变部位，电流密度很高。与此相比，IT 刀是刀柄与前端陶瓷绝缘小球之间的刀片部分（IT 刀 2 代的话，绝缘陶瓷小球内侧的 3 个刀片同时接触病变）接触病变部位，电流密度低。因此，假设高频发生装置的输出设定、组织的导电性、通电时间、对组织施加的力（电压）、移动手术器械的速度等其他条件都相同，与尖端型手术刀相比，IT 刀的切开性能低，电凝性能高。使用 IT 刀进行 ESD 时，不适当接触组织而进行通电，因其凝固能力强，会使组织碳化，难以切开合适的深度，这一点需要特别注意。

但是另一方面，为得到合适的切开能力，使用 IT 刀适当接触组织，与尖端型手术刀相比，与组织的接触面积大，此时增加通电电压的话，一次切开、剥离面积会比较大，手术更加迅速。

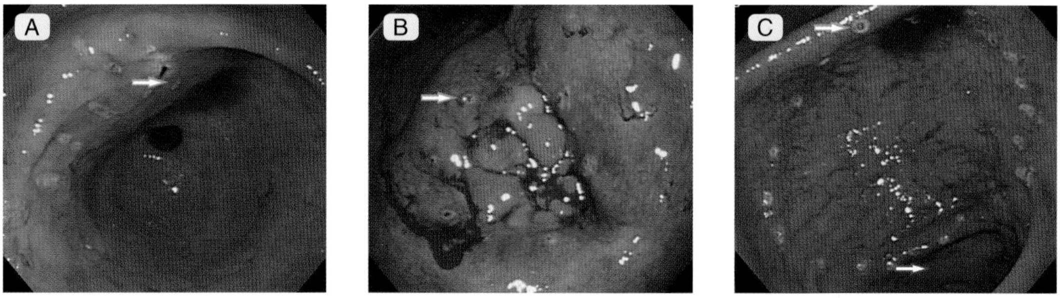

A：胃窦部前壁病变的预切位置：病变的肛侧缘（⇨）

B：胃体部病变的预切位置：病变的口侧缘（⇨）

C：胃窦部小弯侧病变的预切位置：病变的口侧缘（⇨）以及肛侧缘（➡）

图 1　IT 刀进行胃 ESD 的预切位置

✲ 使用 IT 刀进行胃 ESD 的基本操作

因操作器械不同，胃 ESD 的基本操作不同。如前所述，IT 刀型操作器械，需要使用刀柄与前端陶瓷绝缘小球间的刀片部分。基本操作是，和病灶保持适当距离，确保胃壁与切线方向的视野，然后将 IT 刀从内向外，按长轴方向从远端向近端拉动切开、剥离（视频①）。

相反，尖端型手术刀能够进行任意方向切开、剥离，但由于尖端不绝缘，为防止造成穿孔，要与 IT 刀的移动方向相反，从近向远，从胃壁的黏膜层向深层次逐步切开、剥离（视频②）。这与外科医生的手术刀、电手术刀的操作方式相似（视频③，④）。

✲ 使用 IT 刀进行胃 ESD 的基本操作顺序与要点

1 标　记

用 APC（氩气等离子凝固术）或尖端型手术刀离病变边界约 5mm 的外侧进行标记。

2 局部注射

我院使用的黏膜下层局部注射液为生理盐水加少量肾上腺素（每 200mL 生理盐水配肾上腺素 1mg，0.4% 靛胭脂 2mL）或者生理盐水加少量肾上腺素与 MucoUp®等量稀释。相比于生理盐水，MucoUp®能够长时间保持隆起，适合新手。但是，如果没有对黏膜下层进行充分的局部注射，IT 刀进入黏膜肌层、黏膜下层的话，会引起层次结构牵拉变形，妨碍视野。这一点需要特别注意。

3 预　切

使用 IT 刀进行黏膜切开，如前所述，按照显示器画面从远端向近端的切开原则。关于预切的位置，胃窦部前壁、大弯、后壁等处的话，采用俯视操作，黏膜切开的部位在病变的肛侧缘（图 1A），胃体部病变的话，一般倒镜进行仰视操作，在仰视时的内侧、即病变的口侧缘进行预切（图 1B）。胃窦部的小弯病变处于正视视角，多在口侧缘、肛侧缘 2 处预切（图 1C）。

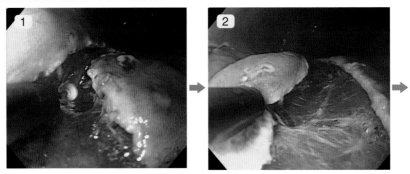

通过剥离内侧后，接着剥离近端侧黏膜下层抬起部位

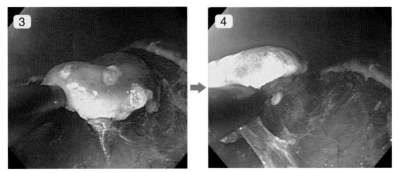

反复进行同一操作，近端侧黏膜下层抬起变低，可按短轴方向剥离

图 2　胃 ESD 中 IT 刀的黏膜下层剥离顺序

此外，使用针状手术刀的话，手术刀过度按压黏膜面，以及在该部位通电时间过长，将会有穿孔的风险。因此，保持适当的接触状态，通电时间控制在最低必要限度内。但是，如果预切较浅、仅切至黏膜肌层的话，之后的黏膜切开甚至黏膜下层剥离会很困难。因此深度充分的预切很重要。

4　切开黏膜

使用 IT 刀沿标记环周切开病灶周边黏膜。如果预切时切开较浅，仅切至黏膜肌层，后续的黏膜下层剥离会比较困难。因此，深度适当的切开很有必要。一般做法是，将 IT 刀按黏膜切线方向放平，通过操作 "down" 使刀片部分稍压在黏膜上，之后，一边将刀从画面深处预切开位置向近端拉，一边通电（视频⑤）。

相反，使用尖端型手术刀进行 ESD 时，切开黏膜的基本操作是将手术刀从近端向画面深处、从胃壁的肌层开始向腔内切（视频⑥）。

5　黏膜下层剥离

IT 刀进行胃长轴方向的黏膜下层剥离较容易，短轴方向则较困难。因此，先以长轴方向从画面深部向近端剥离，剥离部分形成剥离空间，未剥离的、靠近端的黏膜下层隆起，将手术刀放在隆起部位，通过左右旋钮与扭转镜身操作，使手术刀与胃壁平行移动，便可进行短轴方向的剥离（图 2，视频⑦）。

使用尖端型手术刀剥离时，与黏膜切开时相同，基本操作过程相反。

将手术刀由近端向远端，从胃壁的肌层开始向腔内侧移动逐步剥离（视频⑧）。

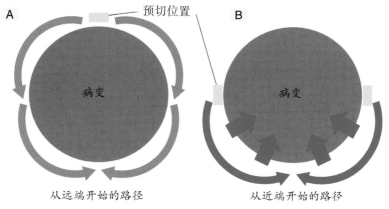

图 3　用 IT 刀进行胃 ESD 的顺序

ESD 中，适当接近病变并切开、剥离是基本操作。因病变部位与患者胃形状的不同，当无法接近病变时，可吸气胃腔缩小后就可以接近病灶。如果仍然难以接近病灶，可使用前端硬质部较长的双孔道或多弯曲内镜。

注意点

IT 刀接触病变面积大，切开性能弱、电凝性能强。在不合适的接触状态下通电，则无法切开组织，造成组织碳化。通电但无法切开时，要注意避免盲目通电，调整视野，在合适的接触状态下切开、剥离。

✻ 使用 IT 刀进行胃 ESD 的顺序技巧

　　如前所述，使用 IT 刀进行 ESD 时，基本顺序是在视野深处（远端）先预切，由远端向近端切开黏膜，环周黏膜全切开后进行黏膜下层剥离（图 3A，视频⑨）。但是，按此顺序，如果远端黏膜切开起点出血，出血点会被近端未切开、剥离的黏膜遮挡，难以进行止血操作。对此需要采取这样的顺序：位于血管较多的胃体部前壁、后壁、大弯处的病变，从视野近端切开黏膜后就开始黏膜下层剥离，在进行一定程度的近端黏膜下层剥离后，再进行视野远处（远端）的黏膜切开、黏膜下层剥离（图 3B，视频⑩）。按照此顺序能够较容易地识别血管，预防性电凝，尽量减少切开、剥离时出血。即便出血，也可明确出血点，有效止血。

关键点

- 操作器械不同，胃 ESD 的基本操作也不同。需要掌握每种操作器械的特点，熟悉符合其特性的操作技法。
- 使用 IT 刀进行 ESD 时，基本操作是适当接近病灶、确保胃壁与切线方向的视野。将 IT 刀按长轴方向自远而近切开、剥离。
- 尖端型手术刀移动的基本顺序与 IT 刀相反，由近至远，从胃壁的肌层向腔内移动。

第3章 ESD 的具体步骤与基本操作——技巧与隐患

7. IT 刀 ESD 的基本操作技巧

参考：使用 IT 刀 nano 进行结肠 ESD

今井健一郎，山口裕一郎

> 2012 年，IT 刀 nano 上市，用于结肠 ESD 中。我们医院从刀的原型开始重复在结肠 ESD 中使用，效果良好。结肠 ESD 中 IT 刀的使用与胃 ESD 中的 IT 刀 2 不同。本章着重介绍使用 IT 刀 nano 的结肠 ESD。

✳ 引 言

治疗结肠肿瘤的 ESD 手术，已于 2012 年 4 月纳入保险，今后将更加普及。因结肠管腔狭窄、黏膜层薄弱、多褶皱，与食管和胃 ESD 相比，由于解剖上的特点，大肠 ESD 手术难度高，而且存在因穿孔并发症导致病危的情况，手术时需要考虑此类风险。

1 IT 刀 1 代的研发

IT 刀 1 代是一款由细川、小野等医生研发的、在针状手术刀前端装有绝缘小球的 ESD 手术器械，之后成为 ESD 手术普遍运用的关键手术器械。

2 IT 刀 2 代的研发

2004 年 3 月，我院研发出在原有的 IT 刀 1 代的前端绝缘小球的内侧面安装 3 枚短刀片的 IT 刀 2 代。短刀片使 IT 刀横向切开能力明显提高，在狭窄管腔内也能够进行直视下的操作，2006 年被应用于结肠 ESD 中。但是，通电后内侧面刀片对黏膜层的损伤也明显增加，需要进一步改良。

3 IT 刀 nano 的研发

为提高 IT 刀在结肠 ESD 手术中的运用、降低对黏膜层的损伤、提高在狭窄手术视野下的操作，改良 IT 刀 2 代，研发出 IT 刀 nano。使顶端绝缘小球与背面刀片变小，并改为圆盘状，2012 年 5 月上市。我院多次使用研发的 IT 刀 nano 雏形，掌握了充分发挥手术刀特性的操作技巧，效果良好。下面对使用 IT 刀 nano 的结肠 ESD 操作技巧进行解说。

✳ 术前检查

在本院，即使是其他医院或医生介绍来就诊的患者，也要再次接受结肠内镜检查，基于肉眼型及浸润深度的诊断，判断是否适合 ESD 手术[1]。确定适合 ESD 手术时，需要评估病变部位、大小范围是否合适、褶皱是否集中、是否跨越褶皱、内镜操作性（有无操作方向与内镜移动不一致、是否能有效利用重力），以上均为判断病变 ESD 治疗难易度的重要指标。

❋ 手术医生的资质条件

我院能进行结肠 ESD 手术的医生资质条件如下。

①能操作结肠内镜、观察诊断病变、具备内镜治疗的相关知识、技术

②熟悉 ESD 设备、高频电流设备

③独立完成 ESD 手术 30 例以上（熟悉设备操作、止血技术、能应对穿孔）

在此之前不可独立手术，需要高水平医生的指导。

❋ 使用器械

1 使用的内镜

需使用配备附送水功能的内镜。奥林巴斯公司生产具有附送水功能结肠 ESD 用的内镜 PCF-Q260J 为本院的标配，对于位于 S 状结肠处的病变，选择上消化道内镜 GIF-Q260J，对于结肠深部的病变，当内镜发生弯曲的时候，选择有硬度可变功能和附送水功能兼具的内镜 PCF-Q260AZI 内镜。

直径细的内镜容易钻入黏膜下层，而且内镜硬度可变功能在结肠深部病变的操作中能够发挥巨大作用。但是，上消化道内镜与结肠内镜相比，需要注意前端弯曲部的弯曲角较小。

2 内镜前端附件

该设备用于黏膜下层剥离时撑开剥离的黏膜。我院用的是 TOP 公司生产的一次性前端附件（elastictouch®F-030）。

ST hood short type®（富士胶片公司 DH－28GR）容易潜入黏膜下层，十分有用。但是，使用 IT 刀 nano 切割时，在修剪时突出的附件前端会勾住黏膜下层。剥离黏膜下层速度过快时，由于视野狭窄，会产生难于确认剥离方向，剥离层次等问题。鉴于以上情况，笔者仅在残留复发病变、高度纤维化病变时使用此附件。

3 联合使用的设备

环周切开，以及后续剥离切开部位时使用 Dual 刀®（奥林巴斯公司 KD-650）。止血钳用 Coagrasper®（FD-411QR）。

4 高频电源装置

使用 ERBE 公司的 VIO300D。电流设定为：环周性切开：Endo Cut Q. Effect 3 Duration 3 Interval 2；黏膜下层剥离：SWIFT coagulation Effect 3, 40W, 止血：SOFT coagulation 80W。

5 局部注射液

将 0.4% 的玻璃酸（MucoUp®）和甘油溶液等量稀释后使用。病变无法充分隆起时也有使用原液的。

6 注　气

注气使用 CO_2 气体。结肠 ESD 手术时间大多较长，注气用 CO_2 气体很有必要。术前需要检查呼吸功能，使用 $EtCO_2$ 模式（TG-920P，TG-122T：日本光电公司）监测呼吸状态。结肠 ESD 中老龄患者居多，手术要不断确认是否存在阻塞性呼吸困难的问题。在镇静状态下，有高 CO_2 血症的可能，但以我们的经验可以安全手术[2]。

✿ 手术技巧（图 1）

1 标　记

边界清晰的结肠肿瘤病变手术中不需要标记，但在结肠 ESD 中，近端操作很多，有时会不知不觉地将切开线靠近病变。特别如 LST-NG 等病变，肿瘤边界不明显，像这样的病变，提前标记有助于一气呵成。

2 局部注射（图 1- ②）

为了避免注入肌层，先用甘油溶液进行局部小范围注射，形成黏膜隆起后再注射玻璃酸。为确保在黏膜下层局部注射，要在之前局部注射形成的隆起处注射。根据隆起程度的不同，一次局部注射量 0.5~1.0mL 足够。

3 周边切开（图 1- ③）

在形成充分的黏膜下隆起后，使用 IT 刀 nano 或 Dual 刀进行周边切开。

利用局部注射针形成的黏膜面针眼，或使用 Dual 刀进行预切，也可插入 IT 刀 nano 的绝缘小球，进行切开。与胃 ESD 不同，使用 IT 刀 nano 进行结肠 ESD 时，内镜的扭转操作受限，周边切开较困难。

一旦环周切开，为防止黏膜下层剥离时局部注射液流出，要保持连续剥离。切开深处的黏膜肌层，不断进行黏膜下层剥离。

4 病变部位局部注射（图 1- ④）

环周切开后，对病变侧黏膜或黏膜下层直接进行局部注射。

5 黏膜下层剥离（图 1- ⑤ ~ ⑨）

面对肌层时，需要在充分局部注射后，使用前端透明帽等附件顶起黏膜层，如果可以直视到黏膜下层，就将陶瓷小球插入与黏膜层的间隙进行切开，IT 刀稍微轻压黏膜下层，在 SWIFT 模式下通电数次进行切开。这样一来，顶端绝缘小球会被埋住看不见，需要扭转内镜调整角度，将绝缘小球内侧面的刀面置于黏膜下层纤维处进行切开剥离。为防止手术刀过于平卧，要在肌层上滑动绝缘小球进行剥离（图 1- ⑤）。根据情况，反复进行以下操作，剥离黏膜下层。

①传统的 IT 切开

胃 ESD 中，大范围移动内镜，在肌层上滑动 IT 刀的长刀片进行剥离。但在结肠 ESD 中，切线要在黏膜下层中层，远离肌层。按切线方向确认黏膜下层，将长刀片放在黏膜下层边缘，调整角度，扭转内镜一气呵成（图 1- ⑥）。为使一次切开距离更长，①使切开刀前端朝向 6 点钟方向，从而向 12 点钟方向剥离的视野开阔。②在 3 点钟或 9 点钟方向用透明帽顶开黏膜下层，保持适当张力（图 1- ⑦）。

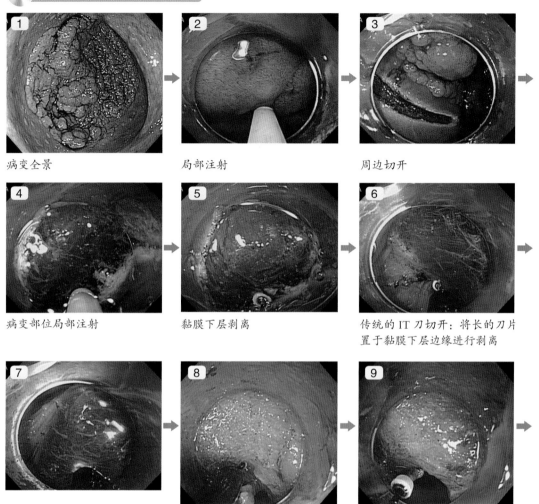

①	②	③
病变全景	局部注射	周边切开
④	⑤	⑥
病变部位局部注射	黏膜下层剥离	传统的 IT 刀切开：将长的刀片置于黏膜下层边缘进行剥离
⑦	⑧	⑨
传统的 IT 刀切开：将长的刀片置于黏膜下层边缘进行剥离	挂切：在可以确认陶瓷小球位置的前提下，将手术刀放在黏膜下层，由远向近切开	

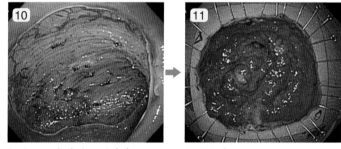

切除后形成溃疡面的底部　　　切除标本

图1　使用 IT 刀 nano 进行结肠 ESD 的具体操作技巧

①发现直肠 Ri 部，60mm 的扁平隆起性病变，中心处伴有直径 2cm 大的结节。早期大肠癌 0~Ⅰst Ⅱa（LSI-G. 混合结节型），cTis-M，60mm

⑪病理诊断：高分化管状腺癌（tub1）。pT1a-M，Ⅰst Ⅱa，pHM0，pVM0，72mm×71mm

②压着前端绝缘小球切开

此方法在无法分辨黏膜下层边缘导致无法切开以及病变较大时使用。由于 IT 刀 nano 前端的绝缘小球变小，用其压着组织时保持绝缘，刀面可以在绝缘小球压着的方向切开组织（参考视频）。

③挂切

当手术刀难以移动、需在黏膜下层边缘追加剥离、难以确认切开方向时，将手术刀放到黏膜下层，确保能看到顶端绝缘小球，然后将手术刀向近端拉动（图1-⑧，⑨）。只能将与绝缘小球内侧面圆盘顶端以及长刀片相接触范围内的组织切开。

注意点

需要特别注意的是，当视野不佳时，如果继续像胃 ESD 那样，在肌层上滑动长刀片剥离的话，将造成肌层牵拉，菲薄的大肠肌层会瞬间损伤，引发穿孔。

---

6 **收集切除标本**

送检样本使用回收网回收，结肠 ESD 的切除样本一般尺寸较大，此外，柔软的大肠黏膜在回收时容易粘到结肠袋上被扯碎，因此要谨慎操作。病变尺寸较大时，样本可能无法从肛门处取出，需要用肛管镜、移动软管来回收。

参考文献

[1] Imai K, et al. Should laterally spreading tumors granular type be resected en bloc in endoscopic resections? Surg Endosc, 2014, 28: 2167-2173

[2] Yoshida M, et al. Carbon dioxide insufflation during colorectal endoscopic submucosal dissection for patients with obstructive ventilatory disturbance. Int J Colorectal Dis, 2014, 29: 365-371

第 3 章　ESD 的具体步骤与基本操作——技巧与隐患

8. 护师、内镜医生的职责

二ノ宮　歩，須原真弓

与外科手术相比，ESD 对患者身体的创伤较小，具有术后恢复快，并发症少等优点。但是，由于有出血、穿孔以及穿孔导致的纵隔气肿、气胸、腹膜炎等并发症的风险，护师、内镜医生等需要充分掌握相关知识和技术[1, 2]。

✿ 治疗前

1 收集患者信息、术前沟通

为使 ESD 患者能得到安全的一对一的护理，在术前需要收集患者信息（图 1）。而且，主治医师要进行术前沟通，核查已收集到的相关信息、治疗当日必须服用的口服药、能否停止抗凝与抗血栓口服药、心脏起搏器的设定是否需要改变以及治疗有关的补充说明等事项[3]。

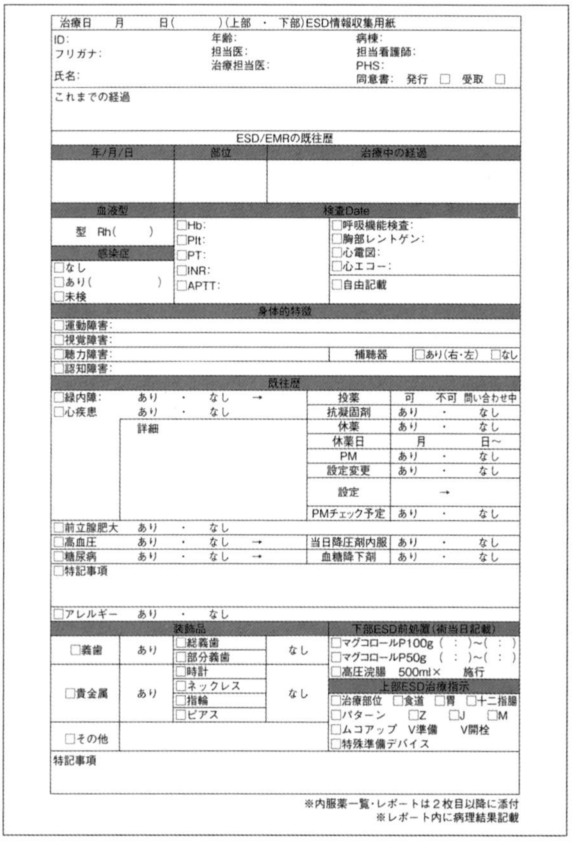
治療日　月　日（　）（上部・下部）ESD情報収集用紙
ID：　年齢：　病棟：
フリガナ：　担当医：　担当看護師：
治療担当医：　PHS：
氏名：　同意書：発行 □　受取 □
これまでの経過
ESD/EMRの既往歴
年/月/日　部位　治療中の経過
血液型：型　Rh（　）
感染症：□なし　□あり（　）　□未検
検査Date：□Hb：　□Plt：　□PT：　□INR：　□APTT：　□呼吸機能検査：　□胸部レントゲン：　□心電図：　□心エコー：　□自由記載
身体的特徴
□運動障害：
□視覚障害：
□聴力障害：　補聴器　□あり（右・左）　□なし
□認知障害：
既往歴
□緑内障：あり・なし →
□心疾患　あり・なし
詳細
投薬　可　不可　問い合わせ中
抗凝固剤　あり・なし
休薬　あり・なし
休薬日　月　日～
PM　あり・なし
設定変更　あり・なし
設定　→
PMチェック予定　あり・なし
□前立腺肥大　あり・なし
□高血圧　あり・なし →　当日降圧剤内服　あり・なし
□糖尿病　あり・なし →　血糖降下剤　あり・なし
□特記事項
□アレルギー　あり・なし
装飾品
□義歯　あり（□総義歯　□部分義歯）　なし
□貴金属　あり（□時計　□ネックレス　□指輪　□ピアス）　なし
□その他
下部ESD前処置（術当日記載）
□マグコロールP100g（　：　）～（　：　）
□マグコロールP50g（　：　）～（　：　）
□高圧浣腸　500ml×　施行
上部ESD治療指示
□治療部位　□食道　□胃　□十二指腸
□パターン　□Z　□J　□M
□ムコアップ　V準備　V開栓
□特殊準備デバイス
特記事項
※内服薬一覧・レポートは２枚目以降に添付
※レポート内に病理結果記載

图 1　收集信息

主要收集信息
①治疗前的就诊经过
②有无内镜治疗史
③术前检查结果
④全身状况
⑤既往史
⑥过敏史
⑦下消化道内镜治疗前的患者准备
⑧上消化道内镜治疗前的病灶的详细信息

我院上消化道、下消化道内镜治疗使用共同的信息表。手术前确认患者全身状况与抗凝药、抗血栓药的停药时间以及有无安装心脏起搏器等情况，掌握患者的全身状态，以便用于内镜治疗护理中

2 准　备

① 内镜治疗专用手推车

为使治疗护理顺利进行，准备一台内镜治疗专用手推车，车上备有治疗所需的物品，十分便利（图 2A）。除治疗专用手推车外，还需在装有紧急用品的手推车（图 2D）里备有各种钛夹（图 2B）、腹腔穿刺器械（图 2C），放在治疗房间内，应对突发情况，防止并发症状恶化（图 2E）。

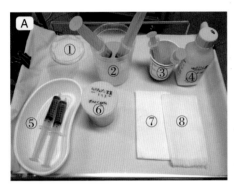
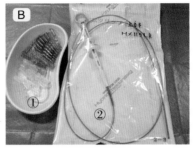

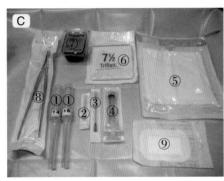
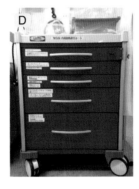

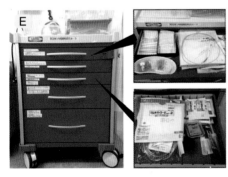

图 2　内镜专用手推车

A. 准备治疗需要的物品

①放置样本用的培养皿，②二甲硅油加水溶液，③ 氢氧化铝凝胶＋镁乳液用杯，④ 氢氧化铝凝胶＋氢氧化镁溶液，⑤抽有局部注射液的注射器，⑥局部注射液，⑦护师用的纸纱布，⑧擦拭器械用的纱布

胃治疗时：喷洒用的靛胭脂溶液，食管治疗时：复方碘溶液，硫代硫酸钠

B. 各种型号钛夹

①各种型号钛夹，②旋转释放钛夹装置

C. 腹腔穿刺器械

①穿刺针（套管针），②~④局部麻醉（②23G 注射针，③ 穿刺针，④ 10cc 注射器），⑤灭菌纱布，⑥灭菌手套，⑦⑧消毒组合（⑦碘伏棉球，⑧镊子），⑨灭菌型纱布

D. 装有紧急物品的手推车

E. 图 B、C 中物品收纳在装有紧急物品的手推车（D）中，收纳妥当，以防万一

② 手术器械挂架

治疗时所使用的手术器械挂架（图3），这样容易选择和方便取用手术器械。按照使用顺序放置手术器械，高效便利。

③ 高频电源装置（ERBE 公司 system®：VIO-300D）

内镜治疗时，根据所治疗的器官、操作方法（标记、切开、剥离、止血等操作）的不同，需要更改高频电流装置的设置，因此需要提前掌握各类输出值。治疗部位不同，设定值不同，需要提前制作记录设定值的纸板（图4），有助于医生护士等随时查阅。

❀ 术 前

根据术前询问到的患者信息与问诊情况，手术医生确认术前医嘱并进行术前准备。本院在患者入住后、用药前，采用团队管理机制，在内镜系统中通过 ID 认证，确认医嘱与内镜显示器显示的 ID、姓名是否一致、药物剂量是否与医嘱一致，这一切都需要团队确认（图5）。这样做是为了防止误认患者、误用药物事故的发生，通过确认有无抗凝药、抗血栓药服用史以及是否有过敏史，可以以团队的方式进行治疗中的风险管理。

❀ 术 中

1 患者长时间保持同一体位的预防措施

治疗时需要长时间保持同一体位，有必要防止局部循环障碍。本院在检查台上放有身体压力分散垫，在患者的背部、腰部以及两腿间使用体位变换枕，从而保证患者体位舒适（图6）。

此外，治疗时间如果超过 2h，将中途变换体位，以预防局部循环障碍，观察压迫部位的发红状态很有必要。

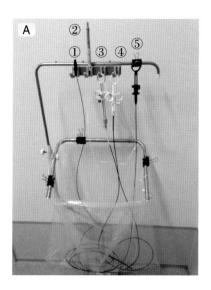
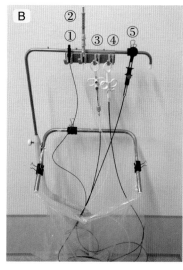

图3 手术器械挂架
从左开始依次为
A. 胃 ESD
①APC 电极
②局部注射针
③针状手术刀（预切）
④IT 刀 2 代（切开、剥离）
⑤热活检钳
B. 食管 ESD
①APC 电极
②局部注射针
③针状手术刀（预切）
④IT 刀 nano（切开、剥离）
⑤一次性热活检钳

	使用手术器械等	胃 ESD：Forced APC	食管 ESD：Precice APC
标记	APC 探针	① Flow 1.8L/min 40W ② Flow 1.5L/min 20W	① Flow 1.8L/min E3：3 ② Flow 1.8L/min E3：5
预切	针状手术刀	Dry Cut：Effect：4/50W	Dry Cut：effect：3/30W
环周性切开、 剥离	IT 刀 2 代（胃）/IT 刀 nano（食管）	Endo Cut Q：Swift Coag： Effect：2　　Effect：5 /100W Cut Duration：3 Cut interval：2	Endo Cut Q：Swift Coag： Effect：3　　Effect：5/45W Cut Duration：2 Cut interval：1
止血	IT 刀 2 代（胃）/IT 刀 nano（食管） 热活检钳（胃） 高频钳（食管）	与切开、剥离设定相同 Soft Coag：Effect：6/100W	Soft Coag ① Effect：6/80W ② Effect：4/80W

检查室① / 检查室② VIO 300 D

〈上部 ESD：准备表〉　　　　　　　　　　　　　　　　　　　　H26. × × . × ×

	型号 Z	型号 J	型号食管 N	型号食管 J
内镜	先用 H260Z Q260 J 准备	Q260J	先用 H260Z Q260J 准备	Q260J
高频手术刀	IT 刀 2 代		IT 刀 nano	
MucoUp 稀释度	每支 MucoUp 加 20mL 生理盐水（2 倍 稀释）		原液	
局部注射液肾上 腺素量	每 40mL（玻璃酸钠 1 支 + 生理盐水 稀释液 20mL）加 0.05mL		20mL（MucoUp 1 支）加 0.025mL	
术前用药	阿片类制剂 1 支 + 安定 1 支			

图 4　高频电装置设定值的卡片与上部 ESD 准备表

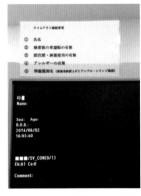

图 5　治疗前确认事项；患者信息与内镜显示器显示信息核查是否一致

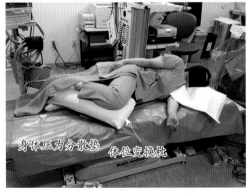

图 6　治疗中的患者体位（用身体压力分散垫和体位变换枕）

2 助　手

手术最好由直接助手与间接助手两人辅助完成（图 7）。

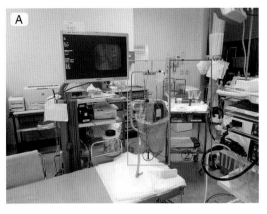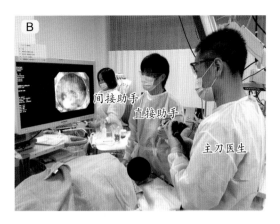

图7 治疗室（A），治疗场景（B）

A. ①手术器械挂架，②内镜治疗专用手推车

B. 治疗助手由直接助手与间接助手两人组成，直接助手站在靠近患者头部位置，辅助主刀医生

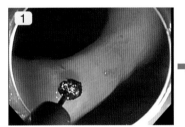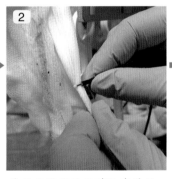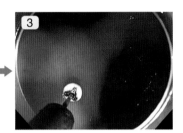

手术刀的电极部分，陶瓷顶端小球沾有焦痂附着物，特别出血较多时更严重

将用水浸湿的无菌纱布展平，用纱布边去除小球内侧电极部分的焦痂。陶瓷小球的焦痂用纱布擦去。针状刀部分过分用力会有折断的风险，轻拭即可

除焦痂后的状态。IT 刀 2 代的特点。能清除地看到电极向 3 个方向扩展

图8 手术刀的清理

直接助手的职责是协助手术医生、观察患者。间接助手根据治疗的情况辅助直接助手、观察患者、准备药物并记录手术。

如今，ESD 中有很多手术器械，需要根据病变与切除器官的不同而选择使用。助手需提前掌握各种手术器械的操作方法和特点，特别是止血与穿孔时需要迅速应对，要能够辅助完成内镜止血，钛夹操作等工作[4]。

3 手术刀的清理方法

本院在食管 ESD 中使用 IT 刀 nano，胃 ESD 中使用 IT 刀 2 代。

IT 刀的前端连接电极，电极部分通电后可切开、剥离黏膜。此电极部分容易粘有"焦痂"，造成切开、剥离能力下降，因此需要适当清除焦痂。本院使用湿纱布处理（图8）。

✿ 发生并发症时

出血与穿孔是内镜治疗中最易发生的并发症。

1 出 血

出血时使用APC、热活检钳止血或者用钛夹止血。助手需要准备器械、协助操作、注意生命体征变化。特别是有高血压、糖尿病病史的患者，术中、术后出血可能性大。需要通过收集患者信息与术前询问，掌握患者平时的血压值与血糖控制的程度。对于服用降压药的患者，要确认治疗当日是否服过降压药。此外需要询问主刀医生局部注射液中添加肾上腺素的剂量，手术中按需使用降压药控制血压[5,6]。

2 穿 孔

ESD时发现皮下气肿与气腹、氧饱和度低下、脉搏与血压变动、剧烈的机体反应、表情痛苦等现象时，需要注意穿孔的风险。穿孔时，用钛夹夹闭穿孔部位，同时拍摄胸腹部X线、使用抗生素药物（参照实践篇-第6章）。医生与助手的良好配合会防止病情恶化，所以需要平时熟练掌握各种处理方法[7]。

关键点

- 术前收集患者信息，在内镜手术开始前熟悉患者信息，做到心中有数
- 术前准备好器械挂架与内镜治疗专用手推车，将有助于治疗，也能够在并发症发生时立即进行处理
- 手术器械前端"焦痂"会造成切开、剥离能力降低，需要适当清理
- 辅助ESD治疗时，要辅助内镜止血、操作钛夹开合、旋转和释放

参考文献

[1] 横沢秀一：内視鏡的粘膜下層剥離術（ESD）のトレーニングとリスクマネージメント「1. ESDに必要な内視鏡の基本操作」，臨床消化器内科，21：1235-1240，2006

[2] 乾 哲也，他：内視鏡的粘膜下層剥離術（ESD）のトレーニングとリスクマネージメント「4. 偶発症の対処法とその防止策」，臨床消化器内科，21：1303-1309，2006

[3] 須原真弓，岸川真由美：食道がん．最新の治療と看護（1）．食道がんの内視鏡治療時の看護，がん看護，11：477-480，2006

[4] 橋本雄一：当院における内視鏡的粘膜下層剥離術の後出血の検討．第59回日本消化器内視鏡技師学会，2007

[5] 田村君英：内視鏡治療と介助のポイント．「内視鏡技師・看護師ポケットナビ」，pp168-173，中山書店，2012

[6] 瀬戸泰之：消化管の腫瘍，閉塞・狭窄に対する治療．「保存版 消化器の手術以外の治療と検査」，pp6-13，メディカ出版，2012

[7] 「やさしくわかる内視鏡検査・治療・ケア」（田中雅夫 監修），照林社，2011

第3章　ESD 的具体步骤与基本操作——技巧与隐患

9. 术中、术后管理

西元史哉

> 随着 ESD 的开发与普及，早期胃癌选择局部治疗的病例大幅增加，给患者带来了福音。但是，与其他内镜治疗相比，手术时间长，手术期间呼吸、循环与麻醉管理愈发重要。本章以麻醉为中心，讲述术中、术后的管理要点。

✿ ESD 手术前

掌握患者的既往史、用药史是所有内镜治疗的共同点。特别是有关抗血栓药物，可以参考 2012 年出版的"服用抗血栓药患者的消化器内镜治疗指南"[1]。

备忘录

ESD 属于高出血率的高风险内镜手术，特别需要注意停止服用抗血栓药物[1]（参照基础篇第 4 章 -1）。

✿ 术中管理

1 监　护

在长时间的 ESD 手术中，如"内镜诊疗中的镇静指南"[2]（以下称为镇静指南）所述，监护意识、呼吸和循环状况非常重要。作为呼吸系统的监护设备，指脉氧的定量检测十分重要而且必须检测，但无法发现高碳酸血症。特别是患有慢性阻塞性肺疾病（COPD）的患者，需考虑同时使用可以监测 CO_2 浓度检测仪。

对呼吸次数进行听诊等物理观察当然重要，另外，监测心电图，及时发现心律不齐、心脏缺血等症状也很重要。

2 肺部并发症的对策

长时间左侧卧位，可能造成肺栓塞并发症。与全身麻醉手术一样，为预防这一点，患者双下肢需穿着弹性长筒袜、装备间歇压迫装置。另外，适时更换成仰卧位等体位也是一种有效的办法。

而且，为预防肺不张与吸入性肺炎，需要在手术时多次吸引口腔内唾液、痰液、胃食管里的内容物。

3 术中使用的药物

安全的术中管理、呼吸循环管理，需要充分的镇痛、镇静。镇静指南中写道，长时间的内镜治疗，可选择苯二氮䓬类药物＋镇痛药[2]。长时间 ESD 手术中、注气、内镜操作会造成胃部过度扩张引起患者不适，

表 1　ESD 手术中使用的主要镇痛药

	盐酸哌替啶（Opystan®）	镇痛新（速赐康®，Pentadin®）
镇痛作用、依赖性等	合成麻醉药的一种，与吗啡相比，药物依赖性、抑制呼吸效果较弱，作为检查时的常用药物	·有镇痛作用，作为术后镇痛药广泛使用 ·镇痛作用是吗啡的 1/6 ·没有成瘾性，但是大量连续使用会产生依赖性
用药方法	手术开始时静脉缓慢注射 17.5~50mg	一般静脉注射 15~30mg（0.6mg/kg）
半衰期	约 4h	约 2h

表 2　ESD 术中使用的主要镇静药

	安定（cercine®、Horizon®）	咪达唑仑（咪唑安定®）
镇静作用与其他特点	·一款最老的苯二氮䓬类药物，有很强的镇静作用 ·缺点是半衰期长，注射时可能会引发血管痉挛性疼痛、静脉炎	·导入时间快，静脉注射 30 秒后即发生作用 ·作用时间 10~20min，方便调节
用药方法	单次 5~10mg	一般静脉注射 0.05~0.1mg/kg 如发现肢体活动、苏醒时适当追加 2~3mg
半衰期	约 27h	约 3h

因此除镇静药外，也应该考虑合并用镇痛药（表 1，表 2）[2]。而且有报告称，当对苯二氮䓬类药剂产生耐药性、抵抗性和脱抑制作用时，可使用静脉麻醉药——二氮䓬类药剂，安全性相同，但恢复时间明显缩短。

备忘录

● 镇痛药
由于静脉注射用药与半衰期等原因，阿片类药物十分有效。主要使用盐酸哌替啶与戊唑辛（表 1）。
● 镇静药
镇静药种类有很多，戊唑辛类药剂是主流，两种代表性的新药记录在表 2 中。
● 苯二氮䓬类
苯二氮䓬类药物主要在体内广泛分布，代谢快，残留少，易于调节，能够快速导入、易苏醒。通常缓慢静脉注射 0.5~2.0mg/kg，维持 3~5mg/（kg·h）。

4 全身麻醉下的 ESD

手术时间长的话，在麻醉医生的管理下可选择全身麻醉，优点有很多：麻醉科医生是专业麻醉、患者无反射与肢体抽动、抑制呼吸运动可获得良好的手术视野、医生与助手能够集中精力于操作。缺点是需要依赖麻醉科、并长时间占用手术室。

✿ 术后管理

1 拮抗药

手术结束后，当需要唤醒患者或呼吸循环系统被过度抑制时，需要使用拮抗药物，针对苯二氮䓬类镇静药用氟马西尼（氟马西尼注射液®），针对麻醉类镇痛药用盐酸纳洛酮。需要注意的是，这些拮抗药物的半衰期很短，患者可能再次陷入镇静状态，因此需要严密观察[3]。另外，盐酸纳洛酮自身偶尔也会对患者产生呼吸抑制作用，这一点也要注意。而且，对阿片类药物有依赖性的患者，可能产生重度急性戒断综合征，按照镇静指南所说，不能轻易使用危害生命的药物。

2 术后观察要点

术后残存镇静药物的影响，手术当天患者自己行走时需注意防止跌倒。而且在注射拮抗药物后患者看起来谈话正常，但有时会因药物健忘作用而失忆，需要注意日后对该病状进行说明。

✿ 结　语

维持长时间镇静状态的 ESD，需要足够的镇静药物和镇痛药物。该类药物对呼吸、循环系统的影响显著，对高龄患者使用时尤其需要慎重，要在术中、术后严密观察患者状态。

> **关键点**
> - 术中使用监护仪
> - 注意患者的呼吸、循环状态
> - 熟悉患者所使用的镇静药物的作用

参考文献

[1] 抗血栓薬服用者に対する消化器内視鏡診療ガイドライン. Gastroentelogical Endoscopy, 54：2073-2102, 2012

[2] 内視鏡診療における鎮静に関するガイドライン. Gastroentelogical Endoscopy, 55：3822-3847, 2013

[3] 加藤正之, 他：患者と術者にやさしいセデーション. 消化器内視鏡, 19：753-759, 2007

10. 临床路径

中島孝治，小野裕之

> 本篇将介绍在静冈县立静冈癌症中心使用的胃 ESD 临床路径。此路径并非针对患者，而是针对医务人员，尽可能指导医务人员患者住院时的事项。各位读者所在医院可能也有自己的路径，希望各位比较和讨论，将此路径应用到日常临床医疗上。

❈ ESD 与临床路径

ESD 难度很高，属于内镜治疗的范畴。如果没有并发症的话，对身体损伤很小，可以很好地遵循一定的过程来进行，属于适合使用临床路径的治疗方法。

据报导，出血、穿孔是 ESD 中高发的并发症。ESD 的临床路径中，除了术中并发症，还需敏锐地发现迟发性出血、迟发性穿孔等术后并发症。据报道，血红蛋白值下降超过在 2.0g/dL 的出血发生率在 2%~7%[1, 2]，迟发性出血为 1.2%~6%[3, 4]，穿孔为 1.2%~4%[1, 3, 4]，而且为使 ESD 术中患者保持足够镇静，肺炎、肺不张发生率为 0.2%[1]，呼吸器官并发症的发生也需要留意。

❈ 胃 ESD 的临床路径

表 1 为静冈县立静冈癌症中心使用的胃 ESD 临床路径。此中心要求，患者在进行 ESD 术当天中午住院，下午进行 ESD 手术。入院后按表 1 所示，开始观察、补液。该中心在 ESD 结束时，插入经鼻胃管，患者离开内镜室。经鼻胃管可以起到降低胃内压、排出胃液的作用，还可以敏锐地发现出血。当发现经鼻胃管内流出哪怕只有一点新鲜血液时，都可确认为迟发性出血，需进行紧急内镜治疗。

ESD 后会有发热症状，若未伴随剧烈的腹痛、腹膜刺激症状，可判断为未穿孔。一般为一过性发热，无需服用抗生素类药物，术后次日或第 3 天即可退热。

ESD 术后到次日清晨，有时患者持续处于镇静状态，很有可能发生误咽、跌倒，需要每 2h 测定患者 SpO_2，若患者需上厕所时要在护理人员的陪同下前往。

第 2 天清晨内镜再次观察确认手术创面时，需要充分冲洗刺激溃疡底部，故意诱发出血，确认出血时追加止血，充分止血后按路径指示开始饮水，继续观察恢复情况。

入院第 3 天开始，PPI、黏膜保护剂全部改为口服，并开始添加半流饮食，其后继续观察恢复情况，隔天转为完全半流饮食、易消化食物，未发生其他情况患者可在第 5 天出院。

表 1 胃 ESD 的临床路径（药品名®省略）

	入院第 1 天 治疗前	入院第 1 天 治疗后	入院第 2 天	入院第 3 天	入院第 4 天	入院第 5 天
注射 主要	输液用电解质溶液（索利塔—T3号输液）(500) 2 瓶 醋酸钠注射液 (500) 2 瓶 卡络磺钠注射液 (100) 2 瓶/持续 24h 静脉滴注	输液用电解质溶液（索利塔—T3号输液）(500) 2 瓶 醋酸钠注射液 (500) 2 瓶 卡络磺钠注射液 (100) 2 瓶/持续 24h 静脉滴注				
注射 侧管	奥美拉唑 (20) 1 瓶 加生理盐水 (100) 1 瓶/治疗前 1 次	奥美拉唑 (20) 1 瓶 加生理盐水 (100) 1 瓶/治疗后 1 次	奥美拉唑 (20) 1 瓶 加生理盐水 (100) 1 瓶，每天 2 次			
注射 指示	保留左手腕末梢静脉通道	回病房后，调整补液滴速，次日 10 时拔除液体结束。70 岁以上患者、心脏疾病患者用药 60mL/h，剩余则废弃	拔去留置针			
口服	氢氧化铝凝胶＋镁乳 80mL；硫糖铝口服液 40mL/回病房 2h 后糖隔 3h 注入 4 次 每隔 3h 注入 4 次	氢氧化铝凝胶＋镁乳 80mL；硫糖铝口服液 40mL/每天 4 次，分早中晚三餐前、睡觉前服用一次	氢氧化铝凝胶＋镁乳 80mL；硫糖铝口服液 40mL/每天 4 次，分早中晚三餐前、睡觉前连续 7 天	氢氧化铝凝胶＋镁乳 80mL；硫糖铝口服液 40mL/每天 4 次，分早中晚三餐前、睡觉前连续 7 天 （→继续）	（出院后继续，服完为止）
			波利特 (10) 2 片，应用 3d 早餐后	（→继续）	（→继续）
			瑞巴派特 (100) 3 片，每天 3 次，应用 3d 餐后	（→继续）	（→继续）
					出院时处方 ①波利特 (10) 1 片，每日 1 次，早餐后，28d 量 ②瑞巴派特 (100) 3 片，每日 3 次，餐后，28d 量
血压	入院时测定 收缩期血压 >190mmHg 收缩期血压 >220mmHg（持续）呼叫医生处理 收缩期血压 <70mmHg，呼叫医生处理	测定 3 次 （回病房时，2h 后，3h 后）·收缩期血压 >190mmHg 地平 (5) 1 片口服·收缩期血压 >220mmHg 硝苯地平以上时，呼叫医生·200mmHg 以上时，根据处理使用盐酸尼卡地平＋生理盐水 100mL；15mL/h 开始，盐酸尼卡地平根据情况每小时增减 5mL，血压稳定前每隔 30min 检测 1 次	测定 2 次 (10 时，19 时) （→继续监护指示）	测定 2 次 (10 时，19 时) （→继续监护指示）	测定 1 次 (10 时) （→继续监护指示）	测定 1 次 (10 时)
脉搏 SpO₂	入院时测定	回病房时测定 吸氧时测定每 2h 测定 1 次·SpO₂ <93% 则以氧流量 2L/min 开氧，吸氧后 SpO₂ 仍低于 93% 时调至 4L/min·SpO₂ >96%，开始减少至零氧流量 2L/min。吸氧停止 30min 后再次开始测定 SpO₂，如果 93% 以下则吸氧，氧流量 5L/min 以上仍需要时则叫医生	测定 2 次 (10 时，19 时)	测定 2 次 (10 时，19 时)	测定 1 次 (10 时)	测定 1 次 (10 时)

1mmHg ≈ 0.133kPa

	入院第 1 天 治疗前	入院第 1 天 治疗后	入院第 2 天	入院第 3 天	入院第 4 天	入院第 5 天
体重	入院时测量					
体温	38.0℃以上需降温处理，呼叫医生后，请抽血液培养，他林栓剂(25)塞入肛门或比洛芬栓剂1支+生理盐水100mL 体温持续>38.0℃时呼叫医生	治疗后测量 3 次（回病房时、2h 后、3h 后）·38.0℃以上需降温处理·再次 38.0℃以上需呼叫医生，请血培养，将他林栓剂(25)塞入肛门]或氟比洛芬酯1支+生理盐水100mL 体温持续>38.0℃时呼叫医生	测定 2 次（10 点、19 点）（→继续蓝字的指示）	测定 2 次（10 点、19 点）（→继续蓝字的指示）	测定 1 次（10 点）（→继续蓝字指示）	测定 1 次（10 点）（→继续蓝色的指示）
排便		观察排便 观察到粘油样便与血便时呼叫医生 便秘时：①将 lecicarbon 栓剂塞入肛门或者 ②番泻苷1片 腹泻时：①洛哌丁胺1片	（→继续）	（→继续）	（→继续）	（→继续）
嗳气呕吐		呕血与呕吐物中有血时呼叫医生 ①马来酸丙氯拉嗪1支+生理盐水100mL ②吗丁啉栓剂(60)塞入肛门	（→继续）	（→继续）	（→继续）	（→继续）
腹痛		检查腹痛 ①丁溴东莨菪碱+生理盐水50mL ②异丙嗪(15)加生理盐水100mL 上述方法无效时呼叫医生	（→继续）	（→继续）	（→继续）	（→继续）
失眠			①唑吡坦片(5)1片口服 ②再服用唑吡坦片(5)1片 ③氟硝西泮1支+生理盐水100mL，1次50mL/30min，共2次	（→继续）	（→继续）	（→继续）
清洁			清洗全身			
活动	治疗前可在楼内自由走动	治疗后需卧床休息，除了厕所	再次内镜检查前使用轮椅，之后可以在楼内自由走动			
饮食	禁食，手术前不限制饮水	再次内镜检查后，仅可饮水	再次内镜检查后，仅可饮水	清晨开始可进食半流质，不限制饮水	清晨开始可进食半流质，不限制饮水	清晨开始可进食易消化食物，不限制饮水
采血			有采血			
内镜	ESD		再次内镜检查			

关键点

- 胃 ESD 的临床路径中，需要注意出血、穿孔等并发症
- 进入临床路径，能够进行有效的治疗

参考文献

[1] 永原章仁 他：費用対効果比からみた ESD の存在意義—第 15 回 EGMR 研究会：ESD の処置具，薬剤の使用実態アンケート結果より—. 消化器内視鏡，20：275-281，2008

[2] Gotoda, T.：Endoscopic resection of early gastric cancer. Gastric Cancer, 10：1-11, 2007

[3] 小田一郎 他：早期胃癌に対する ESD の治療成績. 胃と腸，41：1487-1490，2006

[4] 高橋亜紀子 他：早期胃癌に対する ESD の適応拡大の可能性. 胃と腸，41：1491-1498，2006

专栏

现在还是不行

近藤 仁

发现了一份以前的资料。2001 年 9 月 19 日，第一次内镜治疗、IT 刀研讨会（主讲者：后藤田卓志，代表发言：齐藤大三）的记录。那时候 IT 刀仍处于试验阶段，使用 IT 刀的医院仍然有限。因为从傍晚开始的 ESD 手术，一直持续到深夜才结束，因此 IT 刀的主要研发者：小野、细川、小田缺席会议。

直觉告诉我，"即使环周性切开后也无法完全切除病灶，但总会有办法的"，当时研究会的目标是"完全切除"，"这么大的病变都被我切掉了"、全身麻醉，两种刀结合、完全可以应对出血、穿孔、气肿等大话满天飞。该内镜治疗研究会继续召开第二次（主讲人：近藤仁）、第三次（主讲人：土井俊彦）会议，2004 年召开了第八次也是最后一次会议（主讲人：小野裕之）。2005 年开始发展成为日本胃癌学会名下研讨会。自此正式出现 ESD 的名称，距今不到十年。

尽管需要高超的技术，有时还伴有严重的并发症，但人们对 ESD 的热情持续上涨，相继开发出新的手术器械、仪器。ESD 被认为是填补 EMR 与胃腹腔镜手术之间空白的新型独立手术方式，诊疗收入中包含有"黏膜下层剥离术"项目。此前很多医院把 ESD 看作危险的治疗方式，不敢引进，随着食管、胃、大肠 ESD 被纳入医保后，ESD 瞬间在全国推广开来。当然，目前仍是早期消化道癌症的首选治疗方法。

世界范围内的 ESD 课题是技术教育。新入门的医生们使用最新的设备挑战 ESD，但是掌握手术操作很困难，需要花费大量时间。外科手术中"达芬奇"成为焦点，最近似乎机器人操作的 ESD 也在试验中。进步缓慢的我和总也解决不了穿孔问题的某医生，说不定下一代机器人 ESD 能够解决这个烦恼吧。

11. 切除标本的处理技巧和隐患

二村　聪

> 被多次分割切除标本和手术中电灼伤严重的标本，无法保证切除标本组织学评价的准确性。因此，为提高病理分型、病变范围以及浸润深度有关的组织学诊断准确性，必须确保一次性完整切除，且人为损伤较少。

✿ 切除标本取出体外后，内镜医生应该做什么？

首先将切除标本立即固定在标本板上，完全浸没并固定在甲醛溶液中（参考备忘录）。当切除病灶为淋巴增殖性病变时，这么做还不够（参考注意点）。首先要用甲醛溶液固定切除标本，观察、拍摄照片要在固定后进行。消化道黏膜在甲醛溶液浸泡后，新鲜标本特有的光反射将消失，红色慢慢褪去，此时容易捕捉到黏膜的变化以及病变部的细小凹凸。切除后，并不是将新鲜标本一直放置在温室中直至拍完照片，而要将其浸没固定在甲醛溶液内，哪怕仅 10min。这样做可以防止黏膜干燥与剥落，同时可以获得大量黏膜相关的视觉信息。病理诊断部门需要按程序拍摄完全固定的切除标本。一旦随意用戴橡胶手套的手指触碰新鲜标本的黏膜面，或者用干燥纱布与毛刷擦拭标本血液与黏液，或者灯光照射拍摄时间长，都会导致黏膜组织剥落、干燥，对病理检查造成困扰。特别是细胞异型度低的黏膜内分化型腺癌与少量的印戒细胞癌，病理组织诊断本身就比较困难，更要慎重。表 1 中总结了固定前和固定后切除标本的特点[1, 2]。

备忘录

病理医生的强烈建议抓紧时间，分秒必争将切除标本浸没在甲醛溶液内。有些内镜医生总喜欢事事亲力亲为，其实尽快交给不参与手术的其他医生处理较好。总之固定样本是第一位的。而且我们并不认可将新鲜样本给患者家属看的习惯。若是密封性良好的带盖容器的话，甲醛溶液不会挥发出来那就没问题，患者家属可以观看装在密封容器中的固定样本。

注意点

有时为确定淋巴增殖型病变的类型，需要进行内镜下局部组织切除术。术后标本用锐利的手术刀半切开病变部位，将切面较大的组织标本浸没在甲醛溶液中，剩余的标本用生理盐水浸湿的纱布小心翼翼地包起来，放入灭菌培养皿中，送到专门的组织细胞检查室，进行流式细胞计数、染色体检查、基因检查。此时，绝对不能将标本原封不动地浸泡在生理盐水中。因为细胞会膨胀，不利于之后的检查。此外，有时需要对部分标本冷冻保存以便追加检查，因此事先需与血液内科医生与病理科医生沟通好。

✿ 切除标本的处理技巧

最重要的一点是，将标本的黏膜面朝外，尽可能准确再现术前检查所见形态，这一

表1　固定前后切除标本的特点：优点与缺点

	新鲜组织	固定后组织
优点	·如实反映切除后的状态 ·能够显示病变的真实色调 ·较柔软，可以从各个角度拍摄照片	·病变与背景黏膜的对比明显 ·能够拍摄美观的相片 ·能够得到很多切片可选择最合适的切片 ·黏膜表层的细胞不易脱落
缺点	·整体组织颜色偏红色 ·血液容易流到固定板上 ·附着黏液等易产生乱反射 ·对比度较弱，难以显示病变位置 ·黏膜面容易干燥 ·黏膜表层的上皮细胞易脱落	·病变部位与背景黏膜的色调会产生对比变化 ·不当放置会产生变形，无法复原，难以与术前图像对比 ·过度弯曲、伸展造成黏膜破裂

经许可，改编自参考文献 [1]

定要注意。也就是说0~Ⅱc病变固定后仍然要像0~Ⅱc病变，0~Ⅱa病变固定后仍然要像0~Ⅱa病变，如果不小心过度伸展或者没有展开（处于过收缩状态）切除标本，将使该病变部位的裸眼观察形态与术前图像产生偏离，而且新鲜标本的边缘黏膜层易翻卷，需要用标本针将卷缩的部分展开固定，小心地放置到标本固定板上（图1）。此外将带蒂病变固定在泡沫塑料板上，组织向下漂浮在装满福尔马林的容器中，可使病变部位悬垂，看得更清楚。

如果分片切割时，请在诊断申请书中标明病变标本部位，使所有人一目了然。此外，将手绘图以及用黑马克笔圈画标注了病变部位的裸眼观察照片附上的话，将有助于诊断。固定标本的针是用泡在福尔马林中也不会被腐蚀的不锈钢制成的，每3mm固定一枚，美观实用（图1）。固定标本板最好使用厚质橡胶板、发泡苯乙烯或软木板。但是，使用过的软木板容易滋生细菌，夏天要控制重复使用。

❋ 切除标本的裸眼观察与拍摄裸眼观察照片的技巧

固定标本后，去除针，观察该病变部位（主要是黏膜内肿瘤部位）以下特征：①凹凸、大小与形状；②色调；③表面状况；④边缘黏膜的状况[2]。直接触摸病变部位判断其硬度与厚度。此时，要毫无遗漏地检查癌浸润最深部，以及是否存在其他伴随病变（如果是胃癌，会出现胃癌内溃疡与黏膜下囊胞）。

仔细检查后，拍摄裸眼观察照片。此时最重要的是，拍摄对比充分的术前与组织裸眼观察照片。具体来讲，就是充分再现了该病变的形态、质感以及色调的照片（图2A），拍摄有条状切开线的照片（图2B）十分重要[3]。表2列举了拍摄裸眼观察照片应满足的条件[1,2]。而且食管与食管胃接合部位的标本，不要忘记拍摄涂抹碘液的照片（图3）。此外，使用家庭用数码相机，在近距离拍摄模式下，可以拍摄高重现度的照片。对拍照感兴趣的内镜医生，能够在短时间内拍摄高质量的裸眼观察照片。即使是初学者，在去除黏膜面的水滴后，也可以拍摄反射较少的裸眼观察照片。注意水滴不是擦去的，要点是将用水浸湿的手帕纸轻按到黏膜面上把水吸掉。

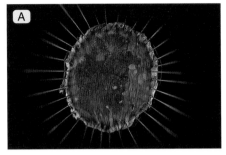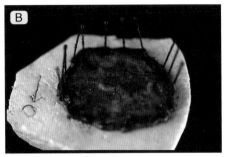

图 1 切除标本的放置（正确范例：A。错误范例：B）

A. 使用不锈钢针，每隔 3mm，将食管 ESD 标本固定在橡胶板上

B. 甲醛溶液中铁制针被腐蚀

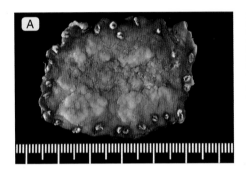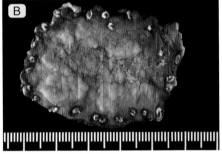

图 2 高分化管状腺癌（黏膜内癌）的 ESD 标本

A. 照片注意到了充分再现黏膜色调与表面性状。使用纸巾吸去水分是关键。凹陷部位主体为高异型度的癌变，周边隆起部位主体是低异型度癌变

B. 为实现病变再构建（复原），需要拍摄带有分割线的照片，每隔 2.5mm 分割。带有固有肌层的外科切除标本每 5mm 分割

表 2 裸眼观察拍摄应满足的条件

· 标明病变（异常部分）
· 固定板选择适当，病变与固定板的色调对比良好
· 再现病变色调（灯光适宜）
· 正确再现病变形态（例：圆形物体呈圆形）
· 再现病变的形状与质感（例：表面结构的规则性）
· 再现病变的立体感（凹陷处凹陷，隆起处隆起）
· 病变方向明确（上下，前后，左右）
· 病变大小明确（标准设定妥当）

经许可，改编自参考文献 [1]

✿ 向切除标本送检的病理诊断部门提交标本处理时间

福尔马林的组织渗透速度约为每小时 1mm。通常内镜切开标本中不含固有肌层，因

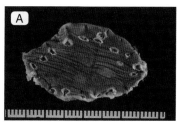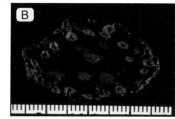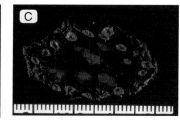

图3　食管切除标本的碘染色（A.染色前。B.染色后，条块切割前。C.条块切割后）
因为病变不只一处，因此，在切除标本前必须喷洒碘液，从而确定不染色病灶的数量与范围。充分水洗后在切下标本上喷洒碘液，肿瘤与非肿瘤部位的对比很明显。确认不染色病灶与切除断端的位置关系后，决定切割方向。所有照片都从同一角度拍摄

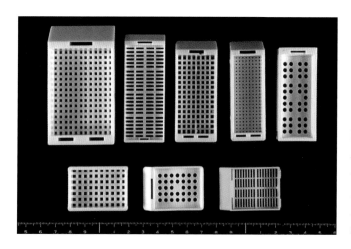

图4　各种组织切片包埋用小盒
从能收纳病变最大切割面的特大盒到必须将病变条块分割后包装的普通盒，大小不一。一次性切割大标本最好使用特大盒，但需要得到病理医生的理解和帮助

此固定后约24h，可向病理诊断部门提交标本。相反，1周以上的过度固定，会导致组织抗原性低下，而且福尔马林色素也容易沉积到组织标本内，因此不推荐固定时间过长。

❋ 病理医生给内镜医生的建议

提交病理检查的切除标本，标本制作完成后由病理医生决定拍照和处理，对比裸眼观察图像、给予组织学评价、撰写病理诊断报告公文。用于收纳一次性切除的大型标本的最大切割面的大盒子（图4），以及石蜡包埋等工作，都需要病理技师的理解与全面协助[4,5]。病理医生与内镜医生都要牢记这一点。

食管癌与胃癌的内镜切除标本的各项评估为：①组织分型与分化程度；②浸润深度；③有无脉管浸润；④水平与垂直切缘；⑤胃部癌病灶内有无溃疡。有时还需要用上特殊染色（参照下页备忘录），最重要的是获得可以进行HE组织染色诊断的优质切除标本。多次分片切除标本（图5）与人为术中过度烧灼的变性标本（图6），其组织诊断准确度必然会下降[6]。这一点需再次牢记。必须多次分片切除时，切开处至少要避开癌组织浸润的最深部，并减少病变部位的分片切割次数。

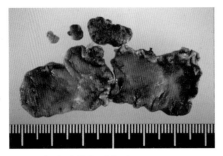

图5 多次分片切除标本

在凹陷形成较浅的病变中央分片切除

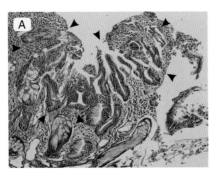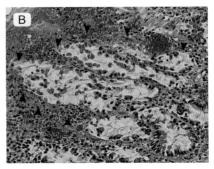

图6 内镜切除标本中可见的人为造成组织挫灭、变性

A. 胃黏膜切除切缘部可见变性腺管（箭头），这主要是高频电凝灼烧引发组织热变性所导致的。非肿瘤性腺管与高分化管状腺癌的组织学相近，鉴别特别困难，至少离病变最外侧 2mm 以上的距离切除为佳[6]，特别是组织诊断较困难的低度异型癌更是如此

B. 胃黏膜中央可见变性的胃腺管图像（箭头）。构成胃腺管的上皮细胞从基底部开始分离，漂浮在黏膜层内。分离的腺上皮细胞与周围间质细胞无法区分。这种细胞变性与间质出血，源于热灼烧与缺血的影响

　　此外，如果对切开的方向与病理报告的内容有疑问的话，一定要与病理医生面对面地交换意见，以此相互得到更多信息，有利于准确诊断。另一方面，临床医生要正确撰写病理报告书。此报告书是下一步追加手术（复原观察、追加内镜治疗、淋巴结清除的外科切除术）的关键。因此，临床医生和病理医生的多方面合作下，将促进双方进步。最应该担心的是临床医生与病理医生完全不交流，这是诊疗的最大隐患。

备忘录

Hematoxylin Eosin（HE）染色标本确认为疑似脉管浸润时，淋巴管浸润检查中需使用抗淋巴管内皮细胞（D2-40）抗体进行免疫组织化学染色，血管浸润检查中使用elasticavan Gieson（EvG）染色与维多利亚蓝/HE双重染色液，提高检查精确度。另外，有时也会进行了解增殖细胞分布状况、是否存在p53蛋白异常表达，以及了解腺癌性质为目的的免疫组织化学染色。

关键点

- 注意一次性切除时减少人为性组织挫灭
- 切除标本要快速放在固定板上，而后浸没固定在福尔马林中
- 裸眼观察照片要在固定后拍摄，不要忘记食管与食管胃接合部病变的碘染色
- 在申请书上画图解释病变位置关系，力争所有医生都能读懂
- 临床医生与病理医生要经常交换意见

参考文献

[1] 二村 聡：病理写真の作法. 病変を写真で説明するということ—肉眼写真編—. 病理と臨床, 23：1115-1120, 2005

[2] 二村 聡, 他：胃癌外科切除材料の取り扱い. 臨牀消化器内科, 23：1 (413-417), 2 (541-546), 3 (667-673), 4 (789-793), 2008

[3] 小野裕之, 他：胃癌に対する ESD/EMR ガイドライン. Gastroenterol Endosc, 56：310-323, 2014

[4] 徳重佐矢加, 他：胃 ESD 切除標本における標本作製の一方法. 病理と臨床, 24：549-552, 2006

[5] 大森康旨, 他：内視鏡下消化管 EMR・ESD および大腸腺腫切除標本の寒天包埋による標本作製法. 病理と臨床, 26：1313-1316, 2008

[6] 田邉 寛, 他：病理学的にみた早期胃癌に対する ESD 切除成績と範囲診断困難例の特徴. 一括完全切除例と分割切除例の対比を含めて. 胃と腸, 41：53-66, 2006

第4章 并发症对策

1. 术中、术后的出血对策

滝沢耕平

> 可以说能否控制好出血直接关系到 ESD 的成败。即使是少量出血也会逐渐影响视野，不仅增加了手术时间，由于勉强的操作，还可能引发进一步的出血、穿孔，因此出血点需要逐一完全止血。另一方面，对迟发性出血进行处理时，大多经过一定的时间，会对循环系统造成影响，因此预防与早期发现出血十分重要。本章将结合我院胃 ESD 出血时处理实例，讲解 ESD 手术时出血处理的对策和要点。

✳ 准备：ESD 术前

开始练习 ESD 前，必须掌握有关止血的基础知识，还要掌握实际治疗病变的特点以及患者的全身状况。

1 患者服药、停药状况

术前了解患者的既往史与常用药服药史是内镜治疗的共通点。要指导常规服降压药的患者，ESD 当天清晨也需要服用。此外，关于抗血小板药与抗凝药，"针对抗血栓药服用者的消化器内镜诊疗指南"中指出[1]，ESD 属于高风险易出血的内镜治疗术，要按如下所述停药。

- 血栓发病风险高的单独服用阿司匹林的患者无须停药。血栓发病风险低时要考虑停药 3~5d。
- 单独口服除阿司匹林以外的抗血小板药物的患者原则上必须停药。噻吩吡啶类药物需停药 5~7d。噻吩吡啶类药物以外的抗血小板药停药 1d。血栓发病风险高的病例要考虑替换成阿司匹林或西洛他唑。
- 单独服用华法林或单独使用达比加群酯的患者换成肝素。
- 合并服用阿司匹林和阿司匹林以外的抗血小板药时，内镜手术需延期，直到可以停止服用抗血小板药物。延期困难时，单独服用阿司匹林或西洛他唑。噻吩吡啶类药物停药期为 5~7d，噻吩吡啶类药物以外的抗血小板药物停药期为 1d。可根据患者实际情况灵活调整时间。
- 合并服用阿司匹林与华法林或达比加群酯时，内镜治疗需延期到可以停止抗血栓药物时。延期困难时，可继续服用阿司匹林或换成西洛他唑，华法林或达比加群酯换成肝素。
- 合并用阿司匹林以外的抗血小板药物与华法林或达比加群酯时，内镜手术需延期到可以停止服用抗血栓药物。延期困难时，考虑将阿司匹林以外的抗血小板药物换为阿司匹林或西洛他唑。华法林或达比加群酯换为肝素。
- 联合使用阿司匹林、阿司匹林以外的抗血小板药物、华法林或达比加群酯 3 种药

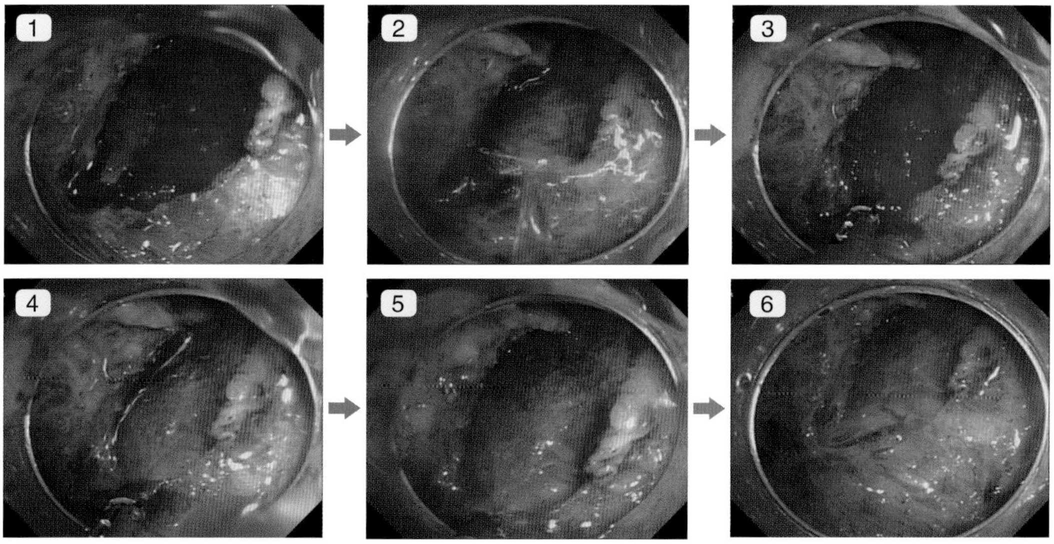

图1　使用止血钳与附送水装置的基本止血流程

①使用附送水功能冲洗精准确认出血点的位置（照片①，②）

②视野不要离开出血点，止血钳从活检孔口伸出

③喷水冲洗再次确认出血点，用止血钳牢牢夹住出血点（照片③）

④再次喷水冲洗确认出血是否消失（照片④）

⑤将止血钳稍向上提拉电凝止血（照片⑤）

⑥松开止血钳，喷水冲洗确认止血（照片⑥）

物时，内镜治疗延期到可以停止抗血栓药物时。延期困难时，服用阿司匹林或西洛他唑，其他抗血小板药物停服。华法林或达比加群酯换为肝素。

　　无论上述哪种情况，要尽可能地和此药处方医生讨论是否可以停药，并向患者本人说明治疗的必要性、利害关系与出血等的不利因素，在患者明确同意下实施 ESD。

2 内镜准备

　　所使用内镜前端带有附送水功能，在确认出血点方面极其有用（图1）。如果没有该类内镜，也可以用有送水功能的外置套管附件。最好事先准备可多角度弯曲内镜或者前端硬质部不同的内镜。前端附件一定要使用。

❋ 术中出血对策

1 预防术中出血

　　不可能完全预防术中出血，为防止大量出血，要预先处理，使得出血时容易应对，这很重要。面对粗血管（特别是动脉）时，先用止血钳夹住血管并电凝（precut-coagulation）。术中出血经常出现在贲门部到胃体上部小弯侧、前壁和后壁附近的病变，以及有溃疡瘢痕的病变，处理这些病变时需要更加注意预防出血。此外，血压上升容易引发出血，可适当使用降压药（盐酸尼卡地平）控制血压。出血时为能够迅速应对，需要认真地进行胃内吸引与擦拭内镜镜面，保持良好视野。

2 黏膜切开时的止血

　　黏膜切开时出血，以黏膜层与黏膜下层浅层的静脉出血较多。一般出血点在最后切开处稍前的切开面，因此首先将内镜前移至临近切开处凝固止血。当止血不成功时，通过喷水冲洗精准确认出血点。无法确定时追加环周性切开会比较容易找到出血点。无目的电凝将造成切缘烧焦变浅变硬，后续剥离将变困难。当几次尝试切开刀电凝仍无法止血时，替换为热活检钳止血。钛夹会妨碍后续操作，要尽量避免使用。出血较多时，环周性切开使用 Dry Cut 模式或 Swift Coag 模式等凝固模式，防止大出血。

3 黏膜下层剥离时的止血

原则是不出血，肉眼可见的细小血管要在凝固模式下慢慢切除，较粗的血管可以使用止血钳，通过夹住血管凝切 precut-coagulation 方式保证不出血、继续剥离病变部位。剥离受阻往往是因为存在血管，需要多加注意。深处的出血，要稍微追加剥离，使出血点外露。前端附件有助于确认出血点与止血处理。比如用透明帽紧贴胃壁并注水冲洗，在水冲洗时确认出血点，更换手术器械时可以用透明帽边缘压迫止血。而且选择内镜也很重要。位于胃体下部与胃角小弯这类难以接近的病变，要考虑使用多角度弯曲内镜与前端硬质部稍长的内镜。止血困难时追加局部注射，可使出血点更清晰，并且有助于止血。而且采用胃体上部与胃底病变时的右侧卧位等体位变换也很有效。剥离的黏膜如果覆盖住出血点时，通过带线钛夹牵引，能够暴露出血点。由于钛夹会妨碍后续操作，不得不用时，也要在追加剥离后使用。

✳ 术后出血对策

1 预防术后出血

2000 年 1 月至 2004 年 3 月，在日本国立癌症研究中心中央医院，以实施了根治性 ESD 手术的 1083 例病变为研究对象，开展了探讨术后出血专题。术后出血发生率为 5.8%，75% 出现在手术后 24h 以内。作为术后出血相关原因，ESD 术后溃疡底部外露血管无预防性电凝（Post-ESD coagulation：PEC）（$P \leqslant 0.01$）以及病变部位（ML）（$P<0.01$）是两个独立因素。ESD 术后预防性电凝（PEC）（图 2，参考备忘录）能有效预防术后出血[2,3]。

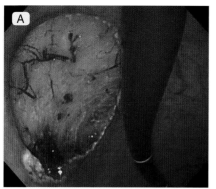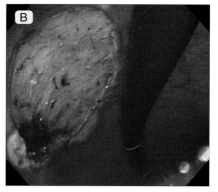

ESD 后的溃疡底 　　　　　　　　PEC（ESD 术后对溃疡底的外露血管
　　　　　　　　　　　　　　　　进行了预防性电凝）后

图 2　ESD 术后对溃疡底的外露血管进行了预防性电凝（Post-ESD coagulation：PEC）

ESD 术后对溃疡底的外露血管进行了预防性电凝（Post-ESD coagulation：PEC）

PEC 即对 ESD 术后后溃疡底部外露血管进行预防性电凝。对于能够看到的血管，不管是否出血都需要进行电凝处理。使用热活检钳（MICROVASIVE：波士顿科学公司）或止血钳（FD-410LR. Coagrasper®：奥林巴斯公司），高频装置设定为 soft 凝固模式（ERBE 公司 ICC200：80W；或 ERBE 公司 VIO：80W.Effect5）。为防止对深部黏膜电流量过大，要用钳子顶端轻夹血管，尽量远离溃疡面，边提拉钳子或内镜，边电凝。或者不夹血管、合上钳子，不让钳子前端按压黏膜，而是稍微接触电凝即可（图 2）[2,3]。

2 术后出血对策

　　为尽早发现术后出血，我院术后留置经鼻胃管到次日清晨，如果流出血液，哪怕很少，也要进行急诊内镜手术。次日清晨再进行第二次内镜检查，确认创面无出血。对那些仅注气与送水冲洗就可能引发出血的易出血血管与明显外露血管，追加预防性电凝。溃疡底附带血凝块时，尽可能用钳子除去并确认出血情况。近年来有报道称，术后再次内镜检查（second look）对于预防术后出血与其恢复没有明显效果[4,5]，这一点有必要进一步讨论。

　　其他疑似出血的表现也不能忽视。例如，黑便（柏油样便）、腹痛等自觉症状、一过性失去意识、脉搏加快、血压降低等临床表现。哪怕怀疑有一点出血时，也要立即进行内镜检查，确认是否出血，这一点十分重要。

　　对于术后出血的止血，由于存在积存的血液与溃疡底部附着的血凝块，有时难以确定出血点。鉴于基本都是 ESD 手术部位的出血，可以首先观察 ESD 溃疡部，确认是否有活动性出血。使用圈套器与活检钳，将血凝块剥离，并确定出血点。一般首先尝试使用热活检钳进行电凝止血，仍无法止血时，应尽早改为钛夹止血。止血后，尽可能吸掉胃内的血凝块，用钳子除去溃疡底部附着的血凝块，并检查是否存在其他部位出血。之后再次插入胃管，24h 内进行第二次内镜检查。

关键点

- 术中出血是必然的，能否成功控制出血是 ESD 成败的关键
- 术后出血发现较晚时，病情可能因此恶化，及早发现、适当处理至关重要
- 应在熟知有关出血的知识并掌握止血技术后，开始练习 ESD

参考文献

[1] 抗血栓薬服用者に対する消化器内視鏡診療ガイドライン. Gastroenterological Endoscopy, 54：2075-2102, 2012

[2] Takizawa K, et al. Routine coagulation of visible vessels may prevent delayed bleeding after endoscopic submucosal dissection-An analysis of risk factors. Endoscopy, 2008, 40:179-183

[3] 滝沢耕平 他：後出血予防の実際. 「ESD の周術期管理」（斉藤大三，田尻久雄 編），pp. 150-155，日本メディカルセンター，2007

[4] Goto O, et al. A second-look endoscopy after endoscopic submucosal dissection for gastric epi-thelial neoplasm may be unnecessary：A retrospective analysis of postendoscopic submucosal dissection bleeding. Gastrointest Endosc, 2010, 71:241-248

[5] Ryu YH, et al. Second-look endoscopy is not associated with better clinical outcomes after gastric endoscopic submucosal dissection：a prospective. randomized. clinical trial analyzed on an as-treated basis. Gastrointest Endosc, 2013, 78：285-294

第4章　并发症对策

2. 穿孔对策

南　伸弥，奥田敏德，早坂尚貴

> 现在发生穿孔一般内镜下进行钛夹缝合术。但是，如果处理不当时会继续产生穿孔，食管将出现纵隔 / 皮下气肿、气胸、纵隔炎，胃部则会发生弥漫性腹膜炎等致命症状。穿孔是最危险的并发症之一，必须将相关知识了然于心之后再进行操作。

✱ 食　管

食管壁很薄而且没有浆膜层，仅露出肌层也会造成纵隔气肿，而肌层损伤将引发穿孔。所以需要注意以下事项。

①局部注射需在黏膜下层进行。
②防止肌层外露，剥离时需要保留临近肌层的黏膜下层。
③如果注意不到纵隔或皮下气肿，继续治疗将造成气胸、导致呼吸状态恶化，因此术中要经常检查皮下气肿。
④进行钛夹缝合时，在肌层直接夹钛夹会有撕裂肌层的风险，因此在钳夹肌层的同时也要钳夹住周围的黏膜下层。

✱ 胃

❶ 穿孔的发生率与治疗预后

报道称，ESD 的穿孔发生率为 1.2%~5.2%[1]。从部位来看，胃上部和中部范围、特别是大弯侧穿孔发生较多[2]。另外，超过 30mm 的病变、有溃疡瘢痕的病变，穿孔率也很高[3]。

有关内镜钛夹缝合术的治疗预后，在确认穿孔的 117 例病例中，据称，有 115 例（98.3%）可以保守治疗[2]。需要急诊手术的仅 2 例，虽然都采用了内镜下钛夹缝合术，但是缝合未能完全夹闭穿孔。反过来看，如果能够迅速有效地处理穿孔，完全可以保守治疗。

有人指出，穿孔可能造成腹膜种植的危险，但是属于扩大适应证病变的病例中，没有发现穿孔造成腹膜种植的病例[4]。

❷ 内镜钛夹缝合的方法

①单纯夹闭法（Single-closure method，图 1）
对于小于 1cm 的较小穿孔，使用一个或几个钛夹缝合。
②网膜补片法（Omental-patch method，图 2）
对于 1cm 以上的较大穿孔，从穿孔部位吸引大网膜或小网膜，以补片方式进行缝合。

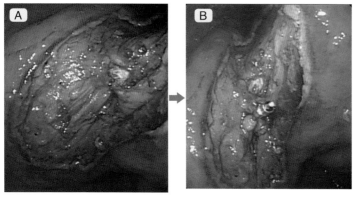

胃角部小弯较小的穿孔   用一个钛夹进行缝合

图 1   单纯夹闭法下的内镜钛夹缝合术

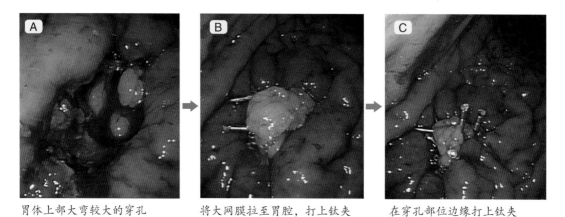

胃体上部大弯较大的穿孔   将大网膜拉至胃腔，打上钛夹   在穿孔部位边缘打上钛夹

图 2   网膜补片法的内镜钛夹缝合术

③ 迟发性穿孔

    治疗后数日内，发生迟发性穿孔的病例特点是，ESD 后溃疡底部坏死脱落，形成较大穿孔，推测主要原因是术中过度通电导致全层凝固坏死，以及电凝贯穿肌层的血管造成坏死脱落。报告称，迟发性穿孔发生率为 0.45%（6 例），其中 5 例需要紧急手术[5]。一般需要外科治疗的情况较多，术中应该控制电凝，止血时注意只夹住血管、轻轻上提，避免对肌层通电[6]。

备忘录

    在与 ESD 手术不足 50 例的医生们进行并发症专题讨论中发现，比起手术例数不足 10 例的初学者，手术例数在 11~30 例的中级医生造成的出血、穿孔率更高[7]。由此可见，已掌握一定程度操作技巧的医生，最易放松警惕，反而需要更加小心。

注意点

实施 ESD 时，如果内镜下治疗并发症较困难，则需急诊手术，因此 ESD 术前必须确认患者能否耐受手术。

关键点

- 分别理解食管、胃穿孔的特点
- 内镜钛夹缝合术对穿孔十分有效
- 进行 ESD 时，不仅切开、剥离时，止血时也需要注意穿孔的发生

参考文献

[1] Oda I, et al. Complications of Gastric Endoscopic Submucosal Dissection. Digestive Endoscopy, 2013, 25 (Suppl. 1)：71-78

[2] Minami S, et al. Complete endoscopic closure of gastric perforation induced by endoscopic resection of early gastric cancer using endoclips can prevent surgery. Gastrointest Endosc, 2006, 63：596-601

[3] 池原久朝，他：胃 ESD の基本手技　13. ここまではやりたい偶発症への対処法. 消化器内視鏡, 19：745-751, 2007

[4] Ikehara H, et al. Gastric perforation during endoscopic resection for gastric carcinoma and the risk of peritoneal dissemination. Br J Surg, 2007, 94：992-995

[5] Hanaoka N, et al. Clinical features and outcomes of delayed perforation after endoscopic submu-cosal dissection for early gastric cancer. Endoscopy, 2010, 42：1112-1115

[6] 平澤　大，他：内視鏡的粘膜下層剥離術 (ESD) の偶発症と対策. 消化器外科, 30：1451-1456, 2007

[7] 西元史哉，他：ESD を行うまでに身につけるべき基本手技と技術レベル，消化器内視鏡, 17：611-617, 2005

实践篇

病例学习：不同部位、不同难易度的处理方式

第1章 食 管

1. 颈部食管病变

角嶋直美

难易度：**超难**·难·**普通**·易

> **问** 内镜下治疗颈部食管病变是否可能？

作为可以通过内镜治疗的早期癌症，颈部食管癌的检查十分困难，原因如下：①颈部食管就解剖学来说比较狭窄，视野不够开阔；②内镜插入和拔出进行检查时，通过颈部食管较快，较难停留；③碘液不能充分散布。由于同样的原因，在该部位进行内镜治疗也十分困难。该病例是在位于距门齿 18cm 颈部食管后壁处 2cm 大的隆起性病变。术前病变深度预测为 cT1a–LPM（M2）（图 1），这种病变能用内镜治疗吗？

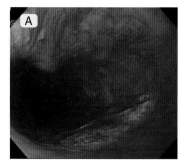

普通白光内镜观察照片　　　　碘喷洒后照片

图 1　颈部食管后壁处 2cm 0~Ⅱa 病变

策 略

治疗颈部食管病变的 ESD 需注意以下几点。

①管腔狭窄，即使进行注气也难以获得清晰的视野。为避免不知不觉中大量注气情况的发生，必须注意将胃内的的气体吸干净

②喷洒碘和冲洗时需避免发生咽部和喉部的反流。仔细吸引口腔内液体，以防误吸

③避免手术时发生意想不到的困难，先在靠近病变的肛侧缘注入局部注射液

④根据体位变换，巧妙利用重力

⑤首先处理易积液的左侧壁

⑥由于管腔狭窄，即使是切除半周范围内的病变也会出现狭窄症状，有必要从术后早期开始进行预防性的扩张治疗

答 如果能够保证视野的情况下，可以进行 ESD

　　该病例是在带有附送水功能的内镜前端安装了稍长一点的透明帽配件，使用 IT 刀 nano、MucoUp®进行 ESD（图2）。通过 NBI 能够清楚地找到边界（图2-①），所以不需要喷洒碘进行病变范围标记。在靠肛侧缘注入局部注射液，从肛侧缘开始切开周边黏膜（图2-②）。由于内镜很容易从食管入口处滑出，所以要注意保持内镜的稳定性，随呼吸变化谨慎切开。注意此时不要把 IT 刀 nano 放得过平，要一点一点朝前推进。环周切开以后（图2-③），进行周围黏膜下层的修剪（图2-④），确认黏膜肌层已经切开。接着，在靠容易积液的左侧壁进行黏膜下层剥离。刀的方向是从肛侧缘向口侧缘，斜着在黏膜下层切开，沿着食管壁水平滑动进行剥离。左侧壁的剥离进行到一定程度后，用同样的方法剥离右侧壁的黏膜下层。接着从病变的口侧缘进行黏膜下层剥离（图2-⑤）。进行口侧缘开始处理时，用 IT 刀 nano 轻触压黏膜下层，用前端的小刀片剥离（垂直压着横向切开）非常有效。

　　病理结果为 21mm×13mm，0~Ⅱa、pT1a-LPM、ly0、v0、LM（－）、VM（－），是根治性切除。该病例术后未出现狭窄症状，出现溃疡愈合后瘢痕（图3）。

⊙DVD 实践篇 第1章 -1

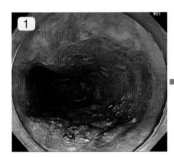

NBI 图像

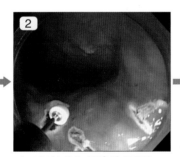

对双标记的肛侧缘进行预切，
然后进行 IT 刀 nano 环周切开

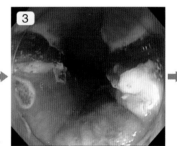

环周切开结束

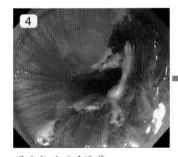

周边黏膜下层修剪

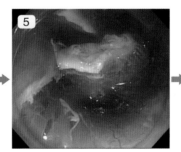

从口侧缘进行黏膜下层剥离

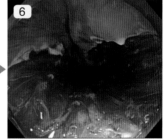

小半周的 ESD 术后溃疡

图2　颈部食管病变实施 ESD 的病例

正如角岛医生所指出的，视野是颈部食管癌能否进行 ESD 的决定性因素。食管入口附近的食管癌，视野难以保证，此时全身麻醉下的托下颚开放喉部对于扩展视野十分有效。另外，有必要注意在容易出现狭窄的部分，将切除范围控制在最小限度内。

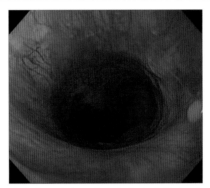

没有出现狭窄，溃疡愈合后瘢痕（2 个月后）

图 3　颈部食管病变 ESD 术后溃疡瘢痕

参 考

病例 1　这是颈部食管浅表癌症病例（图 4）。由于该病例为放疗化疗后复发病变，进行 ESD 挽救治疗，深度为 SM2。

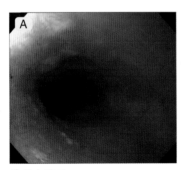
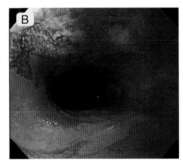

普通内镜图　　　　　　　　　碘喷洒后图

图 4　参考病例 1：颈部食管浅表癌症

病例 2　颈部食管进展期食管癌症病例（图 5）。颈部食管癌大多难以在可内镜治疗的状态下被检查发现，很多是在出现狭窄等症状后才发现。该病例实施的是放疗和化疗。

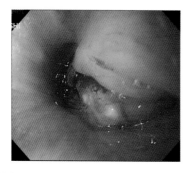

图5　参考病例2：颈部食管进展期食管癌

关键点

- 实施颈部食管病变的 ESD 时，保证良好的视野很重要
- 注意防止误吸和过度注气

专栏

消化道病变的内镜诊断和病理所见

下田忠和

一直以来，内镜医生和病理医生互相协作，进行诊断和治疗。所以，如今，如果内镜医生和病理医生不能在一定程度上掌握彼此的知识的话，就不能作出正确的诊断。以前是普通内镜检查结果和病理检查结果进行对比研究，各自的诊断学得以进步。现在，色素内镜、放大内镜、NBI 内镜检查结果和详细的组织病理表现进行对比，显得更加重要。因此，需要详细研讨内镜检查结果与哪一部分组织学检查结果对应。在进行内镜检查的时候，看看内镜所见要想着会有什么样的组织病理学表现呢？鉴于此，内镜医生有必要掌握一定程度的病理学知识。

一般来说，普通内镜的检查结果与新鲜切除标本的裸眼检查结果应一致、色素内镜检查结果与福尔马林固定后切除标本的裸眼检查结果一致，固定标本比新鲜切除标本能获得更多信息。因此，详细观察切除标本的裸眼检查结果是很重要的，有助于提高对癌变的组织学类型、范围、深度等的内镜诊断精确度。另一方面，色素内镜、放大内镜、NBI 内镜的检查结果会更加详细地反映组织学检查结果。如果是胃癌，分化型腺癌和低分化型腺癌的黏膜内进展形式、癌腺管形态、密度、癌腺管表面开口形态、癌的异形度（异形度高低）的区别，反映为内镜下黏膜构造和形态不同。一般来说，癌变部位与非癌变部位相比，腺管形态不规则，密度更高。但是，若是低异形度的癌变，有时与无癌变部位界限不清。其主要原因是没有出现腺管密度差异，形态异形程度低。因此，为理解内镜表现，有必要时常牢记组织学表现，这与逻辑上的诊断密切相关。如今依旧认为通过活检就能作出诊断的话，就要被时代所淘汰。

所以，内镜医生与病理医生的协作比以前更加必要。但各单位的病理医生忙于日常的诊断，而且由于病理医生严重不足，这种协作未必充分。但是，即便如此，内镜医生对病理诊断产生疑问时，向病理医生咨询详细的诊断意见也非常重要的。而且在这个时代，必须认识到病理医生也是医疗团队的一员，内镜医生向病理医生咨询，有助于两者构筑良好的协作关系。

第1章 食 管

2. 胸部下段食管病变

田中雅樹，小野裕之

难易度：**超难·难·普通·易**

问 胸部下段食管病变的治疗策略？

胸部下段食管（Lt）容易发生病变，仅次于胸部中段食管。但是由于管腔的弯曲和心脏搏动的影响，有时内镜切除会比治疗前预想的要困难。来看看这一病例如何操作。

胸部下段食管，以右侧壁为主的背景黏膜血管网图像消失。可以发现 50mm 大小、淡红色的区域，通过 NBI 观察为茶褐色区域（brownish area）。通过放大观察，发现微血管出现扩张、迂曲现象，并伴有直径不同的上皮乳头内毛细血管袢（intra-epithelial papillary capillary loop，IPCL）增生。碘喷洒后呈现粉色征（pink color sign）阳性的不规则不染色区域，诊断为 Lt 范围的 0~Ⅱc 食管浅表癌（图 1）。

该病例有必要进行内镜切除吗？

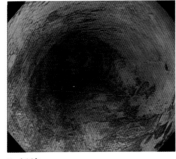

肛侧缘　　　　　　　　　口侧缘

图1　Lt 范围 0~Ⅱc 食管浅表癌的色素内镜图（碘染）

策略

食管鳞形细胞癌的治疗策略

由于食管鳞形细胞癌在碘染后，大多呈现出明显的不染区域，可以明确病变的性质诊断和扩展范围，但是碘喷洒过多会导致咽炎、食管炎和过敏症状的发生。近年出现的 NBI、AFI、FICE、BLI 等使用图像增强技术的内镜，替代碘色素内镜而备受瞩目[1,2]。

另一方面，在深度诊断方面，除了根据病变厚度是否随着空气量和食管蠕动而变形（榻榻米征）等传统的检查方法，利用碘和甲苯胺蓝双重染色、EUS（超声内镜检查：参照基础篇－第1章－4）等多种检查方法结合起来，尝试提高诊断准确度。据报告，通过放大内镜详细观察病变的上皮乳头内毛细血管袢，不仅能够鉴别肿瘤和非肿瘤，而且对于判

表 1　日本食管学会放大内镜分类

A 型	血管形态没有变化或轻度变化	病变无边界
B 型	血管形态变化大的病变	癌
	·B1：整体显示为扩张、扭曲、直径不同、形状不一的闭合袢状异常血管	EP-LPM
	·B2：难以形成闭合袢状的异常血管	MM-SM1
	·B3：高度扩张的不规则血管	SM2
AVA（无血管区）	由 B 型血管包围的无血管区	癌
	·AVA- 小 <0.5mm	EP-LPM
	·AVA- 中 0.5~3mm	MM-SM1
	·AVA- 大 ≥ 3mm	SM2

仅由 B1 血管组成的 AVA，相当于 EP-LPM，与大小无关
以白光或图像增强观察、色素内镜下能够发现边界的病变为对象

断病变深度也有帮助[3,4]。

　　将放大内镜观察与画面增强技术结合，能够更加清晰地观察上皮乳头内毛细血管袢。鉴于此，以现有的分类方式（井上分类、有马分类）为基础，日本食管学会于 2012 年 9 月发布了新的分型方法（表 1）[5]，该方法更加简洁统一。食管癌内镜治疗的适应证、图像增强内镜和放大内镜诊断的详细情况，请参照基础篇 – 第 1 章 –3–1，整理如下，更易于理解治疗策略。

①放大内镜观察为 A 型时
低级别上皮内瘤变（low grade intra-epithelial neoplasia, LGIN）或炎症性病变，可以随访观察。

②放大内镜观察为 B1 型，AVA- 小时
高级别上皮内瘤变（high grade intra-epithelial neoplasia, HGIN）或深度为 EP-LPM 的癌，可以内镜下治疗。

③放大内镜观察为 B2 型，AVA- 中时
有可能深度为 MM-SM1，另一方面由于有 LPM 的情况，追加 EUS 检查，慎重探讨治疗方式。

④放大内镜观察为 B3 型，AVA- 大时
深度 SM2 及以上的癌，选择外科手术或化疗和放疗。

　　通过放大内镜观察发现有类型 B2 或 AVA- 中的异常血管的时，不能排除 SM 浸润。为避免由于分片切除导致的切面评价不充分的情况，通过 ESD 整块切除最为理想。

该病例的情况

　　如该病例（图 2）所示，通过放大内镜观察可以发现该病灶大部分由 B1 血管组成，但仍可见一部分是 B2 型、AVA- 中血管，该结果提示了存在深度为 MM-SM1 的可能性。另一方面，通过普通内镜观察和 EUS，没有发现 SM 浸润的表现，因而选择 ESD。虽然病变是环 3/4 周，但切除标本的最终病理诊断仍然是鳞状细胞癌，53mm×41mm、0~Ⅱc、LPM、ly0、v0、LM（－）、VM（－），为根治性切除。

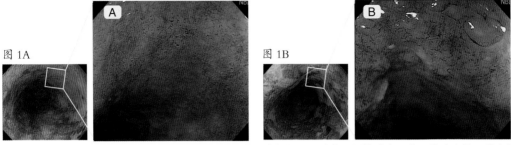

图2 A.近病变肛侧缘的NBI放大观察图像（低倍弱放大）。B.病变口侧的放大观察图像（高倍强放大）

DVD 实践篇 第1章 -2

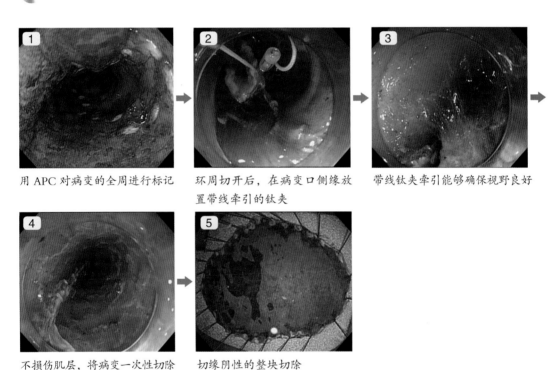

用APC对病变的全周进行标记

环周切开后，在病变口侧缘放置带线牵引的钛夹

带线钛夹牵引能够确保视野良好

不损伤肌层，将病变一次性切除

切缘阴性的整块切除

图3 对胸部下段食管早期癌使用ESD治疗的实际操作

答 使用ESD能够实现可靠的整块切除

　　Lt部位的病变位于食管管腔发生弯曲。由于容易受到心脏搏动、食管蠕动的影响，ESD手术比较困难的情况不少。如果全身麻醉的话，可以将呼吸运动的影响降到最低限度，但是心脏搏动的影响无法消除，所以要做以下工作。

　　①为了提高手术操作范围的安全性，需在局部注射液中添加玻璃酸，以保证黏膜下层充分隆起。

②于同样的理由，要注意通电时间尽可能短。

③前端使用透明帽，在保证视野良好的状态下进行剥离操作。

④左侧卧位不能获得良好视野时，积极变换体位。

⑤用带线钛夹牵引病变，确保良好的视野。

该病例中，在局部注射液中添加了玻璃酸，使用了透明帽，还有带线钛夹，确保了治疗时的良好视野（图3）。由于采用左侧卧位，左侧壁病变会被浸没，变换为右侧卧位或仰卧位会比较有效。另外，累及远段（腹部食管）的病变，进行倒镜操作对于病变肛侧的处理十分有效。

Dr.ODA 评论

为安全地进行食管 ESD，首先必须进行稳定安全的麻醉。预计手术时间长的病例，应考虑全身麻醉。据报告，持续施用丙泊酚注射液进行静脉麻醉是安全有效的。而且，利用 IT 刀 nano 能够更加安全地进行 ESD。

关键点

● 进行胸部下段食管的内镜治疗时，由于受管腔弯曲和心脏搏动的影响，不少时候要比预想的更加困难

● 通过使用玻璃酸和变换体位等方式，积极采取措施以确保良好视野

参考文献

[1] Muto M, et al. Multicenter prospective randomized controlled study on the detection and diagnosis of superficial squamous cell carcinoma by back-to-back endoscopic examination of narrowband imaging and white light observation. Gastrointest Endosc, 2007, 65:AB110

[2] Uedo N, et al. A novel videoendoscopy system by using autofluorescence and reflectance imaging for diagnosis of esophagogastric cancers. Gastrointest Endosc, 2005, 62:532-528

[3] Inoue H, et al. Ultra-high magnification endoscopic observation of carcinoma in situ of the esophagus. Dig endosc, 1997, 9:16-18

[4] 有馬美和子：拡大内視鏡は食道癌の内視鏡診断をどう変えたか. Modern Physician, 24:35-29, 2004

[5] 小山恒男, 他：食道扁平上皮癌の拡大内視鏡診断；日本食道学会分類の紹介. 消化器内視鏡, 24:466-468, 2012

第1章 食 管

3. 胸部中段食管病变

竹村健一，土山寿志

问 使用 IT 刀 nano 的食管 ESD 的要点是什么？

对于食管各部位中鳞状细胞癌的发病率，胸部中段食管发病率最高。由于食管的管腔狭窄，受心脏搏动、呼吸活动的影响，内镜治疗难度很高。而且与胃壁相比，食管壁薄约 3mm，肌层暴露和穿孔的风险很高。

问：距门齿 25 ～ 27cm 的胸部中段食管，以 7 点钟方向为中心，发现 20mm 大的不规则凹陷性病变。该病变 ESD 时的要点是什么呢？病变通过普通内镜观察，呈现为发红的凹陷（图 1A），碘液喷洒后为明显的不染色区域（图 1B）。

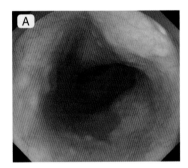

通内镜观察图像　　　　　　　色素内镜图像（碘液喷洒后）

图 1　胸部中段食管 7 点钟方向的 0～Ⅱc 病变

策 略

首先判断病变的深度和是否存在注气、吸气时管壁僵硬黏膜没有变化的现象，并用 EUS、X 线等检查手段，慎重进行术前深度诊断，这是十分重要的。该病例中，通过 NBI 观察，可以看到明显的茶褐色区（brownish area）（图 2A），通过 NBI 结合放大观察，可以分辨出背景黏膜的茶褐色变化，以及根据日本食管学会分类标准判断为 Type B1 的 IPCL，由此断定为 cEP/LPM 的早期浅表癌症（图 2B）。用碘染色对 ESD 术前范围诊断最为有用。该病例中，在进行 ESD 前，喷洒了 3% 碘液，病变范围确定为明显的不染色区域（图 1B）。

手术高频电源装置是 ERBE 公司的 VIO300D。内镜使用的是前方有附送水功能的奥林巴斯公司制造的 GIF-Q260J，同时使用奥林巴斯公司制造的一次性前端附件透明帽。

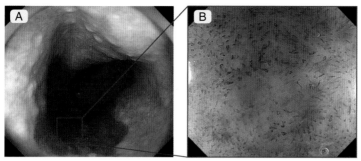

NBI 观察图像　　　　　　NBI 放大观察图（中等度放大）

图 2　病例的 NBI 放大观察

标　记

用奥林巴斯公司制造的针状手术刀，通过 Forced 凝固模式 Effect 2/40W 进行标记。这时，为防止手术刀标记过深，要在刀尖轻微接触黏膜的状态下进行标记，这是十分重要的（图 3-①）。

局部注射

局部注射液使用的是玻璃酸钠 MucoUp®，具有黏稠度高、长时间持续保持隆起的特点，但局部注射时需要施加压力，且食管壁薄，故先用生理盐水使之隆起（图 3-②），其后再用 MucoUp® 进行局部注射（图 3-③）。

黏膜切开、修剪

用 Endo Cut-I Effect2/Duration3/Interval2 环周切开黏膜。首先用针状手术刀对肛侧缘进行预切。其后用奥林巴斯公司制造的 IT 刀 nano 向口侧缘拉，切开周边（图 3-④）。IT 刀 nano 与 IT 刀相比，降低了电流通向肌层的风险，但旋钮操作过度的话，在切开黏膜阶段就会导致肌层暴露，所以需要注意。由于胸部中段食管病变中，无法进行内镜倒镜操作，因此剥离的最后阶段会比较困难。因此，进行肛侧缘的修剪时，前端附件探入的深度需充分，这一点很重要（图 3-⑤）。病变侧面（纵向）的切开用 IT 刀 nano 轻拉即可。

黏膜下层剥离

使用 IT 刀 nano，通过 Swift 凝固模式 Effect3/60W 从口侧缘开始剥离。局部注射液的注射从黏膜层附着的地方向尽可能深的黏膜下层注入（图 3-⑥⇨），这样就容易辨认出剥离层次（图 3-⑦）。口侧缘的剥离进行到一定程度，钛夹夹住病变已剥离部位，将带线钛夹夹住病变向口侧牵引（图 3-⑧）。用带线钛夹牵引病变，会使手术刀钻入黏膜下层更加容易，并可以利用牵引力完成剥离（图 3-⑨）。

剥离过程中辨别血管时，不必勉强切开，可用奥林巴斯公司制造的一次性高频止血钳，通过 Soft 凝固模式 Effect6/80 进行预先电凝处理后再切（图 3-⑩，⑪）。在剥离过程中意想不到的出血会使黏膜下层被血液浸没，导致正确的剥离层难以辨认，所以必须注意。追加适量局部注射的同时，利用带线钛夹的牵引力，完成剥离（图 3-⑫）。

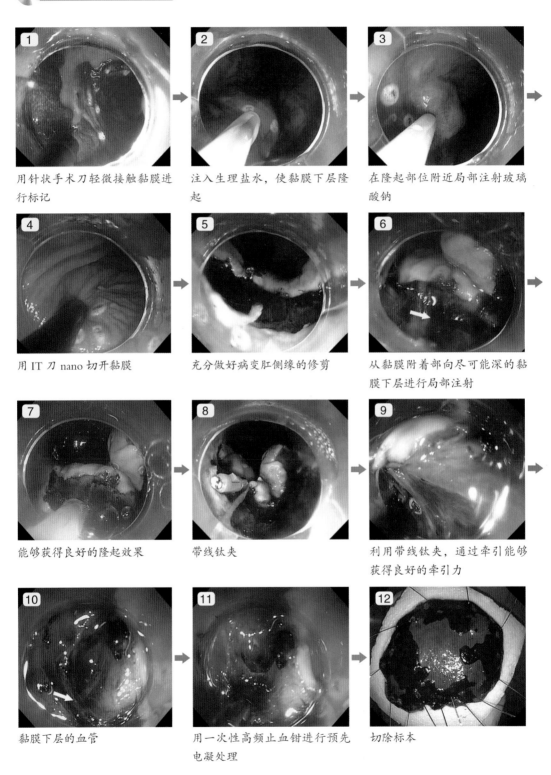

1 用针状手术刀轻微接触黏膜进行标记

2 注入生理盐水，使黏膜下层隆起

3 在隆起部位附近局部注射玻璃酸钠

4 用 IT 刀 nano 切开黏膜

5 充分做好病变肛侧缘的修剪

6 从黏膜附着部向尽可能深的黏膜下层进行局部注射

7 能够获得良好的隆起效果

8 带线钛夹

9 利用带线钛夹，通过牵引能够获得良好的牵引力

10 黏膜下层的血管

11 用一次性高频止血钳进行预先电凝处理

12 切除标本

图 3 胸部中段食管 ESD 的实际操作

病变肛侧的充分修剪和利用系带线钛夹牵引进行剥离

切开黏膜以后，对病变肛侧做好充分地修剪，剥离最终阶段的切除边缘线就容易辨认了。在肛侧的修剪不够充分时，有可能误剥离肛侧切线外的黏膜下层，这一点必须注意。用带线钛夹将病变向口侧牵引，以此获得良好的牵引及视野，可以高效完成剥离[1]。

Dr.GOTOHDA 评论

食管内腔 7 点钟方向是胃液和冲洗液、血液积存的部位。不仅剥离，从黏膜切开的那一刻开始，就要心中先模拟切开部位和剥离顺序，按照尽可能不受积液影响的顺序进行切开和剥离十分重要。另外还应该考虑到，万一想要切开和剥离的部位被浸没而无法辨认、一紧张就会忘记变换体位，这种情况该如何处理。

参考

病例1 这是距中切牙 25～29cm、以 8 点钟方向为中心、直径 30mm 大的 0~Ⅱc 病变（图 4A）。如前述策略，进行环周切开。进行肛侧的修剪，口侧开始剥离。但是，正如该病例，病变在食管左侧壁到后壁之间的情况下，由于重力作用容易积液，仅靠带线钛夹的牵引力，可能难以潜入剥离层面（图 4B）。因此，该病例中，让患者从左侧卧位变为仰卧体位，改变带线钛夹的牵引力方向，这样更容易辨认剥离层面（图 4C ）。

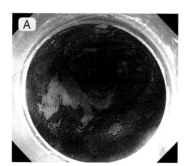 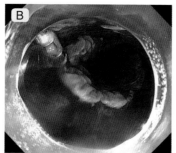 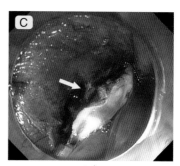

以 8 点钟方向为中心的 0~Ⅱc 病变　由于重力作用液体积聚，难以获得展开的剥离层面　变换体位后，带线钛夹的牵引力方向随之发生变化，更容易辨认剥离层面

图 4　参考病例 1：胸部中段食管病变

关键点

● 充分使用系统中图像增强等各种手段，术前进行充分的深度诊断十分重要
● 食管壁较薄，与胃相比穿孔的风险更高，所以需要用玻璃酸钠使黏膜下层充分隆起，通过使用前端附件透明帽以及变换体位来保证安全的操作视野十分重要
● 为避免剥离最终阶段的被困，要充分做好病变肛侧的修剪
● 使用带线钛夹可以获得良好的牵引力，能够高效进行剥离

参考文献

[1] 小山恒男：食道 ESD のコツ–糸付きクリップによるカウンタートラクション．消化器内視鏡, 23：130–133, 2011

> **专栏**
>
> ## 内镜医生和临床试验的新时代?
>
> 福田治彦
>
> 如同很多手术技术的开发一样，内镜治疗也是经过之前临床试验的前提下开发出来的。从流行病学、统计学的观点来看，这是非常需要的。"如果是 100 或 0, 就不需要统计"。100 例患者中的 100 例都能"治好"的话，比起全身麻醉后进行腹腔手术，内镜切除绝对更胜一筹。在内镜切除中，不是用"治愈"评估，而是用替代终点（surrogate endpoint）所谓的"病理学上的完全切除"的硬指标进行评估。如以"病理学上的完全切除"为研究指标，在无选择偏差的前提下，"回顾性研究"（正队列病例研究）也好，前瞻性研究也好，其价值不会改变。基于"回顾性的研究"，内镜切除能达到"病理学上的 100% 完全切除"，进行内镜切除的想法被视为理所当然。
>
> 但是近年来，大范围病变切除后，经内镜光动力（PDT）治疗，与化疗、放疗一起进行组合治疗等，内镜治疗的适用范围在持续扩大。这意味着内镜治疗迈向了无法以"100 或 0"判断的领域，即超出了"回顾性研究"的领域。这是因为，一是"病理学上的完全切除"这一绝对指标不能使用(＝ 由于不确定性,所以必须运用概率论)；二是外科手术进行腹腔镜下楔形切除加前哨淋巴结清扫术等，都是力求低损伤，这样一来，内镜治疗所独具的压倒性的"低损伤"正在减弱。也就是说，内镜治疗在风险、优势和劣势的评价上迄今为止还没有真正的对手，直到出现了低损伤性外科手术。实际上，研究是否要随机化，需考虑其可行性，但至少与此前经"回顾性研究"后，便足够进行的治疗开发不同，同其他抗癌治疗一样，必须要用生存时间和无复发时间等尺度，来比较评估风险／收益。
>
> 今后的内镜医生，不仅要磨炼技术，还必须要钻研临床试验的方法，或者虽然技术不够、但熟知研究方法的内镜医生，也可能受到重用。

第1章 食 管

4. 环周性病变

环周性病变，从何处开始着手呢？

环周性病变的内镜治疗，只有在能进行治疗后狭窄管理或追加治疗的专门中心才能进行治疗。病变的部位和长度不同，导致难易程度也不尽相同。该病例怎么处理呢？

以胸部中段食管为主，发现环周性淡红色的黏膜。用 NBI 观察该部位，可以辨认出明显的茶褐色区域（brownish area），通过喷洒碘液可以看到粉色征（PC Sign）阳性不染色区域，因此诊断为食管癌。病变口侧有轻微凹陷，而肛侧伴有隆起成分，病型为 0~Ⅱc+Ⅱa。长度约 70mm，环周部分约 60mm（图 1，图 2）。

该病例该从何处开始着手呢？

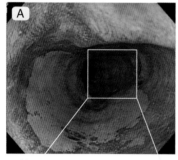

口侧

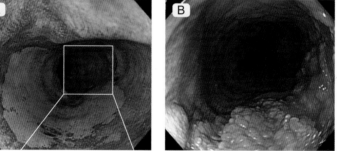

肛侧

图 1 以胸部中段食管为主的环周性病变的色素内镜图像（碘液喷洒后）

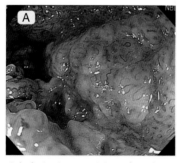

隆起部分的 NBI 放大观察图像　　　　同一部位的 EUS 图像

图 2 以胸部中段食管为主的环周性病变的放大观察图像、EUS 图像

黏膜切开

环周性病变治疗的基本过程和非环周性病变一样。但由于环周性病变在黏膜切开时不需要进行纵向切开，所以首先将肛侧的黏膜横向切开。这时严格进行肛侧的深切开（deeper cut）（也就是所谓的修剪）是非常重要的。这一工作在非环周性病变治疗中也是必要的。但在环周性病变中，为求高效，剥离时常常需要在黏膜下层建立隧道，所以有必要更加明确剥离的目标终点。如果肛侧的深切（deeper cut）不够充分的话，不但有超过病变一直剥离到健康黏膜下的危险，而且之后的剥离更费工夫。不要着急，切实做好深切（deeper cut），反而能够缩短手术时间（图 3- ①，②）。

肛侧的切开完成后，就转移到口侧的操作。口侧的黏膜切开从哪里开始都可以。IT 刀 nano/IT 刀 2 代这类以拉刀为主的器械，从肛侧的部位开始，反过来在用尖端型刀进行切割时，从口侧开始比较高效。这一点可以配合器械特点进行调整。

黏膜下层剥离

口侧的黏膜切开之后，接着开始黏膜下层剥离。虽然开始剥离的方向不固定，但一般先左侧卧位，处理好容易积液的左侧壁的话，后面的剥离操作就会很轻松。另外，如果情况允许，可以积极利用体位变换的优势。但是，体位变换有可能导致操作内镜的感觉与平时不同，所以在不熟悉的体位下，有必要比平时更加慎重地进行操作。

剥离时保证良好的视野是最为重要的。在口侧缘的深切（deeper cut）做完后用带线钛夹牵引提供切线方向的张力，就能够在确保良好视野的状态下继续剥离。环周性病变，有时会用多个钛夹。

另外，在黏膜下层建立隧道对于缩短手术操作时间非常有效。普遍认为需要用先端系的设备才能在黏膜下层建立隧道，其实用 IT 刀 nano/IT 刀 2 代也可以。在刀尖轻轻下压的状态下通电，周围的黏膜下层只会有小部分剥离，继续左右移动进行剥离的话，就能产生内镜能通过的空间。反复进行该操作，便能够在短时间内在黏膜下层形成隧道（图 3- ③ ~ ⑥）。

利用内镜的附送水功能向黏膜下层追加局部注射虽然有效，但当黏膜下层空间不足，可以适当追加用普通的注射针（或者像 Flush 刀一样能够进行局部注射操作的器械）进行局部注射操作很重要。而且，如前所述，肛侧的黏膜切开不充分的话，建立的隧道有可能超出必要长度，所以有必要注意。环周性病变的情况下，有时需要制作 2 至 3 条隧道。

预防狭窄的治疗

食管癌的内镜切除中，因治疗导致的黏膜缺损如果超过 3/4 周的话，瘢痕狭窄的概率非常高。所以之前的指南（《食管癌诊断·治疗指南 2007 年版》）中，内镜治疗的适应条件中包括了病变环周占比的标准。自 2010 年用类固醇药物预防治疗后狭窄开始普及后，环周性病变的内镜切除开始普及。Hashimoto、Hanaoka 等报告了曲安奈德的局部注射疗法[1,2]，Yamaguchi 等报道了氢化泼尼松口服疗法[3]，二者作为预防狭窄的治疗都取得了非常良好的结果。2012 年修订的指南中，考虑了这些成果，从内镜治疗的适应证中取消了环周占比的规定。

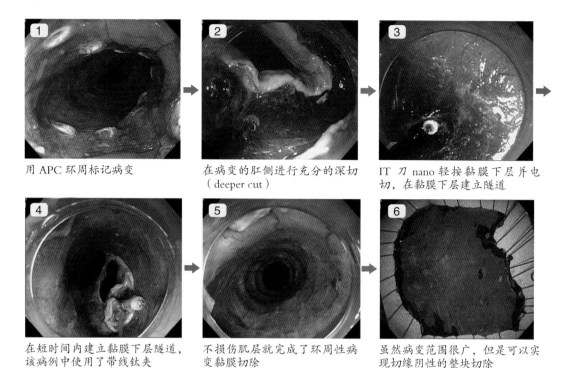

图中各分图说明：

1. 用 APC 环周标记病变
2. 在病变的肛侧进行充分的深切（deeper cut）
3. IT 刀 nano 轻按黏膜下层并电切，在黏膜下层建立隧道
4. 在短时间内建立黏膜下层隧道，该病例中使用了带线钛夹
5. 不损伤肌层就完成了环周性病变黏膜切除
6. 虽然病变范围很广，但是可以实现切缘阴性的整块切除

图 3　胸部中段食管环周性病变的 ESD

表 1　食管 ESD 后狭窄的预防治疗

治疗方法	内容	优点	缺点
预防性的扩张术	在狭窄发生前反复进行扩张术	不需要药物	需频繁使用内镜
局部注射类固醇类药物	向溃疡底部局部注射曲安奈德	类固醇类药物用量较少	·技术烦琐 ·有迟发性穿孔的风险
口服类固醇类药物	短期口服氢化泼尼松	简便	·总的药物剂量较大 ·有感染风险
聚乙醇酸薄膜	在溃疡底部贴上薄膜	材料市面有售	·技术烦琐 ·价格高
细胞生物膜	在溃疡底部贴上培养的细胞生物膜	利用自身细胞培养的生物膜	由于还处于研究阶段，可用的生物膜较少

　　关于类固醇药物的使用途径、使用时间、次数和用量等虽然没有明确的标准，但是目前普遍采用的是单次局部注射曲安奈德 100mg 或口服氢化泼尼松 8 周。类固醇药物对于预防狭窄虽然有效，但环周性黏膜切除，很多情况下无法完全预防狭窄。虽然表明增加类固醇药物用量（使用次数和使用时间的延长）、使用聚乙醇酸薄膜[4] 和细胞生物膜[5] 等治疗狭窄有效，但是为了进一步提高疗效，现在仍在积极研发新的治疗方法（表 1）。

　　在探讨关于环周性病变的内镜切除时，存在技术难度高、治疗后食管狭窄产生、治疗过程较长等问题，对于上述问题有必要进行充分说明。

答 从肛侧黏膜切开开始

除食管与胃连接处的病变外，食管 ESD 中无法进行倒镜操作。在病变涉及全周时，从肛侧开始处理是最基本的。充分做好肛侧的深切（deeper cut）之后，可以安全地进行接下来的剥离操作。所以，无论花费多少时间，确实做好肛侧的处理十分重要。

Dr.GOTOHDA 评论

ESD 和战争、恋爱的共同点是，开始很简单，撤退很难。而且，除了恋爱，其他两者开始之前都应该考虑好善后的问题。环周性的食管 ESD，比起手术中的困难，术后的困难更棘手。医生和患者都要充分理解这一点，谨防盲目乐观。

关键点

- 左侧卧位时，先处理容易积液的左侧壁，之后的操作会更轻松。
- 环周性病变时，建立黏膜下层隧道和利用带线钛夹，有利于缩短手术时间。

参考文献

[1] Hashimoto S, et al. The efficacy of endoscopic triamcinolone injection for the prevention of esophageal stricture after endoscopic submucosal dissection. Gastrointest Endosc, 2011, 74:1389-1393

[2] Hanaoka N, et al. Intralesional steroid injection to prevent stricture after endoscopic submucosal dissection for esophageal cancer: a controlled prospective study. Endoscopy, 2012, 44:1007-1011

[3] Yamaguchi N, et al. Usefulness of oral prednisolone in the treatment of esophageal stricture after endoscopic submucosal dissection for superficial esophageal squamous cell carcinoma. Gastrointest Endosc, 2011, 73:1115-1121

[4] Ono S, et al. An effective technique for delivery of polyglycolic acid sheet after endoscopic submucosal dissection of esophagus: the clip and pull method. Endoscopy, 2014, 46:E44-45

[5] Ohki T, et al. Prevention of esophageal stricture after endoscopic submucosal dissection using tissue-engineered cell sheets. Gastroenterology, 2012, 143:582-588

第1章 食 管

5. Barrett 食管癌

草野 央，谷口浩和

难易度：**超难·难·普通·易**

问 发生于 Barrett 食管的病变的治疗方法是什么？

发生在 Barrett 食管的腺癌名为 Barrett 食管癌。欧美地区白种人的发病率急剧上升[1]。推测日本今后确诊数量也会增加[2]。图 1 是 72 岁女性进行反流性食管炎随访检查时发现的病变。此类病变，该怎样诊断并治疗呢？

 DVD 实践篇 第1章 –5

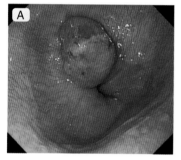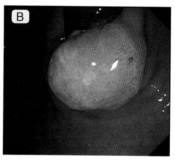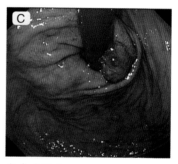

普通内镜观察　　　　　　　　　　　　　　　色素喷洒后

图 1　Barrett 食管的病变

策　略

普通内镜观察及色素内镜观察

Barrett 食管是指与胃相连的食管内的鳞状上皮被柱状上皮替代部分。因此，在诊断 Barrett 食管时，首先确定食管与胃的连接处（esophago gastric junction：EGJ）是很重要的。日本把内镜 EGJ 的指定为"食管下段栅状血管的部分[3]"，但在欧美却是"胃黏膜皱襞的上缘[4]"，诊断标准还有待统一。另一方面，早期 Barrett 食管癌的内镜图像大部分病变是轻微发红和增厚，看起来黏膜只有一点点不规整[5]，不注意观察的话难以发现（诊断）早期癌变。而且，Barrett 食管癌的诊断（范围，深度）很多时候还受到炎症的影响。

该病例（图 1）是在短 Barrett 食管（short segment Barrett's esophagus：SSBE）基础上发生的早期 Barrett 食管癌。确认 EGJ 旁 11~12 点钟方向有隆起性病变，界线明显。

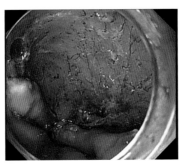

图2　病变切除后

治疗方法的选择

在欧美，对于早期的 Barrett 食管癌，虽然会进行光动力治疗（photo-dynamic therapy：PDT）和氩气等离子电凝（argon plasma coagulation：APC）等内镜治疗，但治疗后无法进行病理组织学检查和评估，残留率很高，很难说这是一种精准可靠的治疗方法。如果是早期 Barrett 食管癌病变，当然希望可以通过损伤更低的内镜手术来切除。而且，不仅可根治，并可进行病理组织学上的详细检查，能够整块切除的 ESD 手术，在治疗早期 Barrett 食管癌方面越来越重要[6]。该病例虽然在术前诊断中不能排除存在黏膜下层浸润的可能性，但是 ESD 还是首选。

使用 IT 刀的 ESD

①标记

以术前观察病变情况为基础决定切除范围，再进行标记。通常在病变外侧5mm处标记。但 Barrett 食管癌时，口侧的标记要稍微扩大。这是因为，Barrett 食管癌中，癌变延伸至口侧扁平鳞状上皮下段，由于治疗前使用 PPI（质子泵抑制剂）导致部分癌变被扁平鳞状上皮覆盖的情况时有发生。

②局部注射

局部注射液原则上是用添加了靛胭脂和肾上腺素的生理盐水（肾上腺素每 0.1mg 加生理盐水 20mL，适量靛胭脂）。想要长久维持隆起的话，最好使用更黏稠的玻璃酸钠（MucoUp®）。

③黏膜切开及黏膜下层剥离

用 IT 刀 2 代时，黏膜切开从口侧开始。由于食管是狭窄的管腔脏器，无论纵向还是横向切开，用 IT 刀 2 代都常有困难。因此要事先做好预切。另外，如果用 IT 刀 2 代切开比较困难时，应毫不犹豫地改用针状手术刀等尖端型器械，这样更方便。口侧黏膜切开后，如果病变范围较大，就先进行一定程度的口侧黏膜剥离。从口侧开始至 EGJ 附近进行剥离的话，受重力影响病变会向胃部移动，这时通过倒镜操作，肛侧的处理会更加容易。如果口侧的剥离不充分，就用倒镜操作处理肛侧的话，病变会慢慢滑落至食管内，剥离操作会变得困难。

食管壁很薄。进行食管 ESD 时，如果以和胃部 ESD 相同的手感轻按 IT 刀 2 代的刀刃进行切开或剥离的话，就会引发穿孔。只要前端绝缘陶瓷球不被黏膜挡住、轻轻抵住

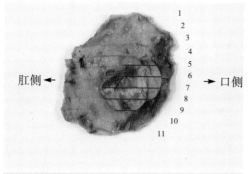

—— 高分化腺癌（M）
—— SM 浸润（SM2）

图 3　病变的复原图

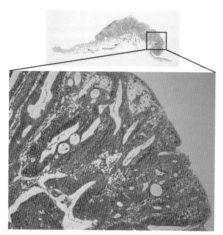

图 4　肿瘤部分

就可以了。刀刃也稍微抬起，不要过多接触黏膜下层，然后再进行切开、剥离。另一方面，Barrett 食管受食管炎的影响，导致黏膜下层常伴有纤维化。在剥离时，有必要不断确认剥离层面是否合适，慎重进行剥离。另外，很多病例中 Barrett 食管伴有食管裂孔疝。如果治疗范围在疝内，导致水和血液积聚，视野会不清楚。止血、反复吸引、时常变换体位留出手术空间，非常必要。

　　口侧处理结束以后，进行倒镜操作切开剩下的肛侧黏膜及黏膜下层剥离。此后操作与胃 贲门部病变相同。口侧的处理做好以后，就能够明确判断剥离时的目标部位，也能顺利完成剥离操作（图 2）。

　　IT 刀 2 代与之前的 IT 刀相比，横向切开性能更为出色，在食管管腔脏器的 ESD 方面非常有效。但是，以与 IT 刀 1 代同样强度按压的话，IT 刀 2 代更容易引起穿孔，所以有必要十分小心。

　　④病理所见

　　该病例中，在图 3 所示的范围内为增殖的高分化腺癌（图 4），深度为 SM2（700μm）（图 5）。肿瘤中有很多柱型细胞，黏膜下层浸润部分及相邻的深黏膜层留存了细胞外黏液。部分出现低分化倾向，淋巴管浸润也为阳性。背景黏膜是由伴肠上皮化生的贲门腺组成、

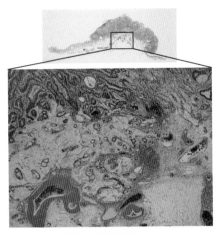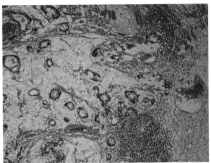

图5　肿瘤部分（SM浸润）

可看到柱状上皮下的食管腺，确定为 Barrett 黏膜。最终病理诊断为高分化腺癌，0~Ⅰb，17mm×14mm，SM2（700μm），ly1，v0，HM（−），VM（−）。

 ESD 的整块切除

　　该病例是 SSBE 下的早期 Barrett 食管癌。为了能够进行详细的组织病理学讨论，通过 ESD 进行整块切除是首选，切除标本经过详细的病理组织学检查。如果技术上难以实现，选择外科切除也可以。

Dr.ONO 评论

切除的策略与草野医生等人相同。草野医生已经强调了，术前的范围诊断很重要。口侧尤其容易呈现切缘阳性。所以重点是保留充分阴性切除余地之后再设定切割线。预先进行阴性活检也可以。

参　考

　　病例1　长 Barrett 食管（long segment Barrett's esophagus：LSBE）的 Barrett 食管癌，病变范围非常不明显的。活检后再决定切除范围，用 IT 刀 2 代实施 ESD（图 6）。

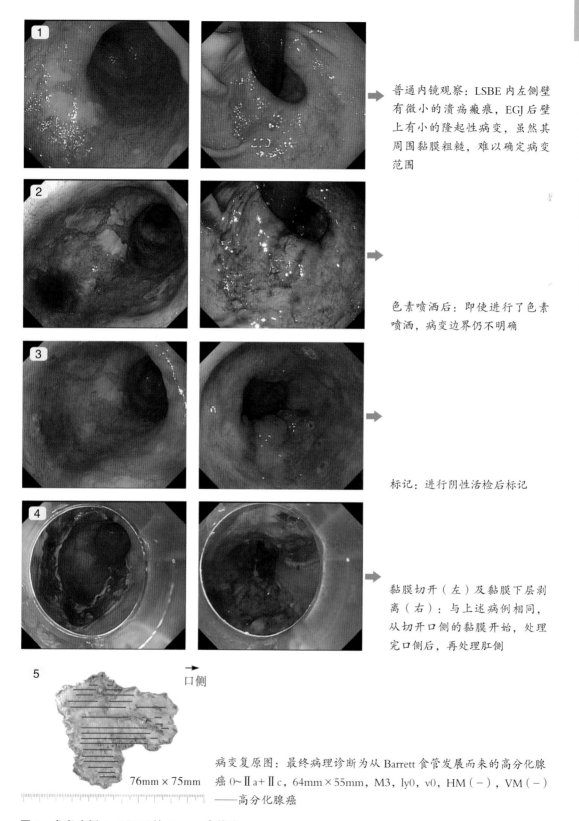

普通内镜观察：LSBE 内左侧壁有微小的溃疡瘢痕，EGJ 后壁上有小的隆起性病变，虽然其周围黏膜粗糙，难以确定病变范围

色素喷洒后：即使进行了色素喷洒，病变边界仍不明确

标记：进行阴性活检后标记

黏膜切开（左）及黏膜下层剥离（右）：与上述病例相同，从切开口侧的黏膜开始，处理完口侧后，再处理肛侧

口侧

76mm × 75mm

病变复原图：最终病理诊断为从 Barrett 食管发展而来的高分化腺癌 0~Ⅱa+Ⅱc，64mm×55mm，M3，ly0，v0，HM（-），VM（-）——高分化腺癌

图 6　参考病例 1：LSBE 的 Barrett 食管癌

病例2 SSBE（不足3cm）为背景的Barrett食管癌，用IT刀实施了ESD（图7）。

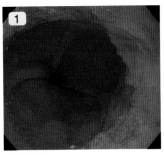

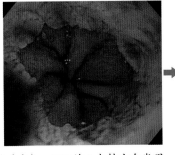

普通内镜观察（左）及色素喷洒后（右）：EGJ的5点钟方向发现有凹陷性病变。凹陷口侧覆盖有扁平鳞状上皮，病变边界不明确

标记：在口侧扩大范围标记

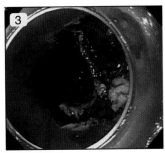

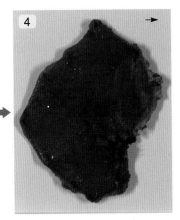

黏膜切开（左）及黏膜下层剥离（右）：切开从口侧的黏膜开始，倒镜处理肛侧

病变复原图：最终病理诊断为从Barrett食管发展而来的高分化腺癌。0~Ⅱc，18mm×55mm，M3，ly0，v0，HM（-），VM（-）
——高分化腺癌

图7 参考病例2：SSBE的Barrett食管癌

关键点

- Barrett食管癌很多时候难以同时进行病变性质和病变范围的诊断。首先要在正确诊断的基础上选择切除方法
- 选择内镜治疗时，为了进行详细的病理组织学检查，需选择可以整块切除的方法。尤其对于范围较大的病变和边界不清楚的病变，ESD和外科手术是首选
- 治疗Barrett食管癌的ESD操作很难，拥有可靠的策略非常重要

参考文献

[1] Blot W J, et al. Rising incidence of adenocarcinoma of the esophagus and gastric cardia. JAMA, 1991, 265:1278-1289

[2] Kusano C, et al. Changing trend in the proportion of adenocarcinoma of the esophagogas-

tricjunction in a large tertiary referral center in Japan. J. Gastroenterol Hepatol, 2008, 23: 1662-1665

[3] 星原芳雄, 他：下部食道縦走血管の内視鏡的観察とその意義. Gastroenterol Endosc, 28：941-946, 1986

[4] Sharma P, et al. The development and validation of an Endoscopic grading system for Barrett's esophagus:The Prague C and M criteria. Gastroenterology, 2006, 131:1392-1399

[5] 後藤田卓志, 他：早期 Barrett 食道癌の内視鏡的特徴についての検討. 胃と腸, 39：1251-1258, 2004

[6] Yamada M, et al. Long Term outcome of endoscopic resection of superficial adenocarcinoma of the esophagogastric junction. Endoscopy, 2013, 12:992-996

第2章　胃

1. 幽门管附近，累及十二指肠病例

滝沢耕平

 从口侧开始？还是从肛侧开始？

幽门管附近或者超过幽门管累及十二指肠的病变，从肛侧处理难度来看，可视作难以实施 ESD 的部位。以下病例又如何处理呢？幽门胃窦部前壁小弯侧有 20mm 的凹陷性病变，诊断为早期胃癌 0~Ⅱc，Tla（M），UL（-）（图1）。活检结果为 tubl，确定为绝对适合内镜治疗的病变。

该病例

A. 应先处理比较容易处理的口侧，再着手比较困难的肛侧吗？

B. 应先处理比较困难的肛侧，再着手比较容易的口侧吗？

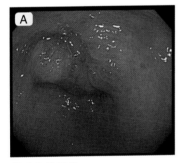
普通内镜图像

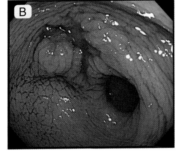
靛胭脂喷洒后图像

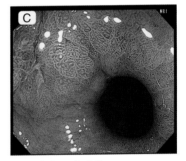
NBI 放大观察图像

图1　幽门管附近的病变（A~C）

策略

在幽门管附近或者超过幽门管累及十二指肠的病变中，肛侧处理比较困难的原因在于，幽门管空间狭小，难以随心所欲地进行切开操作。幽门管附近的病变和累及十二指肠的病变，严格来说多种 ESD 的实施方法都不尽相同，但基本上都是如何先处理肛侧的问题。只要肛侧处理完，接下来就是 ESD 较为容易处理的胃窦部病变。如果顺序弄错从容易的胃窦部（口侧）开始的话，病变会翻转到肛侧，遮住幽门管附近，埋没于幽门管附近，操作会变得非常困难[1]。接下来边阐述 IT 刀系列器械操作要点，边讲解手术顺序。

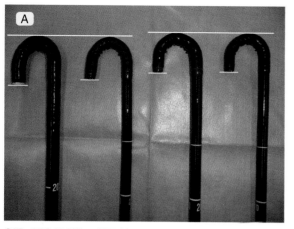
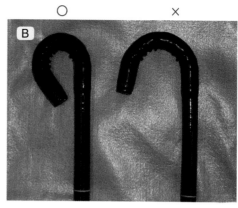

GIF- 2TQ260M　GIF-H260　　GIF-Q260J　GIF-XQ260

图2　内镜的选择

A.不同内镜前端硬性部分的长度存在很大差异

B.左图为保养良好的内镜，右图的内镜需维护

准 备

内镜的选择很重要，尤其是能否在十二指肠球部倒镜，很大程度上决定了ESD的难度，所以术前检查阶段进行确认很重要。在球部狭小空间无法倒镜的情况下，尝试更换为前端硬质部更短的内镜（图2A）。内镜前端弯曲能力的保养也很重要（图2B）。而且，标记和预切时，如果在幽门管部位顺时针正向操作的话，前端安装比一般稍长的透明帽，会使视野更加开阔。但另一方面，透明帽太长的话难以实现球部倒镜，所以要根据情况灵活处理。

标 记

开始进行ESD时，诊断范围非常关键。ESD时代，大面积病变的整块切除变得更加容易。如果术前病变范围不确定的情况下，切除的面积会扩大。但是，幽门管附近的病变，十二指肠侧的范围难扩大，难度会相应地增加。占幽门管环周范围的大的病变，术后狭窄的可能性也高，这一点必须注意。提示：用NBI放大观察法，尽可能做出正确的术前范围诊断，然后再进行标记（图3-①）。

局部注射

如果一开始就在幽门管的口侧进行局部注射，有可能遮挡即将预切的幽门管部位，所以，开始只需在幽门管周围做好局部注射。

预 切

病变达到幽门管时，内径前端安装稍长的透明帽来撑开幽门管，使肛侧的黏膜可以被透明帽顶拉到眼前（图3-②）。然后左右移动针状手术刀进行预切。左右切开的长度比一般预切要长一些（图3-③）。

如若需要对病变肛侧在倒镜下切开，重点在于，首先正镜向下尽量向深处（肛侧）进行预切开。其次将针状刀伸入预切的肛侧，向肛侧轻轻按压的同时，向胃腔方向提拉，追加切开肛侧（十二指肠侧）。这样做为了在十二指肠球部进行倒镜时，能更容易定位病变。尤其病变占幽门管半周时，有时会不清楚向哪个方向预切合适。尽可能切开肛侧

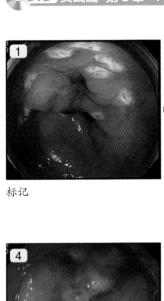

标记

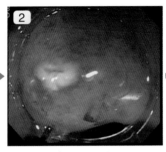

用前端安装的稍长透明帽按压在幽门管处，顶拉肛侧黏膜至眼前进行局部注射及预切

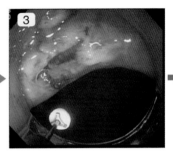

预切要比一般情况下更长一些，用 IT 刀左右扩展开

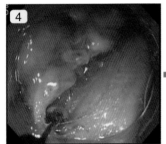

在幽门管的肌层上方滑动状剥离

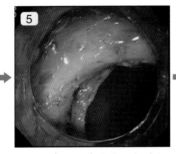

以幽门管肌层外露为目标进行剥离

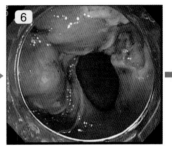

左右扩展开的同时，充分进行肛侧的剥离

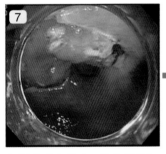

肛侧处理完成后，进行环周切开

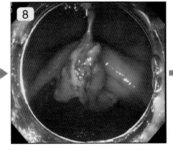

在肛侧放置带线钛夹进行牵引，黏膜下层的剥离会更加容易

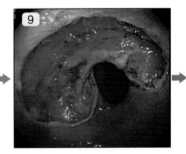

结束切除，无并发症，切除时间 24min

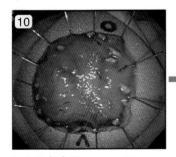

切除标本直径 41mm×36mm

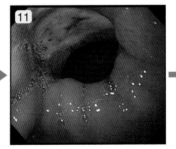

ESD 2 个月后的溃疡底部

图 3 幽门管附近的 ESD

方向，倒镜时就能看见切割线，就能知道病灶在哪里、向哪个方向切合适。

肛侧的黏膜切开、黏膜下层剥离

用 IT 刀扩展开肛侧预切以后，进行肛侧的黏膜下层剥离（图 3-④），直到露出幽门管的肌层（图 3-⑤）。

口侧的黏膜切开

在肛侧剥离进行到 1/3 周的时候（图 3-⑥），进行口侧 2/3 周的局部注射及周边切开，完成环周切开（图 3-⑦）。

黏膜下层剥离

肛侧的剥离一结束，病变就将全部牵拉入胃内，之后和一般的胃窦部病变操作相同，按此类型切除即可（图 3-⑨，⑩）。用带线钛夹牵引肛侧，可能会使剥离更加容易（图 3-⑧）。

狭窄对策

占幽门管环周范围的大的病变，有必要注意术后狭窄的发生。预计会形成狭窄时，要尽快（1~2 周后）再次进行内镜检查，必要时在狭窄发生之前进行预防性球囊扩张。近全周性切除时，如果预测会形成高度狭窄，则向 ESD 后的溃疡底部局部注射类固醇，也很有效。

B. 先处理肛侧，再着手口侧

> 如前所述，只要幽门管附近的黏膜切开及剥离操作结束，接下来就类似胃窦部病变。如果弄错顺序，从容易的口侧（胃窦部）着手的话，病变会向肛侧移动，被遮挡在幽门管附近，导致之后的操作非常困难。所以，应该尽可能先做好肛侧的处理。

Dr.GOTOHDA 评论

肛侧很难处理（即使处理不困难），在十二指肠球部倒镜困难的情况下，应该如何应对呢？从病变 8 点钟方向顺时针到 4 点钟方向，进行口侧的黏膜切开和黏膜下层剥离。从病变的口侧开始，剥离进行到一半的时候，用带线钛夹牵引 12 点钟方向部位，将肛侧拉出来，就可以进行肛侧黏膜切开。

参 考

病例1 这是一个比较长的向十二指肠侧延伸病例。进行球部倒镜，并从肛侧（十二指肠侧）切开和黏膜下层剥离开始。之后进行全周切开。剥离口侧的黏膜下层并切除（图 4）。

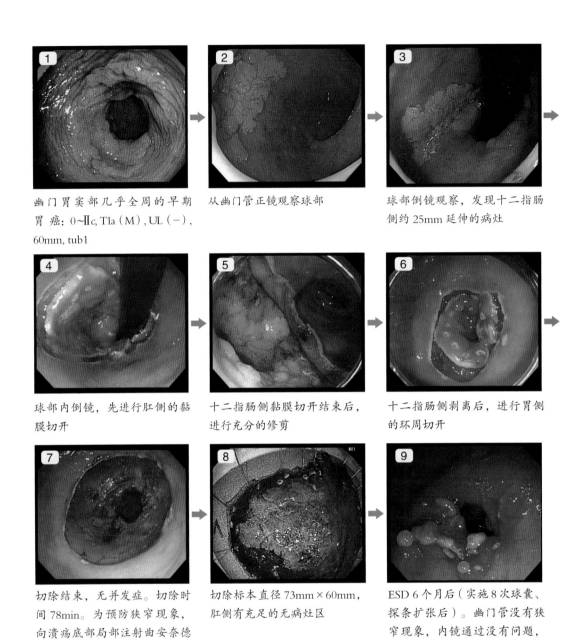

幽门胃窦部几乎全周的早期胃癌：0~IIc, T1a（M），UL（-），60mm, tub1

从幽门管正镜观察球部

球部倒镜观察，发现十二指肠侧约 25mm 延伸的病灶

球部内倒镜，先进行肛侧的黏膜切开

十二指肠侧黏膜切开结束后，进行充分的修剪

十二指肠侧剥离后，进行胃侧的环周切开

切除结束，无并发症。切除时间 78min。为预防狭窄现象，向溃疡底部局部注射曲安奈德 100mg

切除标本直径 73mm×60mm，肛侧有充足的无病灶区

ESD 6 个月后（实施 8 次球囊、探条扩张后）。幽门管没有狭窄现象，内镜通过没有问题，判断不需要追加探条扩张

图 4　参考病例 1

病例 2　病变并非在幽门管，而是累及远端胃切除术后吻合口（B~II再建）的一处病变。同样，一开始先通过倒镜操作将肛侧（小肠一侧）黏膜切开，从肛侧剥离，直到能越过吻合口看到胃黏膜下层。之后，进行胃侧的黏膜切开，完成环周切开，通过从肛侧的倒镜靠近病灶，将剥离进行到最后。

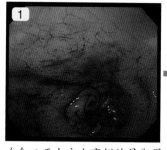

吻合口正上方小弯侧的早期胃癌：0~Ⅱc,T1a（M）,UL（−），30mm, tub1−2

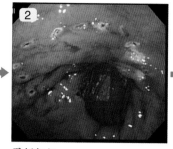

胃侧标记

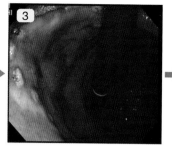

由于肛侧边界不明确，故在吻合口上方进行标记

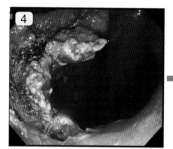

先进行肛侧（小肠侧）的黏膜切开

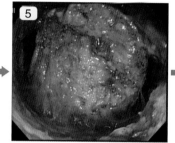

然后进行剥离，直到越过吻合口能看到胃黏膜下层

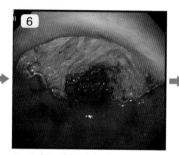

之后追加胃侧的黏膜切开，完成全周切开，由于很难从口侧靠近，所以从肛侧开始完成剥离

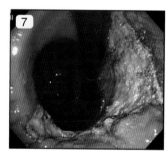

切除结束，无并发症。切除时长 139min。切除标本直径 70mm×45mm

图5　参考病例2

关键点

- 进行正确的术前范围诊断，尽量避免扩大切除范围
- 能否倒镜很大程度上决定了手术难度，所以事先应确认能否进行倒镜操作
- 正镜切除幽门管的时候，前端要安装稍长的透明帽
- 先专心于肛侧的处理。尽量完成肛侧的剥离，会使之后的操作更加容易
- 注意出现狭窄的可能性，在狭窄形成前进行预防性探条扩张（根据情况也要考虑局部注射类固醇）

参考文献

[1] 小野裕之：胃 ESD 困難例の克服-7. 幽門輪の ESD. 「食道・胃 ESD の基本手技」（小山恒男　編），pp. 225-227，メジカルビュー，2007

2. 胃窦部前壁、后壁

平良高一，町田浩久

 问　胃窦病变的 ESD 该如何进行？

该病变靠近胃窦部大弯侧后壁、直径 13mm、褪色的 0~Ⅱb（图 1），靠近胃体下部。该部位的特征是，有较多的贯通支血管，自始至终俯视下完成操作治疗。该处病变容易切除，是 ESD 手术精进的基本操作。

1. 以怎样的策略进行切除？

2. 切除时如何将出血量控制到最少？

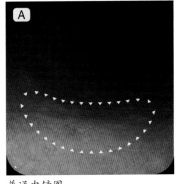

普通内镜图　　　　　　　FICE 图

图 1　近胃窦部大弯侧后壁的 0~Ⅱb 病变

策　略

术前诊断

本院术前诊断采用普通内镜检查（图 1A）和特殊光线染色放大内镜检查并用（图 1B），对于范围不明确的病变进行周边活检、确定范围。

标　记

该病例为未分化腺癌，UL（－），范围直径 2cm 以下，属于适合内镜治疗的扩大适应证病变。按照"胃癌治疗指南"，将其作为临床试验进行治疗[1]。在内镜确认的病变边界外侧 5mm，用针状刀进行标记（图 2-①）。针状刀采用 Forced 凝固模式，常会发生刀的前端粘在黏膜上的情况。通电结束的同时，将针状刀的前端收入刀鞘，这样一来就不会粘在黏膜上，流畅操作内镜了。

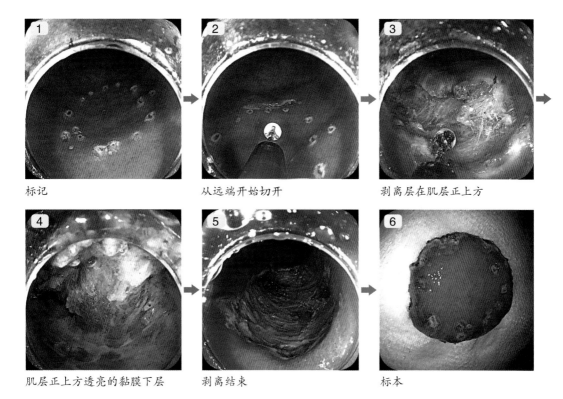

图2　胃窦部的 ESD

预切 – 黏膜切开

由于该病例中使用 IT 刀 2 代进行黏膜切开，所以预切位置在病变的远端侧，这个病例进行了两处预切。理由是，保留肛侧黏膜，以马蹄形状切开边缘，能够利用黏膜的张力，将病变拉至肛侧，这样剥离时容易深入黏膜下层，实现稳定操作[2]。由于穿孔的风险很高，所以预切时要尽量避免下压，并比其他部位进行稍多的局部注射，从而形成高的隆起，有利于防止穿孔[3]。

黏膜切开较浅的话，无法确定黏膜下层剥离的目标。所以，通过切开或深切，使黏膜下层疏松的结缔组织露出来十分重要。考虑到该病例靠近胃体下部，存在血管贯通支，进行黏膜切开及剥离时，要尽量避免出血，不深切，浅切至黏膜肌层即可[4,5]。将 IT 刀 2 代轻触黏膜，边确认切开线和标记的距离，边用 IT 刀拉切，以及有无出血的情况，缓慢谨慎地切开至口侧。缓慢切开的话，即使出现出血的情况，只要将 IT 刀 2 代稍稍撤回，就能够顺利进行止血处理。此次切开到黏膜肌层，没有出血就完成了黏膜切开。由于 IT 刀 2 代不但可以拉切，也能压着切、横切，调整接触黏膜的角度，多数情况下都能轻松切开黏膜。

黏膜剥离

从近口侧开始剥离。剥离开始后，将组织较为疏松、血管较少的肌层正上方透亮的黏膜下层设定为剥离层面，边保持该层次边剥离（图2-③，④）。通过对开始剥离部位深切、尽快到达剥离层面很重要。首先，沿着肌层，用 IT 刀 2 代压着黏膜下层，进行 1 ~ 2 次通电切割，在黏膜下层形成层次。根据这些层次，操作 IT 刀 2 代顺着胃壁曲线，从黏膜下层的最深部开始从切口滑动。将黏膜切开时剩余的黏膜肌层完全切开。接着，保持剥离层面的同时，从黏膜切开的最外侧向近端拉动 IT 刀，在病变内侧用 IT 刀 2 代的刀刃进行剥离。剥离也同时进行所谓的 IT 切除。剥离时，不是简单地移动内镜，而是用刀前端向即将剥离的部位输送电流，这种意识才是操作诀窍之所在。

虽说是从口侧向肛侧剥离，但该病例中，难以进入病变的下方，因而改变策略，进行全周切开和深切。这一操作能够使病变充分隆起，更容易确认应剥离层次。有血管贯通支时，要使血管完全暴露，用止血钳进行电凝，要防患于未然。

 黏膜切开时，保留肛侧黏膜，进行马蹄状切开，剥离肌层正上方

保留肛侧的黏膜进行切开，黏膜张力会使得剥离更加容易。剥离开始后尽快达到肌层正上方的剥离层次。保持在该层次进行黏膜剥离。将肌层正上方血管较少透亮的黏膜下层设定为剥离层面，能够将出血量控制在最少范围内。胃窦部病变容易受蠕动的影响，存在发生迟发性出血的情况，所以也有必要注意。但黏膜肌层较厚，黏膜下层也由于局部注射液较易隆起，再加上血管密度较低，不易发生术中出血，因此一般作为学习 ESD 的起始部位。

Dr.ONO 评论

胃窦部大弯侧病变是比较容易进行 ESD 的，初学者可以从这类病变开始学习。至于采用马蹄形切开还是全周切开，因人而异。我个人认为全周切开比较简单，但保留一部分黏膜来发挥张力的效果，也是一种手术方式。

参 考

病例 1 胃窦后壁病变（0~Ⅱa 8mm），保留部分肛侧缘黏膜，进行马蹄形切开后，再从口侧进行剥离切除（图 3）。

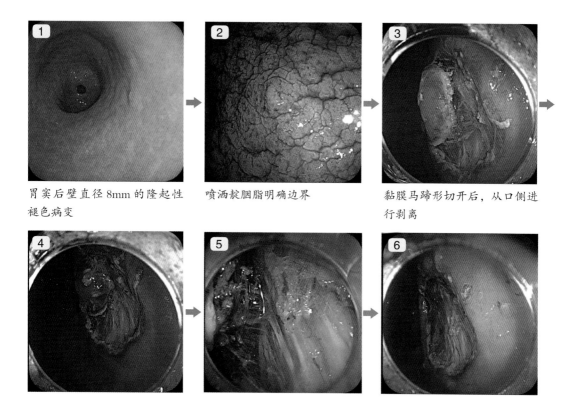

胃窦后壁直径 8mm 的隆起性　　喷洒靛胭脂明确边界　　　　黏膜马蹄形切开后，从口侧进
褪色病变　　　　　　　　　　　　　　　　　　　　　　　　　　行剥离

剥离血管密度稀疏的肌层正上方　结束剥离　　　　　　　　　剥离结束后的创面

图 3　胃窦后壁病变的 ESD

关键点

- 胃窦部病变保留肛侧黏膜，进行黏膜切开
- 剥离肌层正上方
- 考虑正确的对策，灵活应对

参考文献

[1] Ono H, et al. Endoscopic mucosal resection for treatment of early gastric cancer. Gut, 2001, 48:225-229

[2] 小野裕之，他：早期胃癌に対する IT ナイフを用いた EMR のコツ．消化器内視鏡，14：1737-1740, 2002

[3] 蓮池典明，他：治療困難例への対処法．消化器内視鏡，16：743-748, 2004

[4]「胃癌治療ガイドライン　第 4 版」（日本胃癌学会 編），金原出版，2014

[5] 小野裕之，他：胃癌に対する ESD/EMR ガイドライン．日本消化器内視鏡学会雑誌，56：310-323, 2014

第2章 胃

3. 胃窦小弯

佐川　保，佐藤康裕

难易度：**超难·难·普通·易**

问 以怎样的策略切除近胃窦部小弯的 2 个病变呢?

病例：内镜图像（图 1A~F）

近胃窦部小弯前壁病变 20mm 大小、靠近后壁病变 10mm 大小，相邻的两个隆起性病变。能够发现两个病变之间存在 5mm 的正常黏膜。

①相邻的两个病变，分别切除吗？还是，尽管很大，也要一次性切除？

②病变可以从正面观察。这样的病例可能出乎意料的艰难……怎样做才能顺利进行手术呢?

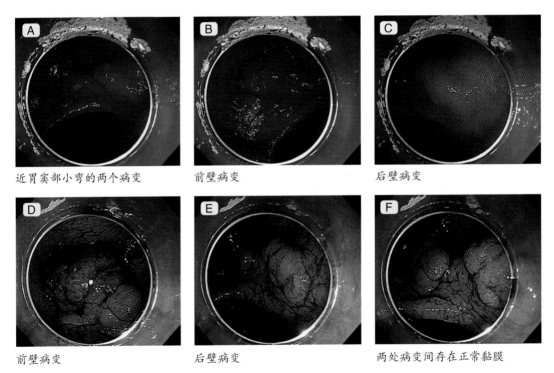

近胃窦部小弯的两个病变　　　前壁病变　　　后壁病变

前壁病变　　　后壁病变　　　两处病变间存在正常黏膜

图 1　普通内镜图像（A ~ C），色素喷洒后图像（D ~ F）

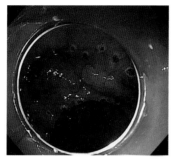 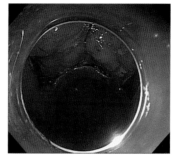

图2　使用 APC 标记　　　　图3　保留口侧黏膜，肛侧半周
　　　　　　　　　　　　　　切开

策略

　　胃窦部胃壁通常较厚，黏膜下层的血管密度较低，看不到纤维化。因此能够比较安全地切除，适合作为学习 ESD 的开始部位。但是，与容易接近的大弯侧病变相比，小弯侧病变难度稍高。主要原因在于病变正对视野，剥离时的切线方向难以靠近。尤其在使用 IT 刀时，刀与切面垂直，刀刃无法接近病变。再加上左侧卧位时，病变受重力影响，难以翻转，冲洗液和血液容易存留，导致视野不清。

　　标记

　　本院使用 APC（argon plasma coagulation：氩气等离子凝固）进行标记。与针状刀相比，最大的优点是几乎没有穿孔的危险（图2）。

　　从局部注射到预切，黏膜切开

　　①预切的位置和切开的顺序

　　在胃窦部小弯侧，近胃角处的病变还是近幽门处的病变，病变位置的不同，有必要稍稍改变治疗的策略。近胃角处病变的话，倒镜操作比较容易。越接近幽门处，倒镜操作会越困难。因此，若是近胃角处的病变，就在口侧进行预切，倒镜后，全周切开就没那么困难。但如果是近幽门处病变的话，通常是在口侧和肛侧进行预切。先从肛侧预切处，边拉边扭转内镜进行切开，之后再切开口侧。

　　另外还有一种方法是，在全周切开没有完成时，保留口侧的黏膜，半周切开肛侧后，对肛侧进行一定程度的剥离。采用这种方法，可以依靠黏膜的张力，使病变向口侧牵引，肛侧的处理就比较容易了（图3）。

　　②充分的预切和切开的诀窍

　　预切不充分的话，之后的黏膜无法切至适当的深度，所以先要进行充分的局部注射，用针状手术刀"充分的预切就是完全切开黏膜肌层"，这点十分重要。另外，预切也会导致穿孔，所以，通过局部注射形成充分隆起后立刻进行预切是最佳的。局部注射后，胃窦部能够充分隆起。所以初学者只要先做好预切部位的注射隆起，确认和周围的高度，就可以安心地进行深的预切了。

　　切开时，在充分的局部注射后，切开深度必须充分。尽量将病变置于视野的下方，

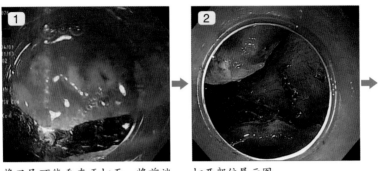

将刀尽可能垂直于切面，将前端绝缘端对着肌层，刀刃在肌层上方滑动切开

切开部位展示图

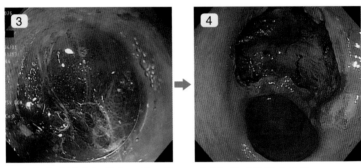

用前端透明帽施加张力，进一步撑开黏膜下层

病变切除后的溃疡底部

图4　黏膜下层剥离的实际操作

通过稍低幅度、间断地踩高频电装置的踏板，使 power peak system 发生作用，开始稳定的切开操作。胃窦部病变的话，如果全周切开时切的深度足够充分，病变和周边多产生很大的间隙，容易进行之后的操作。

如前所述，病变正对视野的话，直立的 IT 刀操作会比较难。切开阶段可能还行，但处理肛侧后壁时常会感到困难。此时可以通过扭转内镜和吸气注气调节胃内空气量来解决。

黏膜下层剥离

①垂直顶压切开剥离

剥离操作的原则是，从肛侧向口侧进行。将病变尽量牵引到口侧，通过倒镜操作进行剥离，后面的步骤会变得容易。反过来，如果先进行口侧的剥离，病变被牵引到肛侧的话，肛侧倒镜操作进行剥离就会比较困难。胃窦部病变在全周切开深度充分的话，就能拉开病变和周边的距离。所以，开始剥离时，只要局部注射充分，就不太难操作。但是，开始剥离肛侧时，刀与切面垂直是最难处理的，有时无论如何也难以打开切线方向的视野。这时，需要通过"垂直顶压切开剥离"进行剥离。关于这一手法，其他文稿中也曾对此有过说明。垂直顶压切开，即将刀尽可能垂直，绝缘陶瓷端压到黏膜下，利用内侧面3根短刀片进行剥离（图4-①）。这样一来，顺利的话，可以利用前端透明帽顶压病变侧，

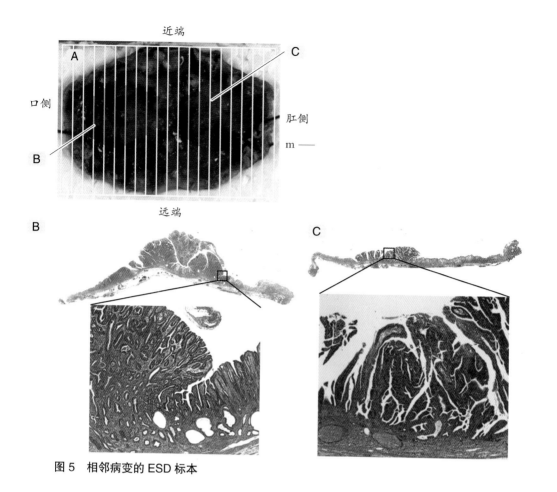

图 5　相邻病变的 ESD 标本

给剥离部位以张力，并用前端内侧面的刀刃进行剥离，然后将病灶翻起，可以进入黏膜下层，剥离速度随之大幅提高（图 4- ② ~ ④ ）。

②黏膜下层的止血

该病例是高隆起性病变，黏膜下层血管丰富、反复出血。但是一般情况该区域血管并没那么丰富。本院剥离时主要使用 swift coagulation 模式。对于黏膜下层血管的处理，血管较细的话，保持 swift coagulation 模式，刀稍离血管，保持不动，通电即可实现凝固。而若是较粗的血管，则通过止血钳（一次性高频止血钳）的 soft coagulation 模式进行预凝。

③胃窦部狭窄病例的操作要点

胃窦部的胃腔大小因人而异。在胃窦部狭窄的病例中，难以进行倒镜操作。如参考病例中的病例一样，有时必须通过俯视操作，从口侧、前后壁开始剥离。从前后壁开始剥离时，要从视野远端向近端剥离，尽量使 IT 刀与肌层保持平行、扭转内镜进行切开。盲切时有必要想象好肌层层面再进行。

ESD 标本（图 5A~C）

该病例为，图 5B：大小 20mm、0~Ⅰ、m、tub1 ≫ tub2、ly0、V0、LM（ - ）、VN（ - ）和图 5C：大小 9mm、0~Ⅰ、m、 tub1 ≫ tub2.ly0、v0、LM（ - ）、VN（ - ）的 2 处病变。病理学诊断，2 处病变不存在关联性。

①即使是多处病变，只要病变相邻，即便病变较大，通过整块切除，也能够实现切缘阴性，且能够缩短操作时间 [1]。

②胃窦部小弯病变的重点是病变肛侧的黏膜切开和剥离。从肛侧进行剥离，将病变牵引至口侧，剥离会比较容易。

Dr.ONO 评论

正如佐川医生所言，小弯侧病变的难处在于 IT 刀是垂直于切面的，难以靠近切线方向。我认为佐川医生的办法很好。最近常用的处理是，肛侧剥离一部分之后，在该部位用带线钛夹牵引，这样就能清晰辨认出黏膜下层，且剥离也更加容易。要是觉得困难的话，那我就推荐使用带线钛夹。

参 考

病例1 胃窦部小弯侧 10mm 大小、边界明确、发红的凹陷性病变。该病变口侧有 3 年前 ESD 留下的术后瘢痕（图 6）。内镜诊断，此次病变和瘢痕似乎没有关联性，上次

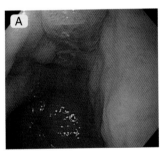

普通内镜观察：胃窦小弯处 10mm 大小、边界明确的微红色的凹陷性病变

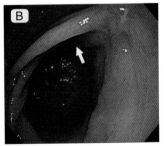

普通内镜观察：发现病变（⇨）附近溃疡性瘢痕（⇨）

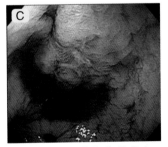

喷洒靛胭脂：病变范围明确。与瘢痕处不相连

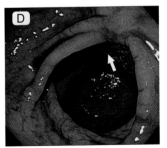

喷洒靛胭脂：可以发现瘢痕处有纤维化现象

图6 胃窦部小弯处的凹陷性病变和上次 ESD 后的瘢痕

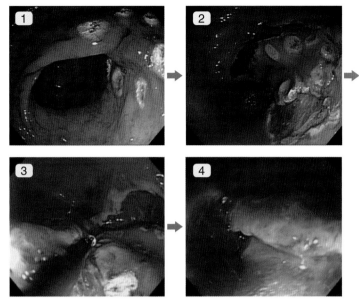

图 7　将小弯侧置于视野下方，进行剥离

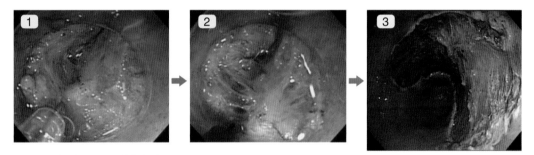

图 8　用针状手术刀剥离瘢痕

ESD 水平切缘情况不清楚，不能完全否定有所残留。而且常规的切开范围中，切线会经过瘢痕。鉴于此，将病灶口侧的切线位置设定在瘢痕的口侧，包括瘢痕在内，行整块切除。

　　该病例存在瘢痕导致的变形、胃腔狭窄的问题，没有充分的操作空间，倒镜操作比较困难。如在"问题"中的病例所述，不能用常规策略切除。然而，能够直视病变的情况较少，考虑到切线方向，用 IT 刀处理更容易。在病变肛侧进行预切，通过拉切进行全周切开并不困难。剥离从口侧、前后壁开始。这种病例，通过扭转内镜操作，能够使小弯侧病变的位于下方。该病例中，大部分剥离位于的 6 ~ 8 点钟方向进行（图 7）。至于上次 ESD 后的瘢痕，由于黏膜下层的纤维化程度问题，选择使用含有靛胭脂的局部注射液，在充分确认黏膜下层的纤维化和肌层的情况下，用尖端型手术刀（本病例中是针状手术刀）进行剥离（图 8）。

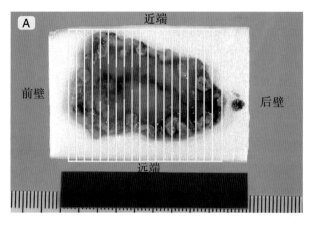

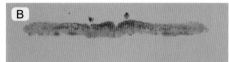

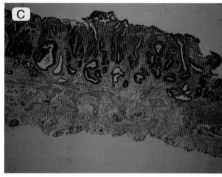

图 9　近瘢痕处病变的 ESD 标本

关键点

●胃窦小弯侧，根据近胃角、幽门、胃窦部胃腔空间大小的不同，治疗策略也不同。无论何种情况，都要首先考虑利用切开后的黏膜张力牵引病变，再考虑手术顺序

●如果切除部位正对视野的话，用 IT 刀切除很困难，但可以通过"垂直顶压按切除"来处理

参考文献

[1]　「胃癌治療ガイドライン　第 4 版」（日本胃癌学会　编），金原出版，2014

第2章　胃

4.　胃角小弯

西出宪史，堀　伸一郎

难易度：**超难**·**难**·普通·**易**

问 问 跨越胃角病变的 ESD 是从口侧开始? 还是肛侧?

胃角小弯病变的 ESD，从解剖学的角度来看，有必要避免切入病变和穿孔的发生。该病例位于胃角小弯（图 1），应该从口侧开始呢? 还是从肛侧呢?

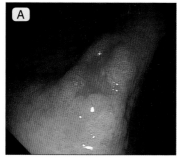

普通内镜观察

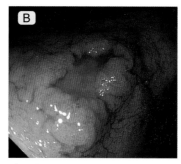

喷洒靛胭脂后

图 1　胃角小弯前壁 0~Ⅱc 病变

策 略

针对跨越胃角病变的 ESD，越过胃角时，有必要进行微调，使黏膜下层的剥离层面和肌层的走向一致。这一操作有时会比较困难。从口侧接近病灶的话，调整剥离层面比较困难，原则上从肛侧将病变向口侧翻卷。本病例也是在全周切开后从肛侧接近病灶，进行黏膜下层剥离，剥离病变越过胃角，牵引至口侧。以下记录了详细的顺序。

标 记

用 APC 进行标记（图 2- ①）。胃角小弯病变大多难以接近。这样的话，可将操作器械较长地伸出内镜。这样能够降低出血和穿孔的风险，安全清楚地进行标记。

预切 - 全周切开

通过倒镜操作，在病变口侧进行预切。要是难以接近的话，就从预设的远端开始切开。本病例中，从小弯侧开始，顺时针进行环周切开（图 2- ②，③）

该病例为胃角正上方的病变，进行了全周切开。在从胃角延伸至近胃窦的病变中，有时仅进行口侧的切开，然后剥离该部位，使病变脱离胃角，牵引至胃窦小弯后，再进行接下来的操作。反过来，在从胃角延伸至近胃体下部的病变中，只切开剥离肛侧，使病变脱离胃角，移至胃体下部，之后的操作就容易了。

深切 – 剥离

全周切开后，以切开深度较浅的部位为中心进行深切。对病变下的黏膜下层进行局部注射，使病变隆起后，全周性切开直至肌层正上方。因为病变边缘深度显露，剥离黏膜下层时，可以此为依据，避免剥离入病变内和剥离不充分的发生。深切病变口侧时，将稍稍倒镜，IT 刀 2 代提起，和切除面垂直，把 IT 刀 2 代的前端压在固有肌层上，并使其滑动，进行所谓的"垂直顶压切除"（图 2– ④ ）。

DVD 实践篇 第 2 章 –4

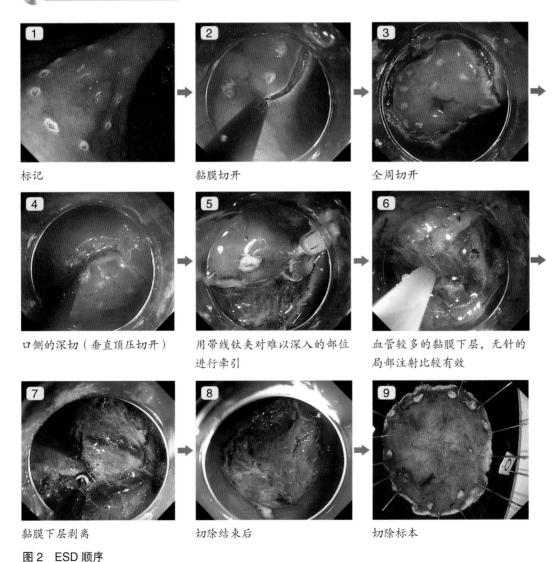

1 标记

2 黏膜切开

3 全周切开

4 口侧的深切（垂直顶压切开）

5 用带线钛夹对难以深入的部位进行牵引

6 血管较多的黏膜下层，无针的局部注射比较有效

7 黏膜下层剥离

8 切除结束后

9 切除标本

图 2 ESD 顺序

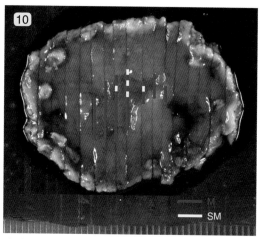

绘图

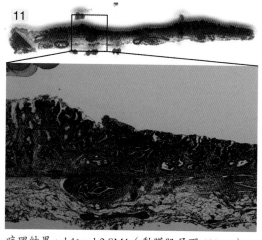

病理结果 tub1>tub2.SM1（黏膜肌层下 400μm）。ly（＋），v（－），HMO，VMO 标本直径 32mm×27mm。病变直径 16mm×11mm。由于 ly（＋），术后追加了外科切除

图 2（续）

剥离黏膜下层时，从肛侧向病变深入，将病变向口侧翻卷。如果病变无法深入、难以确认适当剥离层时，也可在病变边缘留置钛夹，或通过透明帽将其向上推以获得牵拉，这样就能够深入黏膜下层了 [1]（图 2-⑤）。

该病例位于稍稍靠近前壁的位置，从远端的小弯侧至肛侧，剥离时向上翻起病灶。胃角前壁的话，手上内镜的操作更容易直接传递到内镜前端。

跨越胃角

沿着胃角弧度，剥离的方向会产生变化。不平行于固有肌层方向剥离的话，容易造成剥离切面切入病变内和穿孔的发生 [2]。在跨越胃角时，确认肌层，再剥离肌层正上方，十分重要。在剥离层面难以辨认的情况下，通过反复进行小范围的剥离，能够预防切到病变和穿孔的发生。

在难以接近胃角部位的情况下，用压迫腹部、变换体位、减少空气量等方式，尽可能尝试接近，有时也有必要多弯内镜。

而且，对血管较多的黏膜下层进行局部注射时，在血管和血管之间，不要出针，局部注射的方法非常有效（图 2-⑥），能够预防注射针接触血管造成的意外出血。

口侧剥离 - 整块切除

剥离肛侧后，转移到近口侧的黏膜下层剥离。扭转内镜，将想要切除的部位移至视野的 6 点钟方向或 12 点钟方向，通过左右角度钮或扭转内镜、移动内镜，使刀横向移动进行口侧的剥离（参照实践篇第 2 章 -6，图 2-⑦）。随后，再次通过倒镜操作，进一步从肛侧剥离，然后整块切除（图 2-⑧~⑪）。

答 使病变从肛侧上翻至口侧，进行切除

越过胃角时，沿着胃角的弧度，剥离层面会产生变化，从肛侧处理比较容易确认剥离方向。

在剥离层面难以辨认的情况下，反复进行小范围的剥离，确认每一次剥离的方向，防止切入病变内和穿孔的发生。

Dr.ODA 评论

接近病灶后确保适宜的视野，是 IT 刀 ESD 的基本要点之一。由于胃的形状和大小不同，会经常遇到过于接近或难以接近胃角小弯的情况。遇到这种情况时，如西出医生指出的那样，更换合适的内镜，是获得良好视野的好方法。

参考

病例 1 位于胃角小弯中央的病变，从 ESD 一开始时，就难以接近病变。吸气和压迫腹部并用。全周切开后，使病变从肛侧上翻，进行剥离。肛侧的剥离完成一半以上后，再从口侧剥离。其后接近病灶会更加困难，遂改用多弯内镜完成剥离（图 3）。

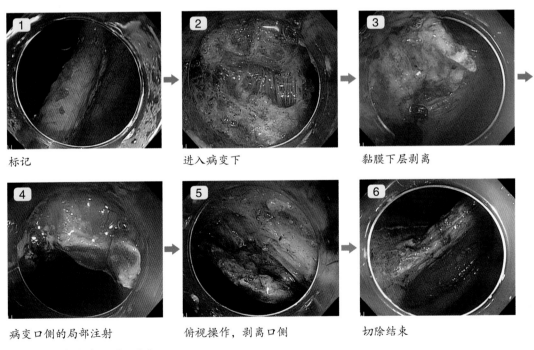

① 标记　　　② 进入病变下　　　③ 黏膜下层剥离

④ 病变口侧的局部注射　　　⑤ 俯视操作，剥离口侧　　　⑥ 切除结束

图 3　胃角部小弯 0~Ⅱc 病变

关键点

- 剥离越过胃角部分时，从肛侧让病变翻起，与胃角固有肌层的平面保持平行进行剥离
- 剥离胃角时需注意剥离层面的变化，小心切入病变内和穿孔的发生
- 难以接近的病例，通过压迫腹部、变换体位、吸气、用多弯内镜来解决

参考文献

[1] Yamamoto K, et al. ESD using endoclips to assist in mucosal flap formation. Endoscopy, 2012, 44: E334-335

[2] 西出憲史, 他：胃 ESD における偶発症（穿孔，出血，狭窄）の特徴とその対処法. 消化器内視鏡, 22：1555-1560, 2010

第2章　胃

5. 胃体下部前壁

中川昌浩

难易度：**超难·难·普通·易**

 难以接近病变时？

精查时发现胃底穹隆部大弯的早期胃癌，胃体下部前壁处有 20mm 的 0~Ⅱa 病变（图1）。活检结果是中度异型腺瘤，NBI 放大图像诊断为分化型 M 癌，实施了 ESD。

直视很容易发现胃体下部前壁的病变。观察容易，但有时难以接近。内镜治疗有一定难度。

难以接近病变时，应如何准备和处理呢？

DVD 实践篇 第2章 –5

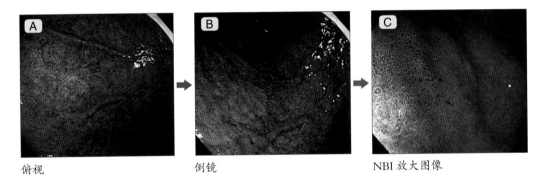

俯视　　　　　　　　倒镜　　　　　　　　NBI 放大图像

图1　胃体下部前壁处 20mm 大，0~Ⅱc 病变（左侧卧位）

策　略

难以接近病灶时的准备

内镜治疗的一个基本点是，接近病变，保证适当的距离。胃体下部前壁病变的 ESD，主要以倒镜操作进行，但有时难以接近。在做术前内镜检查时，必须想好 ESD 时的环周切开、黏膜下层剥离的情况，确认能否接近。如果难以实现倒镜接近，可以按如下操作。总之，事先准备好必要的内镜和治疗器械十分关键。而且，有时需要将几种方法组合起来灵活运用。

●接近的诀窍①：充分吸气

首先要尝试的是改变空气量，也就是充分吸气。而且，吸气后再治疗时，为保证视野、空间，必须安装前端附件（透明帽）。

● 接近的诀窍②：压迫腹壁

有时压迫腹壁十分有效。所以要请助手多试试压迫的部位和程度。

● 接近的诀窍③：变换体位

从左侧卧位调整为仰卧位，或者右侧卧位，也可以接近病变。右侧卧位时，不但内镜医生的站立位置要改变，还需要移动光源、显示器、高频电装置等各种机器。如果内镜室的空间不大，end rescue 装置（TOP 公司）就十分有效，它能够在保持左侧卧位时医生及机器位置不变的情况下，实现右侧卧位下的治疗。

● 接近的诀窍④：更换内镜

内镜的粗细、硬度的不同，其弯曲程度也不同。所以倒镜操作时，更换粗一些的内镜，可能容易接近病变。胃部 ESD 中，大多使用治疗内镜（GIF-Q620J 等）和通用内镜（GIF-H260 等），但有时更换为外径更粗的放大内镜和双孔道内镜也很有效。另外，有两处弯曲的双弯内镜，能够接近通常难以接近的部位。

● 接近的诀窍⑤：气囊辅助工具

对于倒镜操作难以接近的病变，为了将内镜保持在预想的位置，也可以使用气囊辅助工具。

● 其他诀窍：带线钛夹

黏膜下层剥离时，难以接近，需要从远端开始操作，或即使能够接近，也无法保持剥离层面的良好角度时，可尝试使用带线钛夹（intra-gastric lesion lifting method，胃内病变牵引法）。

操作器械：内镜

本人在实施 ESD 时，特别重视黏膜下层深层至固有肌层正上方的剥离切除，格外青睐 IT 刀 1 代这一能最安全地进行同一深度剥离的装置。IT 刀 1 代与 IT 刀 2 代 IT 刀 nano 不同，绝缘陶瓷的内侧面不存在刀刃，锐度欠缺。但由于刀的横向电流较少，所以在固有肌层正上方，即使横着刀，也能够安全剥离。

而且，ESD 常使用前端有送水功能的治疗内镜（GIF-Q260J）。但是，如果比较附件插入活检孔前伸的角度，GIF-H260J 比 GIF-H260 角度更向上（图 2）。黏膜下层剥离时，角度更向下会更容易操作。所以本人选择用 GIF-H260。用 GIF-Q260J 剥离操作困难时，建议将内镜更换为 GIF-H260。

该病例的情况①：变换体位

该病例是两处早期胃癌病变的 ESD。由于先用右侧卧位切除了胃底穹隆部大弯病变，胃体下部前壁病变的 ESD 也保持右侧卧位。病变的位置和术前内镜检查时（左侧卧位，参照图 1）发生变化，变为胃角部前壁（图 3-①），接近病变更加容易。也就是说，从左侧卧位变为右侧卧位十分有效。

该病例的情况②：环周切开

倒镜操作实施 ESD 时，用 IT 刀系列，从最远端（体下部前壁病变时，要在病变近端侧）进行预切，开始环周切开。IT 刀系列，周边横向切开稍稍有些困难，尤其是 IT 刀 1 代与 IT 刀 2 代和 IT 刀 nano 相比，锐度欠缺，所以在横向周边切开中，注意要使切开比较困难的方向距离最短放置预切开。

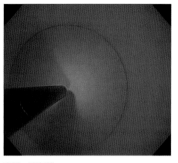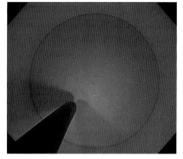

GIS-H260   GIS-Q260J

图2　内镜不同，装置角度也有区别

不只是活检孔，内镜前端伸出器械的角度也不同，GIS-H260J 内镜比
GIS-H260 内镜角度更向上，更锐

　　另外，用 IT 刀 1 代进行周边切开时，与 IT 刀 2 和 IT 刀 nano 相比，如果不从远端用长刀刃用力按压黏膜的话，就无法完全切开，一次切开的长度变短，只能一点点切开。

　　进行胃体下部前壁病变的环周切开时，应该时刻记住的一点是，向大弯方向切开的话，可以看到黏膜下层内脂肪沉积，由于该部位横向血管网比较丰富，所以为预防术中出血，要小心地进行浅切，不要切到横向血管网。

　　根据病变部位的不同，有时还没有完成环周切开，就要中途转为黏膜下层剥离。胃体下部前壁的病变，要完成全周切开后，再转而进行黏膜下层剥离（图3-②）。剥离黏膜下层前，在周边切开时或完成时做好深度修剪也很重要。尤其是黏膜下层剥离进行到最后的部位、即胃体下部前壁病变处时，必须做好病变近端侧的深度剪切。

　　该病例的情况③：黏膜下层剥离

　　①剥离的深度

　　黏膜下层剥离，在固有肌层正上方的黏膜下层最深处进行剥离。固有肌层正上方的黏膜下层组织比较稀疏，比黏膜下层存在横向血管贯通分支的部位更深，所以血管分布也稀疏。即使在胃脂肪沉积较多的部位，该层脂肪也很少，而且可以看到称为安全剥离区域的固有肌层。因此，这个深度剥离最为适合。剥离常常会使固有肌层暴露，但与食管不同，胃固有肌层暴露通常没有问题。

　　②剥离的方向和血管的处理

　　胃体下部前壁病变的黏膜下层剥离，通过倒镜操作进行，从病变的远端侧大弯处开始。剥离开始时，并不平行于固有肌层方向，而是向深处、斜下方一点点进行剥离，直到确认剥离深度到达固有肌层正上方。能够到达固有肌层正上方、血管比较稀疏的黏膜下层深层的话，就可以边确认固有肌层，边保持这一深度继续剥离（图3-③）。该层虽然血管稀疏，但在有些地方会遇到穿通肌层的粗血管。所以，为了避免无意间切断血管导致出血，通常要边确认血管边进行剥离，这一点很重要。遇到穿通肌层的粗血管，多使用止血钳进行预凝。

　　剥离深度以固有肌层正上方为基准。在固有肌层正上方切断血管引发出血时，被切断的血管会回缩到固有肌层内，导致止血困难，所以用 IT 刀 1 代，直接切断血管时，为

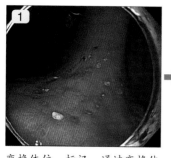

变换体位，标记：通过变换体位（左侧卧位→右侧卧位），病变部位从胃体下部前壁变为胃角部前壁附近，更容易接近。

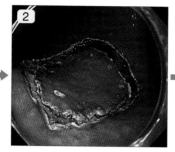

完成环周切开

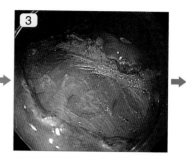

黏膜下层剥离，在固有肌层正上方的黏膜下层最深处进行

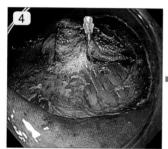

带线钛夹

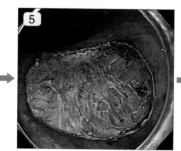

切除结束时：露出斜行的肌层

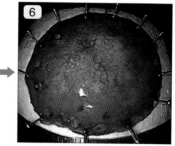

切除标本喷洒靛胭脂图像

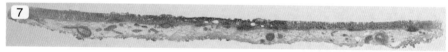

显微镜图像

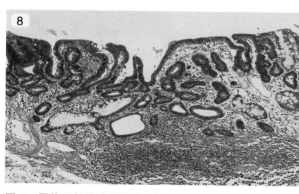

病理组织图像：病变的大部分由存在中度细胞异型的腺管增生组成，可以看到有一部分不规则的腺管增生，诊断为高分化管状腺癌

图3　胃体下部前壁病变的 ESD

防出血，要切稍浅一些。而且，穿通血管周围肌层稀疏，对穿通血管的凝固止血有导致穿孔的风险，所以止血处理必须慎重进行。另外，也要考虑除电凝止血外的钛夹止血等方式。

③斜行肌层处置

胃体下部前壁病变的黏膜下层剥离，通过倒镜操作，从远端大弯侧向近端小弯侧进行，有时会遇到内侧斜行的肌群。由于斜行肌周围纤维组织、血管等比较丰富，剥离比较困难。而且，与周围组织相比，只有斜行肌处黏膜下层较浅，导致剥离深度的设定困难。在斜行肌处，斜行肌正上方的剥离也要小心。由于斜行肌的深处存在内环肌、外环肌，也会不小心剥离斜行肌。

该病变中，随着剥离的进行，越来越难确保良好的角度，所以剥离过程中用带线钛夹（图3-④），一次性切除（图3-⑤，⑥）。病理组织学诊断为高分化管状腺癌（图3-⑦，⑧）。

 答 吸气，压迫腹壁，变换体位，更换内镜等

预料是难以接近的病变时，在术前精查时就要尝试吸气、压迫腹壁、变换体位等手段。如果还是不行的话，就换用外径更粗的内镜或多弯内镜等，准备通过气囊辅助设备。

Dr.GOTOHDA 评论

ESD中，近距离操作是基础。无法接近时，也就是说，预想到无法应对并发症（出血、穿孔）的话，就放弃ESD。因此，术前检查时，应该对预计手术时间和情况及应对措施进行模拟，做好充分的估计，以求在万全的准备下实施ESD。不是偶然的累积就能成为"神一般的预料"，而是建立在力求安全准确切除的战略基础上，然后在此基础上准备多个战术选项，这样做非常重要。

参考

病例1　即使胃体下部前壁处病变能够靠近，近大弯侧黏膜下层内的脂肪沉积比较丰富，近小弯侧会遇到斜行肌，所以剥离仍然会比较困难。剥离从远端侧近大弯处开始，向近端侧近小弯的方向进行。近大弯侧脂肪丰富，固有肌层正上方脂肪稀少最容易剥离，保持该深度继续剥离。在近小弯的斜行肌，纤维组织和血管较丰富，难以确定合适的剥离深度。以斜行肌层为标准，边确认边剥离（图4）。

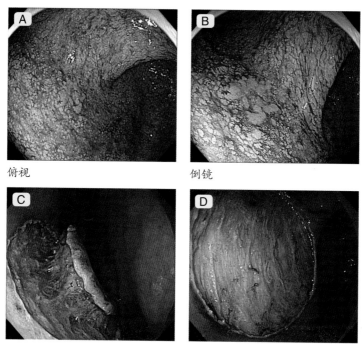

俯视　　　　　　　　　　倒镜

近大弯侧黏膜下层内的脂肪沉积　　近小弯处斜行肌外露
丰富

图4　胃体下部前壁 20mm，0~Ⅱa 病变
胃体下部前壁即使能够靠近，由于脂肪沉积和斜行肌的缘故，也很难
剥离

关键点

● 胃体下部前壁病变难以接近时，预处理十分重要，尝试吸气、压迫腹壁、变换体位、
更换内镜等方式

● 近大弯侧黏膜下层内有丰富的脂肪沉积，近小弯处会遇到斜行肌

第2章 胃

6. 胃体中部小弯

深尾俊一，舟曳純仁

难易度：**超难・难・普通・易**

问 尽可能简化治疗的要点是？

病变部位为胃体中部小弯 9mm 大的 0~Ⅱc，活检诊断为 tub1（高分化型）。诊断浸润深度为 M，进行 ESD。在胃体中部小弯 ESD 时，为确保视野清晰，增加空气量，导致病变部变远。为此，我们经常会将 IT 刀由内镜头处延伸出来进行切割。问题是，还有其他的方法吗？怎样才能使处理方式更加巧妙？（图 1）

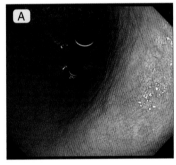
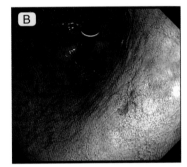

仰视图　　　　　　　　　　　　靛蓝胭脂红散布图

图 1　体中部小弯 0~Ⅱc

策略

胃体中部小弯虽然是一个可以从各种角度进行观察的部位，但是根据空气量的不同，镜头与病变部位的距离也会随之发生变化。普遍认为，准确无误地进行 ESD 的窍门之一，即调节空气量，保持与病变部位的距离处于最为合适的程度。送气的话，前壁一侧便会变为正面视图模式，器械不得不较长地伸出活检孔道。虽然难以给 IT 刀加上扭矩，但由于黏膜具有张力，还可以设法进行切割。相反，在空气量较少的情况下，虽然很容易添加扭矩，但黏膜易变得松弛。如果无法保持适当的紧张度的话，便会难以进行切割。因此，必须随机应变，改变切割方式。此外，在希望保存张力并就近添加扭矩的情况下，要使用 M 内镜。

标记（图 2）

考虑到出血时的情况，应由口侧（胃内水流的下游方向）开始。如果在病变部位周围放置 4 处标记的话，那么在出血状态下，也能按标识识别。

将最初的标记放置于最下游一侧

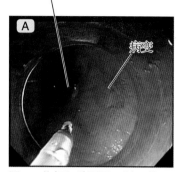
A

病变

图2 将标记放置于口侧4处

以4个点的标记为基准，在其间
放置其他标记

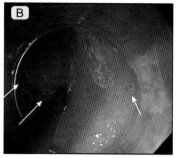
B

将箭头部分切开后，病变会向小
弯侧收缩

图3 切开黏膜

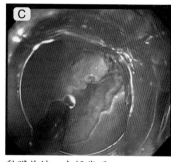
C

黏膜收缩，大幅张开

预切、切开黏膜（图3）

在进行预切时，局部注射后，要在其没有扩散之前进行切割。将局部注射液注射至预定切开线上后再切开时，便不会混淆局部注射的小针孔和标记。接下来，在标记的周围进行局部注射时，仅在预定切开的部位进行注射即可，没必要进行全周性的局部注射。

进行黏膜切开术时，如果由前壁一侧切开黏膜，在靠近小弯后壁一侧进行剥离，距离会相对较近，容易操作。另外，在进行末端口侧切开时，如果剥离深度没有到达固有肌层正上方的话，黏膜便不会充分展开，这样的话，从肛侧进行剥离的时候，IT刀会缺少支撑点，从而切割较难。在病变发生反转看不到口侧之前，要先从上方追加口侧黏膜下层剥离，我们医院是以IT刀2为标准器械。

黏膜下层剥离

在内镜反转的状态下，由肛侧进行胃体中部小弯的剥离是一种高效的方法。进行黏膜下层剥离时，在靠近状态下进行操作的时候，要装上透明帽以保证视野。透明帽的长度以保证黏膜与内镜不接触，并能保证视野为佳。

要进行安全剥离，需要使用透明帽打开黏膜下层，在直视下一边确认黏膜下层一边剥离。为了保证剥离时的视野，当孔道位于7点方向时，从左向右进行剥离，当孔道位于5点方向时，从右向左剥离（图4）。

小弯中有贯穿胃壁的动脉，有时会出现止血困难的情况。剥离过程中，在确认血管的情况下，尽量在切开前进行凝固止血，这样较为容易控制，而且可缩短时间。另外，粗血管最好使用止血钳等止血专用的钳子处理。

在该病例中，针对动脉出血的止血，如果减少空气量靠近出血部位的话，会被血淹没，而增加空气量的话又会远离出血部位。而在变更为M内镜之后，可以增加空气量且靠近进行止血。在止血后不久即完成剥离（图5）。

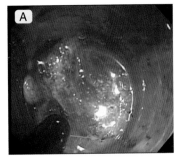

由左向右剥离

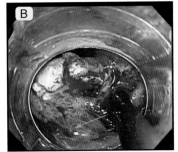

由右向左剥离

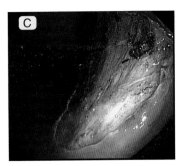

图5 剥离完成

图4 进行剥离操作时的基本动作

 理解空气量的特性，配合切割方式调节送气

　　胃内的空气量不同，角度、距离也会不同。多数情况下，在黏膜切割时，会增加空气量，通过张力进行切割。但为了靠近黏膜下层，准确进行切割，需要减少空气量。在空气量减少的情况下，需要装配透明帽。

　　另外，通过切除后的病理组织学检查，本病变中发现肿瘤的大小为：ϕ 9mm × 6mm 肉眼型：early gastric cancer（早期胃癌）。type Ⅱc, UL（-），tub1, INFb（INFβ），Intermediate。pT1b（SM1）: SM 445μm, ly（-），v（-），HM0（水平断端阴性），VM0（垂直断端阴性）。原则上不进行追加手术，目前继续随访观察中[1,2]（图6）。

Dr.ONO 评论

　　我认为深尾教授描述的是最为标准的切除法。如果能从切线方向接近的话，也可以考虑仅从口侧以俯视视角进行剥离。根据病变的不同，有时从口测比从肛侧剥离更加简单。因此，如果遇到困难，也可以考虑反方向剥离。

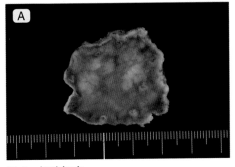

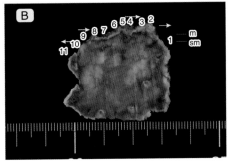

图6 切除标本

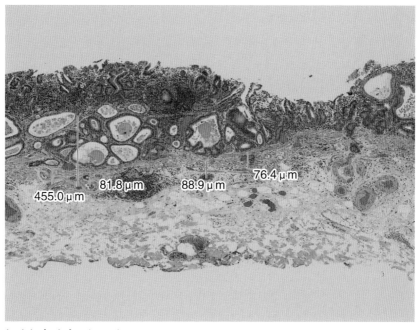

切除标本的病理组织图

图6（续）

参考

病例1 在胃体内小弯中，有时会出现右胃动脉的胃壁贯通支从固有肌层凸起的情况（图7A）。此时需要小心地使用止血钳止血（图7B，C）。

分支出血

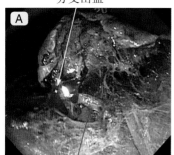

露出粗血管

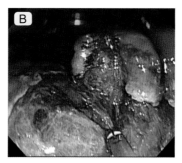

利用止血钳，软凝固80W Effect5

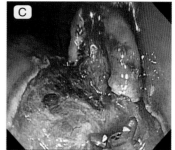

从根部对肌层处凸起的血管进行止血

图7 体部小弯的病变：露出的粗血管的止血
粗血管从固有肌层处凸起。血管分支出血。从肌层凸起的血管根部进行止血

关键点

- 理解空气量变化带来的体部特征变化，根据情况调整空气量进行切开剥离
- 体部有粗的血管从固有肌层凸起，所以尽量进行预防性止血
- 习惯空气量少的近距离操作

参考文献

[1] Gotoda T, et al. Incidence of lymph node metastasis from early gastric cancer. estimation with a large number of cases at two large centers. Gastric Cancer, 2000, 3:219-225

[2]「胃癌治療ガイドライン 第4版」（日本胃癌学会 編），金原出版，2014

第2章 胃

7. 胃体中部前壁

鈴木晴久，谷口浩和

难易度：**超难**·难·普通·易

问 胃体中部前壁病变的治疗方法是什么？

73 岁男性。健康体检时，上消化道内镜检查中发现，胃体中部前壁有长度为 8mm 的 0~Ⅱc 型的早期胃癌病变。为黏膜内病变，未见溃疡。对该病变进行活检后，诊断为中分化型腺癌（图 1）。

①针对该病例的治疗方法是什么？ ESD 或外科手术？

②其依据和治疗方法的策略是什么？

DVD 实践篇 第2章 –7

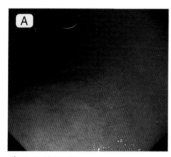

普通内镜图像   喷洒靛胭脂后的图像

图 1　胃体中部前壁的中分化型腺癌

策略

病变诊断为：①黏膜内癌；②分化型腺癌；③无溃疡的早期胃癌。考虑为几乎无淋巴结转移的病例，因而选择内镜切除术 [1,2]。虽然病变部位很小，但可能无法通过 EMR 进行整块切除，而需要进行分片切除。本病变采取 ESD 进行整块切除，并依据根治程度评估来判断是否需要进行追加治疗。

使用器械和药物

· IT 刀 2 代

· Dual 刀（一次性黏膜切开刀）

· 高频发生装置 ESG–100

· 少量含肾上腺素的生理盐水（每 200mL 生理盐水添加 1mg 肾上腺素 和 2mL 0.4% 靛胭脂）

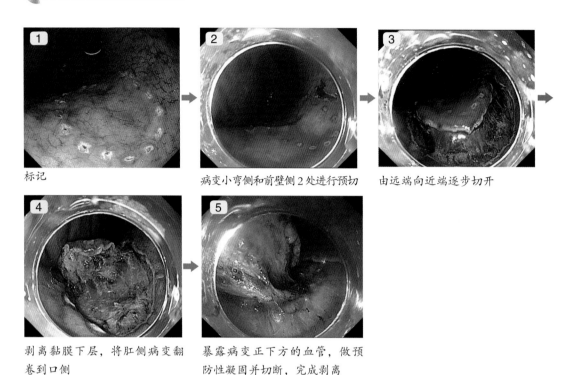

标记	
病变小弯侧和前壁侧2处进行预切	由远端向近端逐步切开
剥离黏膜下层，将肛侧病变翻卷到口侧	暴露病变正下方的血管，做预防性凝固并切断，完成剥离

图2 通过ESD整块切除位于胃体中部前壁病变

· 局部注射针

· 多弯曲功能（multi-bending）电子胃镜

· 前端透明帽

ESD的整块切除（图2）

①胃体部前壁病变有时会非常难以接近。在本病例中，同样因为使用普通的内镜难以接近，因此改用了多弯曲功能电子胃镜。

②并且，该部位为正面视角，Dual刀和IT刀2近乎垂直切面。因此，在切开黏膜、剥离的操作中，需要注意防止穿孔。

〈近端黏膜的切开、剥离〉

③首先，使用Dual刀在病变边界的外侧约5mm进行标记（图2-①）。

④其次，在黏膜下层进行局部注射后，在病变小弯近口侧及前壁近口侧使用Dual刀进行预切（图2-②）。注意预切深度要充分。

⑤在本例中，为了更好地控制切开、剥离时的出血量，采取从近端进行切开黏膜以及剥离黏膜下层的方法（我们称之为近端接近法）。为此，在上述部位进行了预切。这是因为，一直以来都采取在病变的最远端进行预切，之后将IT刀2代从远端拉向近端切开黏膜的方法。但这样一来，出血点便被尚未进行切开和剥离的近端部位遮挡，难以辨识出血点，给止血增加了难度。

⑥以预切为起点，将IT刀2代从远端拉向近端，切开黏膜（图2-③）。重要的是，

预先切开的黏膜要达到充分的深度。

⑦即使使用多弯曲功能电子胃镜，前壁也是很难接近的。因此，要进行吸气等操作，尽量接近切开部位，同时保证切开有足够深度的黏膜。

⑧接下来，在黏膜下层进行充分的局部注射，将 IT 刀 2 代的刀刃压在局部注射后的黏膜下层，平行移动，由远及近剥离黏膜下层。诀窍是沿着胃壁弧度操作 IT 刀 2 代。

⑨适度地进行前壁侧和小弯侧的黏膜下层剥离，将肛侧（视野的近端）病变翻转到口侧（图 2-④）。

⑩内镜前端装有透明帽后，在剥离面进行撑拉牵引，剥离会比较容易。

〈远端黏膜的切开和剥离〉

⑪如果近端黏膜切开和黏膜下层剥离进行顺利的话，接下来就进行病变口侧部位（视野远端）的黏膜切开和剥离。

⑫局部注射后，在病变的最远端即口侧使用 Dual 刀完成预切。

⑬以此预切为起点，首先进行口侧前壁黏膜的切开和黏膜下层剥离。注意黏膜切开深度要充分，以及在充分局部注射的条件下，剥离黏膜下层。用 IT 刀 2 代的刀刃部分按压黏膜下层的同时进行剥离十分重要。

⑭在最靠近口侧的部位，采用俯视法，进行适度的黏膜下层剥离。

⑮口侧前壁黏膜下层剥离结束后，进行口侧小弯黏膜切开和黏膜下层剥离。

⑯将 IT 刀 2 代的刀刃部分放在最靠近口侧小弯黏膜下层部位，由此处向近端拉切，进行黏膜下层剥离。

⑰在本病例中，由于在黏膜下层剥离过程中存在粗血管出血的情况，所以用止血钳进行了止血。

⑱由于血管爬行于病变正下方的黏膜下层，所以要在避开血管的基础上充分进行局部注射，慎重进行黏膜下层的剥离，使血管的根部显露出来（图 2-⑤）。

⑲血管的根部充分显露出来后，使用止血钳做预防性电凝。

⑳用 IT 刀 2 代切断进行了预防性电凝的血管，最终使之不再出血，完成黏膜下层剥离。

 答 使用 ESD 的整块切除

另外，通过送检样本的病理诊断，本病变为不伴有溃疡瘢痕的分化型腺癌，且为黏膜内癌，未发现脉管侵袭，且切除断端为阴性。因此，判定为治愈性切除。通过 ESD 的整块切除，可进行正确的病理评估、根治程度评价，进而采取适当的治疗方案。

Dr.ODA 评论

确保胃壁切线方向的视野，是 IT 刀 ESD 的基本要点之一。在胃体中部前壁，以仰视视角操作的话，正视的视野较多。在这种情况下，与切线方向所获得的情况相比，其发生穿孔的风险较高，因此，需要更加慎重且准确地进行操作。并且，正如铃木教授指出的那样，为确保清晰良好的视野，选择合适的内镜是非常重要的。

病例1 难易度：高难度。65 岁男性。1 个月前在其他医院，因胃体中部前壁的早期胃癌，进行了 EMR 手术。但是，局部注射后，黏膜隆起不佳，停止了治疗，并被介绍到本院。通过本院的上消化道内镜检查，发现在 EMR 瘢痕上存在残留复发癌（疑似黏膜内癌），该病变的活检病理诊断为高分化型腺癌（图 3）。

- 对于本病例的治疗方法是什么？ ESD？还是外科手术？
- 其依据及治疗策略是什么？

病变为 EMR 后的残留复发癌，且为黏膜内癌、分化型腺癌。对于此种残留复发癌，如果技术操作可行，应选择内镜切除术[3,4]。病变因初次 EMR 而形成坚韧的溃疡瘢痕。综合考虑之前 EMR 的技术问题，如果无法进行整块切除，有可能导致再次复发。鉴于此，选择了基于 ESD 的整块切除术（图 4A，B）。

另外，送检样本的病理诊断表明，本病变未发现分化型腺癌及黏膜内癌的脉管侵袭导致溃疡瘢痕，切除断端也为阴性（图 4C~E）。继续随访观察中。

虽然采取和图 1、图 2 病例同样的策略进行治疗，但病变伴有溃疡瘢痕，需注意以下几点。

① 首先从未发生溃疡纤维化的病变周围开始，在状况良好的肌层进行周边切开，使肌层显露出来。

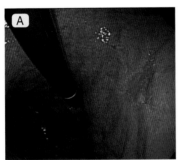
普通内镜图像

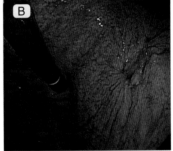
靛胭脂喷洒后图像

图 3　参考病例：EMR 后残留复发癌

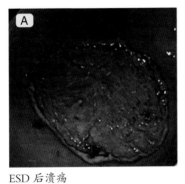
ESD 后溃疡

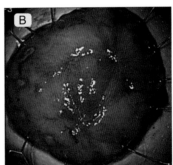
ESD 切除的标本

图 4　ESD 的整块切除

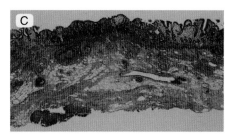

肿瘤部病理图（低倍放大）

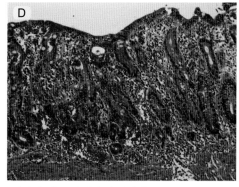

肿瘤部病理图（高倍放大）

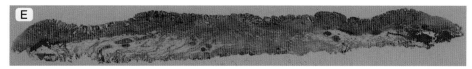

溃疡瘢痕部病理图

图4（续）

　　② 以环周切开后显露出来的肌层表面为基准，在肌层正上方、黏膜下层深层进行剥离。

　　③ 在剥离黏膜下层的纤维化区域时，使用 IT 刀 2 代的话，手术刀会受阻于较硬的纤维层。此时选择 Dual 刀很有用。

　　④ 因为纤维化，黏膜下层的层次的识别较为困难。因此，剥离时要时刻想着胃壁的弧度走向，注意不要切入肌层和黏膜中。

关键点

- 由于胃体部前壁为正视视野，特别是前壁与 IT 刀 2 代接近垂直，操作较难
- 如接近困难，可以进行充分吸气，并使用多弯内镜
- 为了更有效地控制出血，先从病变肛侧（视野的近端）进行黏膜切开和黏膜下层剥离，这种策略较为有效
- 成功完成近端的黏膜切开和黏膜下层剥离之后，接下来在病变口侧（视野的远端）进行黏膜切开和剥离
- 由于出血较多，所以需要切实可行的止血处理

参考文献

[1] Gotoda T, et al. Incidence of lymph node metastasis from early gastric cancer. Estimation with a large number of cases at two large centers. Gastric Cancer, 2000, 3: 219-225

[2] 「胃癌治療ガイドライン　第 4 版」（日本胃癌学会　編），金原出版，2014

[3] Yokoi C, et al. Endoscopic submucosal dissection allows curative resection of locally recurrent early gastric cancer after prior endoscopic mucosal resection. Gastrointest Endosc, 2006, 64: 212-218

[4] Sekiguchi M, et al. Favorable long-term outcomes of endoscopic submucosal dissection for locally recurrent early gastric cancer after endoscopic resection. Endoscopy, 2013, 45: 708-713

8. 胃体中部后壁

藤城光弘

难易度：**超难** · 难 · 普通 · 易

问 接近的两处病变，应当如何治疗？

胃体中部后壁有穿过固有肌层的粗穿通血管。在 ESD 过程中，如果一不小心切断的话，将会导致大出血。因此，在进行黏膜下层剥离的过程中，要特别谨慎，争取切除范围的最小化。本病例中，胃体中部后壁处 0~Ⅱa 病变（第 1 个病变）和胃体下部到胃角的 0~Ⅱc 病变（第 2 个病变）相邻的情况（图 1）。在进行 ESD 时，应该一起切除吗？还是应该分别切除呢？若是分别切除，应该先切除哪个呢？

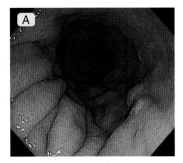

俯视（空气量稍少）

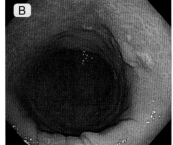

俯视（第 1 个病变）

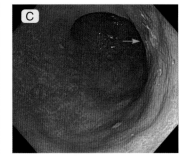

俯视（第 2 个病变）

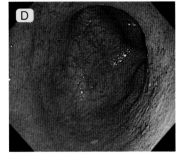

俯视喷洒色素观察（第 2 个病变）

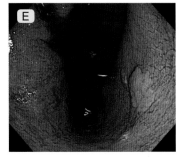

仰视喷洒色素观察（第 1 个病变）

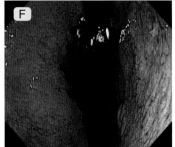

仰视喷洒色素观察

图 1　胃体中部后壁病变和胃体下部延伸到近胃角后壁的 2 处病变

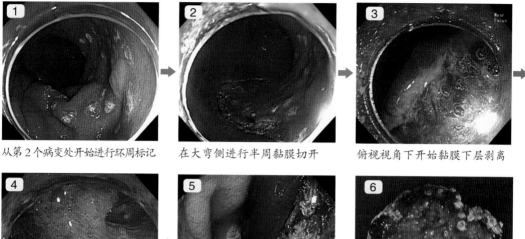

从第2个病变处开始进行环周标记　　在大弯侧进行半周黏膜切开　　俯视视角下开始黏膜下层剥离

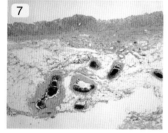

进行仰视视角下的黏膜下层剥离　　完成整块切除　　切除标本

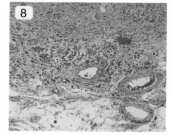

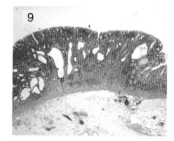

肿瘤①的病理组织图（×20）　　肿瘤①的浸润部分（×200）　　肿瘤②的病理组织图（×20）

图2　位于胃体中部至胃角后壁的2个相邻病变的ESD

①早期胃癌 ESD
－腺癌（por1>sig），0~Ⅱc，2.6mm×2.5mm，pT1b（SM1），Ly（－），V（－），HM0，VM0
②胃管状腺瘤：－12mm×10mm，HM0，VM0
病理所见
胃 ESD 送检标本：大小56mm×45mm。
裸眼大体标本观测到送检标本内有2处病变。肛侧有26mm×25mm大小的0~Ⅱc病变（肿瘤①），口侧有12mm×10mm大的0~Ⅱa病变（肿瘤②）。
在组织学上，肿瘤①为低分化腺癌（por1），肿瘤占据黏膜全层呈实性增殖特征，腺管结构大部分缺失，只有很少一部分可以略微看到腺管结构。每个肿瘤细胞均有椭圆形或类圆形大的细胞核和微嗜酸性至嗜酸性的胞浆，可见部分胞浆含有黏液的印戒细胞，在肿瘤癌巢内各处均可观测到小黏液滤泡。部分肿瘤浸润到黏膜下层（黏膜肌层下470μm）（pT1b1，SM1）。无溃疡瘢痕。未观察到淋巴管浸润、静脉浸润。切除断端水平方向与垂直方向均为阴性。
组织学上认为肿瘤②为胃腺瘤。肿瘤由蜿蜒的腺管异形增生和轻度扩张形成。各个肿瘤细胞有纺锤形或椭圆形的细胞核，靠近基底侧排列，图像显示为中等异形管状腺瘤。表层可以观察到稍明显的异形腺管结构。切除断端为阴性。
肿瘤①和②之间未观测到连续性。
87 岁　男性　背景胃黏膜上存在轻度至中度伴有肠上皮化生的腺管，间质可以观测到中度炎症细胞浸润

在胃体中部后壁，内镜以俯视视角，由切线方向逐步靠近。仰视视角下，内镜的操作较为稳定。因此，病变部位的整体把握和标记最好通过仰视视角进行。但仰视的话，很难观察胃角后壁。本病例中共有两处病变，由胃体中部延伸到胃角部，因此决定使用Dual刀，采取减少胃内空气量的俯视视角，从第2个病变开始做全周标记。在第2个病变的口侧进行标记后，再在第1个病变的肛侧旁进行标记。因为使用了具有双重对焦（Dual focus）功能的内镜，因此可以在近景观察模式（NearFocus）NBI观测下进行标记（图2-①）。

接下来在黏膜下层进行局部注射。如果是在胃体中部和下部的病变，可以单独使用生理盐水，但在本病例中，出于安全性的考虑，使用了以生理盐水稀释0.2%玻璃酸溶液的注射液。

虽然使用Dual刀在肛侧进行了预切，但在这种情况下，为了防止穿孔，最好挑起黏膜肌层进行预切，并且，在确保安全操作的情况下，进行线状的长预切，而不是点状的短预切，这样会简化之后的IT刀2代的操作。

使用IT刀2代，主要以俯视视角进行操作，大弯侧的黏膜切开约为半周（图2-②）。

同时，通过俯视视角操作，沿着黏膜切开线，进行大弯侧半周的黏膜下层剥离。特别要注意，在近大弯的部位，会有很多的粗的贯通动脉（图2-③）。

剥离进行到某种程度后，可以以仰视视角由肛侧进入黏膜下层进行剥离操作。仰视视角更加稳定（图2-④）。在剥离进行到病灶的2/3时，并用仰视、俯视操作，同时完成小弯侧全周黏膜切开。之后，主要采取仰视视角，剥离剩余的黏膜下层，将2处病变一并切除（图2-⑤）。切除标本大小为56mm×45mm，2处病变在病理学上切缘均为阴性（图2-⑥）。

答 将两处病变一并切除

第2个病变进行环周标记后，在第1个病变的肛侧附近也有了标记，因此可以整块切除两处病变。

Dr.ONO 评论

如果不熟悉长预切的话，很容易产生穿孔危险，因此要十分小心。我建议短预切，之后用IT刀2代切开。但熟悉了先端系器械的人，也许会赞成藤城教授。

参考

病例1 病例为胃体中部后壁大小1cm的0~Ⅱc病变。即使病变较小，但多数情况下黏膜下层潜藏着粗血管，要慎重地进行黏膜下层剥离。本病例中，对于ESD所遇到的粗血管，虽然用两个止血钛夹进行了预防性止血处理，但进一步进行附近剥离时，手术中

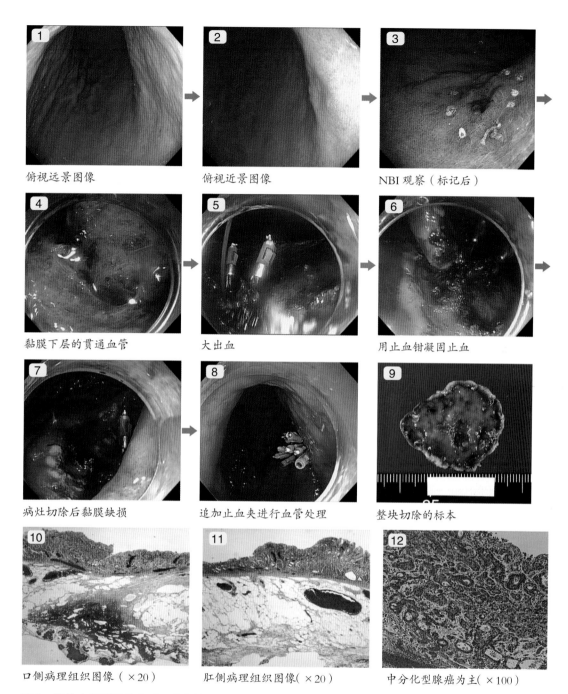

俯视远景图像　　　　　　　　俯视近景图像　　　　　　　　NBI 观察（标记后）

黏膜下层的贯通血管　　　　　　大出血　　　　　　　　　　用止血钳凝固止血

病灶切除后黏膜缺损　　　　　　追加止血夹进行血管处理　　整块切除的标本

口侧病理组织图像（×20）　　　肛侧病理组织图像（×20）　　中分化型腺癌为主（×100）

图3　胃体中部后壁的 0~Ⅱc 病变的 ESD

早期胃癌 ESD：
- 腺癌（tub2>tub 1. por），0~Ⅱc（11mm×7mm），pT1a（M），ly0，V0，pLM（－），pVM（－）。
诊断意见
50 岁　男性
胃 ESD 送检标本。2 处病变大小分别为 34mm×27mm，11mm×10mm，为边界较明显的 0~Ⅱc 病变。
病理组织学诊断为中分化型管状腺癌（大小 11mm×7mm），黏膜内可观察到增殖的腺管呈现为融合的
腺管、大小不一的腺管、筛状的腺管，同时还存在腺管结构不清楚的团块癌灶区域。每个肿瘤细胞的核
浆比（N/C 比）很高，存在富含染色质的异形细胞核。无黏膜下层浸润。无溃疡瘢痕。无脉管侵袭。水
平切缘和垂直切缘均为阴性。
背景胃黏膜可观察到肠上皮化生

有时会损伤贯通肌层的粗血管，出现大量的动脉性出血，这时可以通过止血钳电凝止血。在一并切除后，再额外补加 6 个止血钛夹，加强贯通血管附近的止血，完成手术。

关键点

● 如果可在仰视状态下观察病变、标记的话，建议采用仰视视角。如果较为困难，建议减少胃内空气量进行俯视操作

● 一般情况下，ESD 治疗采用仰视视角较为稳定。如存在一定困难，则以俯视视角开始，待病变部位移至小弯侧、口侧，转为仰视操作

● 术中要注意黏膜下层的粗血管。为了防止后期出血，切除完成后，也要考虑血管的加固处理

第2章 胃

9. 胃体上部前壁

小田一郎，谷口浩和

难易度：**超难·难·普通·易**

 胃体上部前壁（近大弯侧）病变的治疗方法是什么？

70多岁的女性。之前曾因早期胃癌进行了保留幽门的胃切除术。通过消化道内镜检查，发现胃体上部前壁有大小为5mm左右的0~Ⅱc型早期胃癌病变（图1）。病理活检结果为：向主细胞分化的低异形度的高分化管状腺癌（tub1）。

① 浸润深度如何（图2）？
② 治疗方法是什么？

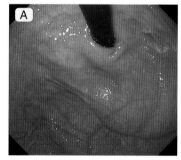

普通内镜、远距离观察图像　　　普通内镜、中距离观察图像
图1　胃体上部前壁的0~Ⅱc型早期胃癌

DVD 实践篇 第2章 -9

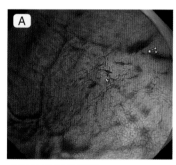 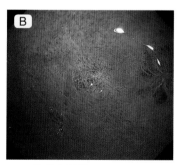 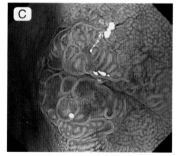

喷洒靛胭脂的图像　　　NBI 非放大图像　　　NBI 放大图像
图2　喷洒色素图像和NBI观察图像

顺序概要

如果用 IT 刀进行胃部 ESD，其基本顺序为：在远端进行预切，在近端切开黏膜。先进行环周切开，后进行黏膜下层剥离。但是，如本病例，病变位于血管较多的胃体部前壁、后壁及大弯侧。如果按照以上顺序进行 ESD，会在最初黏膜远侧切开时发生出血的可能，并且出血点会被尚未切开、剥离的近端遮挡，造成止血困难。鉴于此，ESD 的顺序应为：在近端进行半周黏膜切开后，继续进行黏膜下层剥离。当近端黏膜下层剥离进行到一定程度后，再进行远端的黏膜切开、黏膜下层剥离。这样做的话，血管容易辨认，而且采用预防性凝固后，切开、剥离出血较少，且出血点容易辨认，可以进行有效的止血。

内镜的选择

本病变是靠近大弯侧的胃前壁病变。大弯侧操作空间较大。如果是针对胃体部病变的 ESD，其核心技术为倒镜操作。因为倒镜仰视时，内镜前端硬性部的长度及弯曲部分长度，因内镜不同而不同。Q260J 为标准的 ESD 治疗胃镜，但在操作空间较为狭小的情况下，为确保适当的操作距离和操作性，会使用前端硬性部和弯曲部较短的内镜；在操作空间较大的情况下，为了能更加接近病灶，使用前端硬性部和弯曲部较长的内镜及多弯曲功能电子内镜（2TQ-260M）。

本病例中，先使用了 Q260J。如果是在操作空间较大的大弯侧的话，可以选择 2TQ-260M 等适宜的内镜进行 ESD。

实际操作方法（图 3）

在病变外侧约 5mm 处进行全周标记，在预切的部位，局部注射稀释一倍的 MucoUp®（用等量的生理盐水稀释 MucoUp®）。在 2 点、9 点钟方向分别进行预切。从预切部位使用 IT 刀 2 代，在近端进行黏膜切开（图 3–①），之后进行该部位的黏膜下层剥离（图 3–②）。在黏膜下层剥离进行到一定程度后，接着进行远端的黏膜切开、黏膜下层剥离（图 3–③）。在黏膜下层剥离中，要做到与胃壁平行的视角，手术刀切割方向与胃壁弧度平行进行剥离。但是，在（图 3–④）胃体部前壁，多数情况下切线与胃壁视野，这是需要注意的。另外，不仅是倒镜操作，俯视视角下的黏膜下层剥离也是十分重要的。

DVD 实践篇 第 2 章 –9

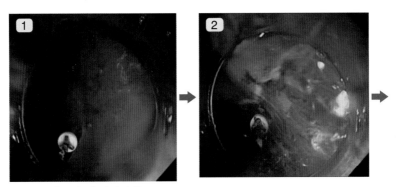

图 3　胃体上部前壁病变的 ESD

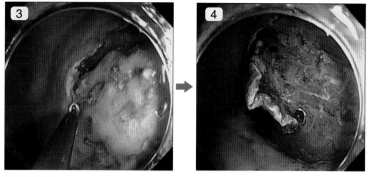

图 3（续）

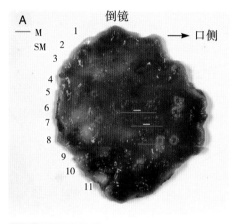

病理组织的复原图

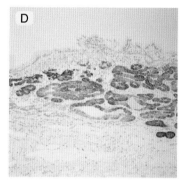

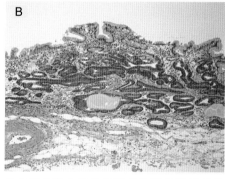

低异形度高分化管状腺癌浸润到黏膜下层（SM1, 220μm），表层为非肿瘤性上皮所覆盖

肿瘤细胞有着与主细胞类似的嗜碱性胞体

图 4　病理诊断

①变发生在没有萎缩的胃底腺区域。进行活检后，进行靛胭脂喷洒观察及 NBI 非放大观察（图 2A，B），表面黏膜纹理仍然存在，NBI 放大观察（图 2C）下发现，表面无明显的不规则微结构，无明显清晰的界线（demarcation line），树枝状血管透见。综上，病变诊断为胃底腺型胃癌。

②决定是否适合内镜切除时，很重要的一点是鉴别 M 癌和 SM 癌。本病例中，未发现凹陷内部存在结节状隆起，无凹陷部的僵硬、边缘隆起、明显的发红等表现，表明无 SM 浸润的特征，且黏膜纹理存在。内镜诊断为 M 癌。

③无 UL，最终临床诊断为 0~Ⅱc 型早期胃癌、M 癌、5mm、UL（－）、tub1。根据日本胃癌学会在《胃癌治疗指南》中所记载的绝对适应证条件，以及临床诊断该病变，实施了 ESD（图 3）。

通过切除标本的病理表现，低异型度高分化管状腺癌浸润到黏膜下层（SM1. 220μm），表层被非肿瘤性上皮所覆盖。肿瘤细胞有着类似于主细胞的嗜碱性细胞质，免疫组化染色结果为 pepsinogen-1 和 MUC6 检测为阳性。tub1、SM1（220μm），8mm×5mm，UL（－），ly0，v0。水平切缘阴性。垂直切缘阴性（图 4）。考虑符合 SM1 扩大适应证的治愈性切除。持续随访观察中。

Dr.ONO 评论

策略中列举了多个要点。请读者务必参考。我自己一直采用环周切开法，但还是有很多专家似乎并不在该部位进行环周切开。另外，此类病变中，带线钛夹是很有用的。

策略

病例1　胃体上部前壁

问题：近贲门小弯处病变的治疗方法是什么？（难易度：难）

60 多岁的男性，在其他医院诊断为胃体上部前壁的早期胃癌，ESD 过程中，由于出血过多，手术中止，后被介绍来本院就诊。通过上消化道内镜检查，胃体上部前壁发现环状瘢痕，及大小约 1cm 左右的发红凹陷性病变（图 5）。病变活检病理诊断为 tub1。

对于该病例的治疗方法是什么？

策略（图 6）

和图 1、2 中的病变相同，该病变位于胃体上部前壁。但在该病例中，病变更加接近贲门，且靠近小弯（图 6-①）。由于该病变靠近贲门，所以首先进行口侧的黏膜切开（图 6-②），接着进行该部位的黏膜下层深切及剥离。顺序非常重要。按上述顺序做的话，病变可以由狭小的贲门处移至胃体部，之后的操作便会相对容易一些。另外，由于操作空间较为狭小，所以要使用前端硬性部以及弯曲部较短的内镜（Q260）来进行 ESD。

该病变的另外一个要点是瘢痕部的处理。首先从没有形成纤维化瘢痕的周边区域切

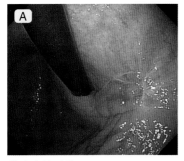

普通内镜图像　　　　　　靛胭脂喷洒后图像

图5　胃体上部前壁伴有环状瘢痕的凹陷性病变

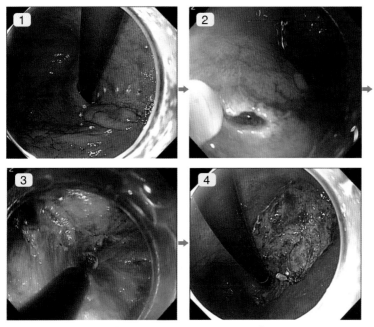

图6　周边伴有环状瘢痕凹陷性病变进行 ESD 手术

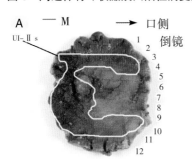

组织病理学所见的复原图

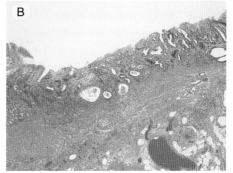

发现了局限于黏膜内的高分化管状腺癌。从病变部位到病变周围，发现大范围内存在黏膜肌层粘连和黏膜下层纤维化

图7　ESD 切除的送检标本与病理结果

开黏膜，进行黏膜下层的深切、剥离，并将这个剥离深度作为参考进行瘢痕部的剥离（图6-③，④）。在剥离黏膜下层纤维化部分的时候，如果使用 IT 刀无法充分切开的话，推荐使用尖端型手术刀。另外，纤维化导致剥离层面难以辨认，可能会切到肌层和黏膜层。因此，需要慎重进行操作。

回答：施行 ESD

由于此前的 ESD 手术，该病变伴有环状瘢痕，病变中有1cm左右的分化型黏膜内病变，因此采用了 ESD。

送检标本的病理结果，发现仅限于黏膜内的高分化管状腺癌。从病变部位到病变周围，大范围内存在着黏膜肌层粘连和黏膜下层纤维化。tub1，10mm×10mm，M 癌，UL（＋），ly0，v0。水平切缘阴性，垂直切缘阴性（图7）。目前正在继续随访观察中。

关键点

- 用 IT 刀进行 ESD 的基本要点在于：适当接近目标部位；确保胃壁和切线方向的视野；沿长轴方向，使用 IT 刀由远及近进行切开、剥离
- 如本病例所示，如果病变在血管密集的部位，需考虑好 ESD 的步骤，以进行稳妥的预防性止血和止血操作，确保 ESD 的稳妥安全
- 选择合适的内镜以适应有限的操作空间也是非常重要的

第2章 胃

10. 胃体上部后壁

土山寿志

难易度：**超难**·难·普通·易

问 从哪里开始切开？如何选择局部注射液？

"由于血管和脂肪沉积较多，易出血，大型病变多，病变累及大弯侧也多，容易被液体淹没"等原因，对任何人来说，胃体上部后壁病变的处理难度都是很高的。那么，我们应采取怎样的治疗策略来克服这些困难呢？本病例为近胃体上部后壁大弯的18mm×16mm 的 0~Ⅱc 病变（图1）。

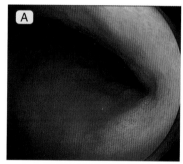

白光俯视观察时的图像　　　　　标记后的 J 形倒镜仰视图像

图1　近胃体上部后壁大弯的 0~Ⅱc 病变

策略

高频电装置为德国爱尔博（ERBE）公司的 VIO300D。使用的内镜是前端带有送水功能的奥林巴斯（OLYMPUS）公司的 GIF-Q260J，同时使用了奥林巴斯（OLYMPUS）公司的透明帽。

局部注射，预切

在病变口侧的标记处外侧 1/4 周局部注射玻璃酸钠溶液 MucoUp®，并使用奥林巴斯公司的针刀，采用 Endo Cut-Ⅰ Effect2/Duration3/Interval2 模式在病变口侧周边切开。考虑到后续包含深切修剪在内的效率问题，采用俯视视角比较理想。但呼吸幅度较大，最后选择了 J 形倒镜的仰视视角（图2-①）。

口侧的修剪

接下来，使用奥林巴斯公司的 IT 刀 2 代以 Swift 凝固模式 Effect 4/60W 进行修剪。修剪过程中，将手术刀尽量垂直抵住肌层的话会比较安全（图2-②）。手术刀如果过于水

第2章◆胃｜193

平的话会有发生穿孔的风险。并且，口侧的充分修剪非常重要。如果修剪不充分的话，之后通过 J 形倒镜仰视视角从肛侧进行剥离时，手术刀在黏膜下层的操作空间会很有限，手术难度会相对增加。

肛侧的预切、周边切开、修剪

在病变肛侧标记处外侧四分之一周局部注射 MucoUp®。通过 J 形倒镜仰视视角，在病变肛侧近小弯标记处的外侧使用针刀预切，接着用 IT 刀 2 代进行修剪（图 2-③）。此时要注意确保在肌层正上方血管和脂肪较少层修剪，同时肌层完好无损[1]。

大弯侧的周边切开、修剪

接下来处理较为困难的大弯侧。充分进行局部注射，以 J 形倒镜仰视视角，使用 IT

DVD 实践篇 第 2 章 -10 ①

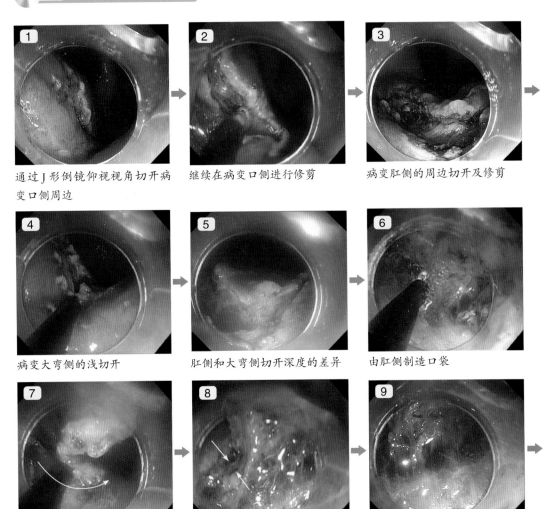

1 通过 J 形倒镜仰视视角切开病变口侧周边

2 继续在病变口侧进行修剪

3 病变肛侧的周边切开及修剪

4 病变大弯侧的浅切开

5 肛侧和大弯侧切开深度的差异

6 由肛侧制造口袋

7 维持肌层正上方层面的完好，由后壁侧向大弯侧（箭头方向）进行剥离

8 位于黏膜下层角落里的血管

9 粗血管较多的黏膜下层

图 2 在胃体上部后壁进行 ESD 的实际操作

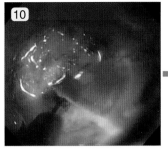

由肛侧继续进行剥离，直到口侧

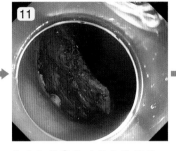

在进行第⑩步时的全貌图像，仅留下小弯侧的剥离过程

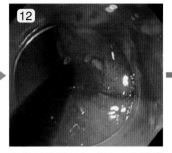

小弯侧的周边切开及追加修剪的图像

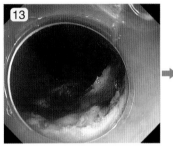

剥离面。J形倒镜仰视视角图像

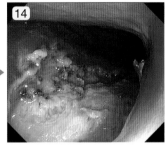

预防术后出血电凝后的剥离面。俯视图

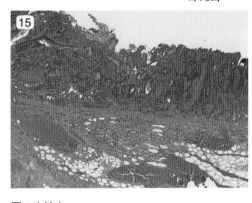

病变中心部位的病理组织图。HE 染色，弱放大。病变大小为 27mm×17mm，中分化型至低分化型腺癌。深度为 pM，LM（－），VM（－）

图2（续）

刀2代，由口侧向肛侧追加切开周边。设定为 Endo Cut-Q Effect3/Duration 3/Interval2 模式。此时，将手术刀的刀刃轻置于黏膜上，进行浅切（图2-④，⑤）。从胃体前壁、后壁至大弯的黏膜下层，脂肪沉积与横向血管网都十分丰富[2]，在进行浅切开时，注意不要触到横向血管网。这些部位不进行极易导致出血的修剪，直接进行下一步的操作。

大弯侧的出血应对

要注意的是，即便慎重地进行大弯侧的操作，也无法回避所有的出血状况。大弯侧的出血量虽然较少，但必须及时止血。不仅是受重力影响的血液储留会导致视野不佳，如果放任不处理的话，血液进入黏膜下层，会导致血管、肌层识别困难，切开难度增加，剥离难度随之升高。反复剥离出血，然后电凝止血，导致黏膜下层碳化，切开难度升高，这时需要用止血钳，通过 Endo Cut-Q Effect3/Duration3/Interval2 模式进行凝切。

但是，不完全碳化的黏膜下层多存在较粗的血管，在 Endo Cut 之前，先用 Soft 凝固 模式 Effect6/80W 进行电凝。这样有利于止血钳对碳化的黏膜下层的凝切，不仅适用于胃体上部后壁，其他部位同样适用。并且，在大出血导致大范围内血液积聚的情况下，应首先考虑仰卧位。如果仍然无法保证视野的话，应考虑变更为右侧卧位[2]。

由肛侧进行剥离

在周围切开修剪并保留小弯侧的黏膜后，以 J 形倒镜仰视视角，由近大弯的肛侧，用 IT 刀 2 代直接压着黏膜下层，通过 Swift 凝固模式 Effect4/60W，通电切开黏膜下层制造口袋（图 2-⑥）。接下来，直视下确认肌层上方血管和脂肪较少的层面，同时将口袋扩大到口侧、大弯侧。在剥离进行到大弯侧的周边切开和修剪后，模仿勾刀的臂切（arm cut）[3]，将 IT 刀 2 代沿胃内腔方向稍稍提起，进行切割（图 2-⑦）。由肛侧制造口袋等一系列操作，不仅对处理大弯侧的血管有效，而且有利于所有在黏膜下层操作过程中，可以直观地看清楚血管，使得包括预电凝处理在内的止血操作都更加容易[4]。另外，在将要进行切割的黏膜下层边角处，由于张力的不同，需要多加注意血管位置的变化（图 2-⑧）。有时还可以看到很多粗的贯通动脉（图 2-⑨）。这时，要首先使血管暴露出来，在使用奥林巴斯公司的可以转动方向的一次性高频止血钳（FD-411QR）的时候，要使其充分地垂直夹住血管，进行预凝。

但是，由于使用 Swift 凝固模式，以及脂肪的原因，镜面易染上污渍。并且，在使用 MucoUp® 的情况下进行黏膜下层剥离的话，很容易产生泡沫，需要不停地去除镜面的污垢，并向黏膜下层冲水，保持视野清晰。

剥离由肛侧向口侧推进时，到达修剪过的口侧黏膜下层（图 2-⑩）。进行到这一步意味着切除顺利完成。

小弯侧的周边切开、修剪

较为困难的大弯侧病灶中心剥离彻底结束后，病变移至小弯侧（图 2-⑪），转而进行剩余的小弯侧周边切开及修剪（图 2-⑫），并继续通过 J 形倒镜仰视视角由肛侧向口侧剥离，结束操作（图 2-⑬，⑭）。

答 看清楚血管，留下小弯侧，将 MucoUp® 作为局部注射液使用

不采取环周切开，而是留下小弯侧的切开剥离。一开始如果用环周切开，或者从小弯侧开始的切开剥离，由于重力的影响，病变可能会移动到较为困难的大弯侧，从而使得操作难度更大。维持在肌层上方血管和脂肪较少层面的同时，看清楚血管，慎重地进行剥离。另外，近胃体部大弯侧的话，局部注射液弥散较快，易导致视野模糊，需要频繁增加额外的局部注射和吸引，这样的话就降低了手术效率。因此，选用隆起效果好、隆起时间持续较长的 MucoUp® 作为局部注射液，能起到很好的效果。

Dr.GOTOHDA 评论

该部位如果出血较多，并且近大弯，病灶易被浸没于冲洗液和血液中，导致操作难度增加。所谓操作困难，即视野模糊、止血困难。因此，需要预先准备好相应的策略，以确保视野充足。事情发生后再临时慌张地想对策的话，一切将为时已晚。现阶段我认为较为有效的方法是使用带线钛夹牵引，最佳钛夹放置部位是，仰视视角下可以看到贲门部，病变肛侧的正上方（即病变大弯附近）。

参　考

　　病例1　63mm×40mm，位于胃体上部后壁，近大弯（图3-①）。由于病变较大，考虑使用牵引法。通过牵引法之一的钛夹圈套器法将病变口侧抬起[5]，确保良好的视野和牵引力（图3-②~④，参照视频2）。同时使用牵引法可以避免病变移至大弯侧，可预先进行周边切开。病变口侧抬起后，可以通过俯视视角进行剥离。

DVD 实践篇 第2章 –10 ②

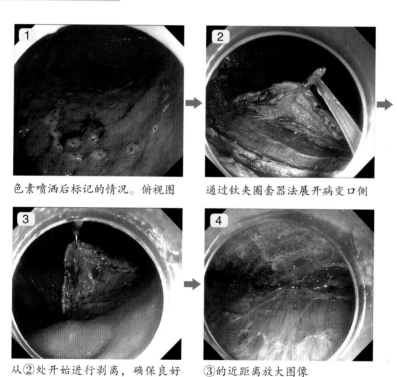

色素喷洒后标记的情况。俯视图　　　通过钛夹圈套器法展开病变口侧

从②处开始进行剥离，确保良好　　　③的近距离放大图像
的视野和牵引力

图3　胃体上部后壁，可应用钛夹圈套器法的病例

关键点

● 切开剥离，留下小弯侧，首先将病变移至小弯侧

● 使用弥散慢并长时间维持隆起的 MucoUp® 注射液

● 如果是较大病变的话，考虑使用牵引法

参考文献

[1] 豊永高史, 他：胃 ESD による偶発症の現状とその対策－剥離深度の重要性と手技の工夫. 胃と腸, 41：75-85, 2006

[2] 豊永高史, 他：〔胃病変〕胃体部大彎病変の克服. 消化器内視鏡, 18：209-216, 2006

[3] 小山恒男, 他：早期胃癌に対する切開・剥離法の治療成績と問題点. 胃と腸, 39：35-38, 2004

[4] 金子佳史, 他：術中出血コントロールを意識した IT ナイフ 2 による胃 ESD の工夫. 日本消化器内視鏡学会雑誌, 53：74-75, 2011

[5] Yoshida N, et al. The clip-and-snare method using a pre-looping technique during gastric endoscopic submucosal dissection. Endoscopy, 2014, 46: E611-E612

第2章 胃

11. 贲门小弯

住吉徹哉，近藤　仁

难易度：**超难・难・普通・易**

　什么是理想的切除顺序？

贲门小弯处直径 15mm 左右的 0~Ⅱc 型早期胃癌病变（图 1）。喷洒靛胭脂及 NBI 观察，病变界限清晰，没有明确的黏膜下浸润表现，诊断为黏膜内病变。针对该病变，在使用 IT 刀 2 代进行 ESD 时，包括切除顺序在内，应当注意什么呢？

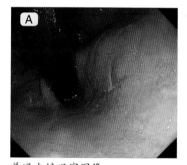

普通内镜观察图像

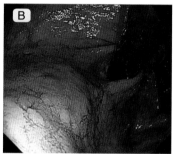

色素喷洒后图像

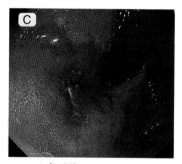

NBI 观察图像

图 1　贲门小弯的 0~Ⅱc 病变

策　略

在贲门小弯处使用 IT 刀进行的 ESD 的基本操作为：通过倒镜由切线方向向病变部位靠近。在此意义上，该部位并不属于难以切除的部位。然而，如果切除顺序错误，或者术中出血不能有效控制的话，很可能会相当麻烦。

本病变从贲门小弯开始，延伸至稍近后壁的贲门切迹。因此，首先从后壁侧开始进行切开、剥离，病灶移至较为平坦的小弯侧。之后，完成剩下的周边切开后，继续进行剥离，尽快俯视操作由口侧进行剥离。如果能够防止病灶移至操作空间较为狭小的食管与胃的结合部的话，最后的倒镜操作会比较容易。另外，在贲门领域，有时会存在贯穿固有肌层的粗血管，并且胃壁较薄。因此，剥离时，要仔细观察黏膜下层，发现贯通血管，通过预凝进行血管处理。与胃壁弧度一致，将手术刀的刀刃压在剥离部位的黏膜下层，扭转内镜，调整角度进行剥离。如果剥离层面在

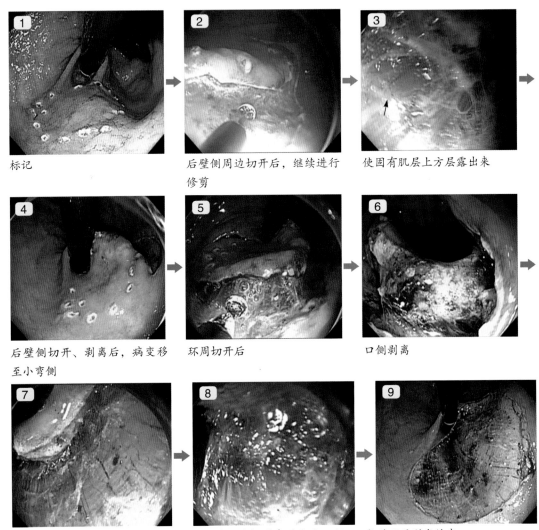

标记

后壁侧周边切开后，继续进行修剪

使固有肌层上方层露出来

后壁侧切开、剥离后，病变移至小弯侧

环周切开后

口侧剥离

由肛侧进行剥离：用透明帽撑开黏膜面稳固地提供牵引张力，仔细观察剥离层面，同时进行剥离

黏膜下层剥离结束

图2　贲门小弯0~Ⅱc病变的ESD

　　血管分布较为稀疏的固有肌层正上方进行剥离的话，出血量会比较少，ESD会更加安全，这一点是十分重要[1]。下面将按照实际的顺序具体进行解析。

标　记

　　如图2–①所示，在距病变外侧约5mm处用APC进行标记。为了使切除标本定位更加容易，本病例中，在前壁侧加了双标记。

局部注射

　　为了长时间保持充分隆起的状态，提高黏膜下层的识别度，原则上，局部注射液为用甘油果糖注射液稀释2倍的玻璃酸钠（MucoUp®），加少量的靛胭脂，并加肾上腺素（每

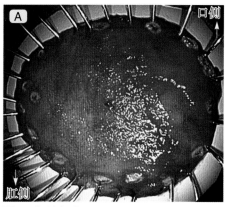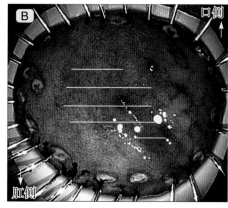

图3 切除标本

切除标本进行病理诊断，发现上图的黄线标记所示范围内存在病灶，病变大小为 15mm×12mm，tub1，pT1a（m），ly（－），v（－），pHMD，pVN0，判定为治愈性切除

100mL 稀释液添加 0.5mg 的肾上腺素，加少量的靛胭脂）。在病变口侧标记的稍外侧进行局部注射，待黏膜充分隆起后，用针式切开刀进行预切。

周边切开、黏膜下层剥离

使用 IT 刀 2 代，以距标记约 5mm 处为基准，采用 Endo Cut 模式，从后壁侧开始进行周边切开。之后继续 Swift 凝固模式修剪至固有肌层上方适合的剥离层面。在确认固有肌层后，以此为标准，在肌层上方进行黏膜下层的剥离（图 2-②，③）。

倒镜进行后壁侧的充分剥离后，以俯视视角进行后壁口侧的剥离（图 2-④）。再进行剩余的周边部分切开。在切开前壁侧时，IT 刀很容易与黏膜面垂直。为了使刀刃充分接触黏膜，边吸气边切开是很有效的。另外，切开时若发生出血，要将手术刀稍收回，进行止血，或者继续切开，使充分展开切开部位，暴露出血点，再进行止血。在周边切开（图 2-⑤）、稍加剥离后，再次以俯视视角进行口侧的剥离（图 2-⑥）。然后倒镜由肛侧进行黏膜下层的剥离（图 2-⑦～⑨）。不过，正如后述的病例参考病例 2 所示，如果是比较靠近食管侧的病灶，则不进行肛侧缘切开，而是在使黏膜保持张力的状态下，进行口侧剥离，这样做的话下一步操作会比较简单。

在剥离时，尽可能使内镜靠近病灶，通过透明帽将剥离面牢牢撑住，并以凝固模式（Forced 凝固或 Swift 凝固）剥离肌层正上面（图 2-⑧）。

40mm×30mm 的标本，可以进行一并切除（图 3）。

答 在后壁侧进行切开、剥离后，尽快进行口侧的剥离，最后是肛侧的剥离

如果是贲门的病变，要点在于遵守切除顺序，不要使病变移至操作空间狭小、内镜操作较为困难的食管与胃的结合部。并且，在剥离时，需要充分注意穿孔和出血的情况。在合适的肌层正上方进行剥离非常重要。

Dr.GOTOHDA 评论

乍一看，贲门的操作十分困难，也是出血较多的部位，加深了手术困难的印象。实际上并非如此。从可以进行止血操作来看，这是使用 IT 刀 ESD 中最基本的手术。病变部位容易接近，可以平行于胃壁进行简单的内镜操作。并且，该部位不会积聚血液或者冲洗液，指导医生也能相对放心。顺着视野（俯视下）的方向，对口侧进行切开，并防止病变移至食管与胃结合部，这便是诀窍所在。

参 考

病例 1 贲门小弯 0~Ⅱc 病变（图 4）。在进行黏膜下层剥离的时候，观察到有粗的贯通血管，所以用止血钳进行电凝烧灼后，再用 IT 刀 2 代进行了切除。该部位经常会存在此类的贯通血管。因此，在剥离时，要一边仔细观察黏膜下层一边进行治疗。这一点是很重要的。

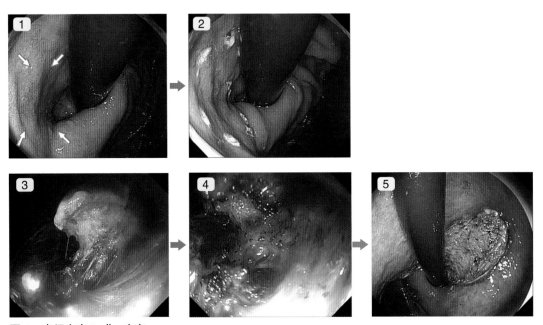

图 4 贲门小弯 0~Ⅱc 病变
观察到粗的贯通血管（⇨），用止血钳进行电凝烧灼后，再用 IT 刀 2 代进行切除

病例 2　本病例为多发胃癌病例，贲门发现 3 个 0~Ⅱa 病变和 1 个 0~Ⅱc 病变（图 5，图 6）。各个病变相互靠近，所以决定将 4 个病变一并切除。根据策略中说明的顺序，这种大范切除也是可以的。本病例中，进行前壁和后壁周边切开、剥离后，再进行食管侧的剥离，最后从肛侧进行切除。另外，由于黏膜的张力，食管侧的剥离操作较容易。因此，先未切开肛侧的黏膜，而是进行了口侧的处理。

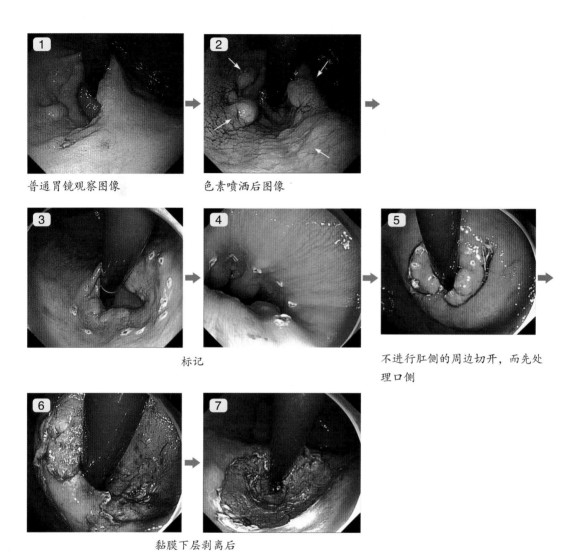

普通胃镜观察图像　　　色素喷洒后图像

标记　　　　　　　　　不进行肛侧的周边切开，而先处理口侧

黏膜下层剥离后

图 5　贲门多发早期胃癌 ESD

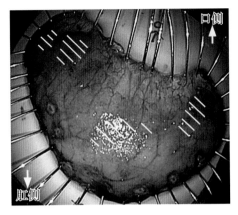

图6　切除标本

85mm×43mm 的标本，整块切除

切除标本的病理诊断，左图黄线标记的范围内存在病灶。4个病灶均为分化型黏膜内癌，切缘阴性，判断为治愈性切除

关键点

在贲门小弯 ESD 中

- 严格遵循切除顺序，防止病变移至食管与胃的结合部
- 在该部位的黏膜下层，经常会存在粗的贯通血管。因此，切除时要仔细观察剥离层面
- 在血管分布较为稀疏的固有肌层正上方进行剥离

参考文献

[1] 豊永高史，他：胃 ESD による偶発症の現状とその対策—剥離深度の重要性と手技の工夫—. 胃と腸，41：75-85，2006

第 2 章　胃

12. 贲门后壁

粉川敦史

难易度：超难 · 难 · 普通 · 易

问　**按照怎样的顺序进行切开和剥离呢？**

在以往的 EMR 中，贲门周围的病变，多数情况下切除较为困难，但如果是贲门前后壁、小弯处的病变的话，可以倒镜，按切线方向靠近，这对于使用 IT 刀 2 代的 ESD 手术来说，是相对容易的部位。但是，从哪里开始，沿何种方向进行切开和剥离等问题仍然十分重要。如果是图 1 这种，位于贲门后壁的 25mm 的病变的话，应该按照何种顺序进行手术呢？

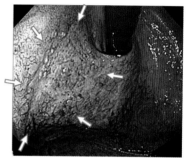

图 1　贲门后壁的病变

策　略

标　记

贲门的 ESD 的话，内镜的角度十分重要。在开始之前，要确认合适的角度，不仅注重后壁，贲门周围的观察也同样重要。如果患者意识清醒，一定让患者忍住不打嗝，利用吸气、呼气呼吸运动等方式，充分展开贲门周围胃壁并进行观察。但如果是麻醉状态下，有时无法进行充分展开。因此，贲门周围的 ESD，标记结束前，最好让患者保持意识清醒。

预切 – 黏膜切开

关于贲门处病变的策略，先端系的刀与 IT 刀 2 代有些不同。若使用 IT 刀 2 代，与俯视下操作相比，在倒镜的情况下更易操作。一般在口侧进行预切，从口侧开始向下切开。但是，无论是在预切还是切开时，在倒镜后一定要一鼓作气到达贲门，而且必须尽量靠近。如若无法接近，则从食管侧以俯视视角切开口侧。

关于切开的顺序，多数情况下，比起小弯侧，大弯侧的操作更为困难。在出血的情况下，考虑到血液的流向，最好先从口侧切开大弯侧。有时，后壁大弯侧的黏膜下层存在粗血管，同时还有很多脂肪沉积。要耐心切开修剪确保切开深度，不断地进行止血。如果可以从大弯侧的肛侧中央附近切开，接下来就从口侧切开小弯侧。小弯侧的脂肪沉积较少，其操作比大弯侧要容易得多。

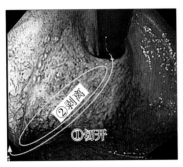

图 2　大弯侧的黏膜下层剥离

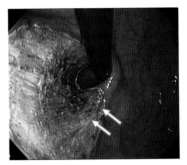

图 3　贲门切迹肌层的突出

大型病变的策略

在发现大型病变的情况下，切开小弯侧之前，最好预先对大弯侧的黏膜下层进行少许剥离（图 2）。大弯侧剥离时，确保剥离的深度会较为困难。而从小弯侧进行剥离时，受重力的影响，病变可能会移至大弯侧，因而有可能对大弯侧的操作会增加额外的操作。特别是病变延伸到贲门大弯侧时，必须要优先进行大弯侧的剥离。但是，如果拘泥于大弯侧的优先剥离，深切过度导致穿孔的话，就没有任何意义了。在笔者的印象中，最低限度要保证 IT 刀 2 代的刀刃完全可以进入病变下方。接下来切开小弯处时，也要在倒镜的状态下接近贲门，潜入切口，一边向口侧拉，一边切开，这样会较为容易进行操作。

黏膜下层剥离

一般认为，剥离应从肛侧的大弯侧开始。后壁黏膜下层的浅层中，有较多的脂肪和血管、因此，在充分进行局部注射后，需要进入黏膜下层的较深层（脂肪较少层）进行操作。如果可以确保剥离深度在脂肪较少、较深的黏膜下层的话，那么剥离会比较简单。但贲门后壁贲门切迹处固有肌层突起（图 3），如果剥离该部位的话，由于剥离层面非常靠近肌层，因此，如果一次长时间通电下完成大范围剥离的话，很容易引发穿孔。鉴于此，在剥离贲门切迹时，必须非常谨慎地确认胃壁的走行。大弯侧的剥离进行到一定程度后，进行小弯侧的剥离。虽然有时采用倒镜下操作，但也可以顺利完成由肛侧向口侧剥离。但随着剥离的推进，倒镜下的口侧剥离可能会较为困难。在这种情况下，可以适当采用俯视视角下进行剥离。但俯视剥离，大多意味着视角是向下的，大多要按"down"，因此需要多加注意。

 在口侧进行预切→倒镜操作在大弯侧切开→大弯侧剥离 5~10mm →小弯侧切开→由近肛侧的大弯侧进行剥离

倒镜无法接近病变口侧时，采用俯视视角进行口侧的切开剥离。

Dr.ONO 评论

我有过很多次这样的经历：由肛侧进行剥离时，肌层凸起，原以为的黏膜下层实为肌层。随着剥离的推进，肌层凸起，这时应该改为由口侧进行剥离。

参考

病例1 如果掌握了贲门后壁病变的相关治疗技巧，贲门前壁病变（图4）及贲门亚全周性病变（图5）的治疗对策，基本相同。

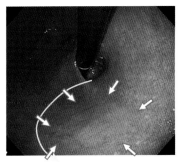 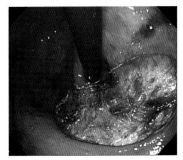

⇨：病变。最好先行大弯侧的切 ESD 后的溃疡面
开、剥离（⇨）

图4 贲门前壁大小约 20mm 的褪色调 0~Ⅱc 病变（⇨）

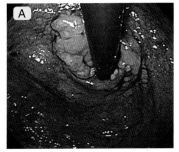 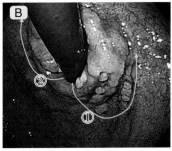 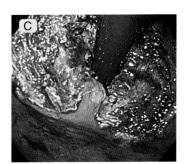

贲门后壁 – 小弯 – 前壁的 0~Ⅱa　　与后壁比较，前壁的操作略困难，　　亚全周性 ESD 后的溃疡面
病变　　　　　　　　　　　　　　　因此优先处理前壁

图5 贲门后壁 – 小弯 – 前壁的 0~Ⅱa 病变

关键点

- 针对贲门病变进行 ESD，需要调整内镜的角度
- 贲门病变中，如果使用 IT 刀 2 代的话，倒镜操作是基本方法
- 先进行大弯侧的切开、剥离，由于存在粗血管，所以需要频繁止血
- 剥离时，维持在脂肪较少的黏膜下较深的层，注意贲门切迹

第2章 胃

13. 胃体上部大弯

森田圭纪

难易度：**超难**·难·普通·易

 注意点有哪些？局部注射液是什么？策略是什么？如何选择器械设备？

在解剖学中，胃体上部大弯的黏膜下层粗血管及脂肪较多，并且，如果是左侧卧位的话，由于重力的影响，一旦出血，血液会积聚，影响视野，给治疗造成困难。另外，局部注射液也比较容易弥散，加上病变处为正视视角，难以获得切线方向的视野[1]。

该病例为胃体上部大弯近后壁的 0~IIc 病变，大小 25mm，术前活检为 tub1（图 1）。该病例应当如何处理？

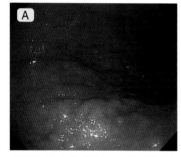
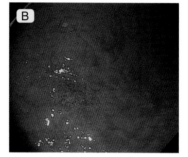

俯视视角的普通胃镜观察图像（稍吸气后的图像）　俯视视角的普通胃镜观察图像（黏膜展开后的图像）

图 1　胃体上部大弯近后壁的 0~IIc 病变

策 略

内镜为 GIF-Q260J（奥林巴斯公司）。器械采用局部追加注射较易的 Flush 刀 BT2.0mm（富士公司）。透明帽为内镜专用透明帽（缝隙&孔洞型，TOP 公司），高频电发生装置为 VIO300D（ERBE 公司）。

标 记

在出血的情况下也能看清病变部位并正确应对非常重要。如果是胃部病变的话，很多情况下 APC 进行标记，但本次使用的是可重复使用的高频电凝探头 DC1824（富士公司），Soft 凝固模式 effect 5，100W 进行凝固（图 2-①）。

局部注射及黏膜切开

总之，在此阶段，尽量防止术中出血十分重要。因此，局部注射液使用玻璃酸钠（MucoUp®）。周围黏膜充分隆起后（图 2-②），为了不伤及黏膜肌层下方的血管，首

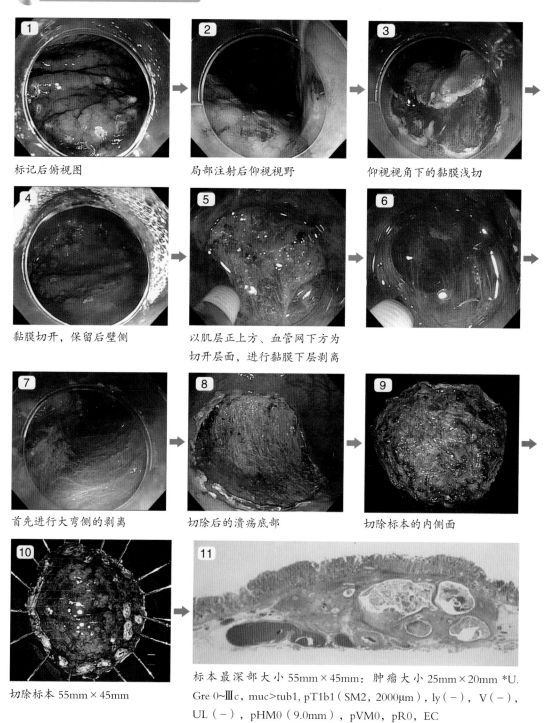

图2 **胃体上部大弯处病变的 ESD**

1 标记后俯视图

2 局部注射后仰视视野

3 仰视视角下的黏膜浅切

4 黏膜切开，保留后壁侧

5 以肌层正上方、血管网下方为切开层面，进行黏膜下层剥离

6

7 首先进行大弯侧的剥离

8 切除后的溃疡底部

9 切除标本的内侧面

10 切除标本 55mm×45mm

11 标本最深部大小 55mm×45mm：肿瘤大小 25mm×20mm *U. Gre 0~Ⅲc, muc>tub1, pT1b1（SM2，2000μm），ly（-），V（-），UL（-），pHM0（9.0mm），pVM0，pR0，EC

先以 ENDO CUT1（Effect2，Duration3，Interval2）模式进行黏膜浅切（图2-③）。另外，为防止病变向重力侧移位，务必保留后壁侧，进行黏膜切开（图2-④）。在本病例中，

采用倒镜操作进行手术是较为容易的。但很重要的一点是，应该提前充分吸净胃内的液体，以确保手术时的视野。然后，小心翼翼地从黏膜下层血管周围开始进行分离，千万注意不要伤及贯通血管。由于该部位粗血管较多，所以一定要使用止血钳，通过 Soft 凝固模式 effect5，100W 进行凝固处理。另外，血管一并处理较为高效，无须反复换器械。

黏膜下层剥离

为了能够进行精确的病理评估，为了获得有充足黏膜下层的高质量标本，必须注意剥离深度。在解剖学中，由肌层穿入的血管会在黏膜下层中层分支，横向延伸，形成血管网。即在黏膜下层的浅层，血管、纤维和脂肪较多，大多情况下不是合适的深度。不过，位于肌层正上方、血管网下方的黏膜下层的深层，还是很容易确认的，根据上述观点，可以认定这是合适的剥离深度（图 2-⑤，⑥）。以 SWIFT 凝固模式 effect 3.50W 为基本设定，如果出血严重的话，则使用凝固性能更强的 FORCED 凝固模式 effect 3.50W。采用倒镜操作的仰视视野，剥离由后壁侧向大弯侧进行（图 2-⑦）。预先处理受到重力影响的一侧，这一点非常重要。在剥离进行到口侧后，切开保留的后壁侧黏膜，完成周边全切开。

之后，剥离剩余的黏膜下层，完成切除（图 2-⑧）。

ESD 标本

由标本可以看出，包含标本内包含血管，已经完成了切除（图 2-⑨）。

最终的病理诊断为：胃腺癌，ESD 标本大小 55mm×45mm；肿瘤大小 25mm×20mm，*U，Gre. 0~IIc. muc>tub1. PT1b1（SM2. 2000μm）。Ly（-），V（-），UL（-），pHM0（9.0mm），PVM0，pR0，EC（图 2-⑩，⑪）。因为是非治愈性切除，又额外追加了外科手术，但未观测到淋巴结转移。

局部注射液使用 MucoUp®，先不进行环周切开，在肌层正上层进行剥离，选用尖端型切开刀

该部位血管和脂肪较多，容易被液体淹没，因此要格外小心注意。为了防止意外出血，使用玻璃酸钠（MucoUp®）维持充分的隆起，在此基础上，找出黏膜下层的血管，在肌层正上方，血管网下方为目标层面进行剥离。另外，应首先处理液体易积聚的大弯侧，先不进行病灶黏膜环周切开，保留后壁侧，设法使病变移至此处，这一点也很重要。在使用器械的选择上，与高效性相比，防止出血的精细操作更必要。因此，尖端型器械较为合适。虽然预防出血的处理是较为理想的选择，但在大量出血、难以保证视野的情况下，可以考虑将体位变换为右侧卧位。

Dr.ODA 评论

胃底至胃体上部大弯部位的病灶，由切线方向难以接近，并且，如果采取左侧卧位的话，由于重力的影响，血液会发生积聚。因此，胃体上部大弯的切除最为困难。正如森田教授所说，为了不发生意外出血，需要格外小心。同时，运用止血钳及使用带线钛夹进行牵引，或体位变为右侧卧位，同样是有效的处理方式。

策略

病例 1　穹隆部（胃底部）大弯 75mm 大小的 0~Ⅱa 病变（图 3-①，②）。如果位于胃体上部大弯更上的部位，治疗难度会进一步增加。另外，该部位难以靠近，加之胃壁很薄，所以一定要防止穿孔。为了进行安全稳定的切除，需要使用多种不同类型的器械。

DVD 实践篇 第 2 章 -12 ②

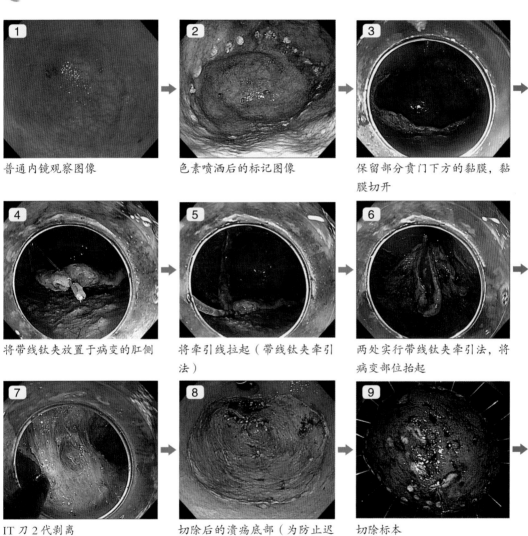

① 普通内镜观察图像

② 色素喷洒后的标记图像

③ 保留部分贲门下方的黏膜，黏膜切开

④ 将带线钛夹放置于病变的肛侧

⑤ 将牵引线拉起（带线钛夹牵引法）

⑥ 两处实行带线钛夹牵引法，将病变部位抬起

⑦ IT 刀 2 代剥离

⑧ 切除后的溃疡底部（为防止迟发性穿孔，部分使用钛夹加固）

⑨ 切除标本

病理组织图像

图 3　穹隆部（胃底部）大弯 75mm 大小 0~Ⅱa 病变

在局部注射 MucoUp® 之后，保留部分贲门下方的黏膜，使用 IT 刀 2 代（奥林巴斯公司）进行黏膜切开（图 3-③）。之后，通过带线钛夹，进行反向牵拉，以保证良好的视野（图 3-④~⑥）。适当地混合使用 IT 刀 2 代、Flush 刀 BT，进行整块一并切除（图 3-⑦~⑨）。最终病理诊断为胃腺癌，ESD 标本大小 109mm×85mm；肿瘤大小 75mm×66mm，* U，Gre，0~Ⅱa，tub1，pT1a（M），ly（-），v（-），UL（-），pHM0（6.0mm），pVM0，pR0，EA。切除时间为 4h 30min。

关键点
- 局部注射液使用弥散少的 MucoUp®
- 不进行环周切开，先进行大弯侧的剥离
- 要注意肌层正上方和血管网下层的层面
- 选择尖端型刀

参考文献
[1] 吉澤充代，他：「体上部大彎病変の ESD 戦略」. 消化器内視鏡，20：1427-1437，2008

14. 胃底部

鈴木　翔，後藤田卓志

难易度：超难・**难**・普通・易

问 无法靠近！隐藏在皱襞中！送气量也不足！还能进行 ESD 吗？

　　胃底部（特别是大弯）是胃 ESD 中最难的部位（图 1）。因为：①无法靠近病变。②无法平行于剥离面操作手术刀。③胃内空气量难调节（注气的话，病变会变远；吸气的话，病变又会被褶皱隐藏）。无法接近病变处（＝发生状况时难以应对）；无法充分确认剥离面（＝发生状况时难以确认）。这就意味着在发生出血和穿孔等并发症时，确认和应对也比较困难。因此，这是一个危险程度高的部位[1]。

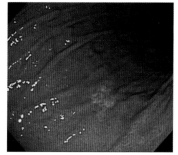

胃底部的俯视图：胃底穹隆部－胃体上部大弯后壁侧，可见大小约 1.5cm 的褪色区域

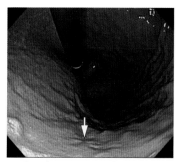

倒镜观察图像：与褪色区域一致，呈现略微凹陷（⇨）。病变内较为平坦、平滑

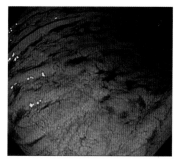

根据靛胭脂喷洒后的观察，沿着色调的边界形成了浅凹陷的边界。未见凹陷内的隆起和周边开始的黏膜纠集。由此诊断为 0～Ⅱc，未分化型腺癌（活检为 sig/por2），cT1a（M），UL（－）

图 1　胃底部的凹陷性病变

策略

治疗方法的选择

　　根据上述的术前评估，诊断为小于 2cm 的 UL（－）未分化型腺癌 cT1a，判断为 ESD 扩大适应证病变（图 1）。虽然扩大适应证病变发生淋巴结转移的风险极低[2]，但目前并没有长期术后随访的相关证据。因此，需要慎重地判断 ESD 的适应性，如果技术层面上判定 ESD 一次性整块切除（包括适当的手术时间）困难的话，应考虑通过其他方式进行切除。

表 1 使用器械和高频电装置的设定

使用设备		ICC200（ERBE 公司）			VIO300D（ERBE 公司）			ESG-100（奥林巴斯公司）	
		模式	功率	Effect	模式	功率	Effect	模式	功率
标记	Dual 刀（尖端收纳状态）	Forced coag	20W		Swift coag	20W	2	Forced coag 1	20W
预切	Dual 刀	Endo Cut	80W	3	Endo Cut I		2	Pulse cut slow	40W
黏膜切开	IT 刀 2 代	Endo Cut	80W	3	Endo Cut I		2	Pulse cut slow	40W
黏膜下层	IT 刀 2 代	Endo Cut	80W	3	Swift coag	50W	5	Pulse cut slow	40W
剥离		Forced coag	50W		Endo Cut I		2	Forced coga 2	50W
止血	一次性高频电凝止血钳	Soft coag	80W		Soft coag	80W	5	Soft coag	80W

选择 ESD 时需考虑的问题

如果是以未分化型腺癌为主的褪色凹陷性病变，有时其表层被正常黏膜腺窝上皮所覆盖，胃癌会从腺管颈部向侧面蔓延，且有时病变范围会大于内镜诊断范围。因此，术前需从病变周围开始进行阴性活检，接下来的 ESD，在阴性活检标记的基础上，进行比分化型腺癌范围更大的标记[3-4]。所以，术前应该预料即使是微小的病变，切除范围也会较大，这一点十分重要。

针对胃底部病变的 ESD 技巧

① 接近病变。② 保持手术刀切割部位的牵引张力。③ 注气量适宜，防止病变处液体积聚，确保良好的视野。以上为胃底部病变 ESD 的要点。在胃底部，① 与 ② 很多情况下很难做到，反而出现相反的状况，而这一点正是加大 ESD 手术难度的原因。通过吸气接近病变的话，会难以保证钩刀切割黏膜所需的张力。相反，通过注气使黏膜展开的话，虽然可以有良好的切割张力，但却无法靠近病变。因此，处理胃底部的病变时，要进行细微的空气量调节，以保持均衡。并且，胃底部是胃内容物积聚的部位，在发生出血的情况下，有时在短时间内无法发现病变。所以，手术过程中要频繁地对胃内进行吸引，变换适宜的体位，注意尽量不要使病变部位被浸没。

① 标记和黏膜切开

使用色素内镜，如果对病变和非肿瘤胃黏膜的分界线以及周围部位进行阴性活检，则要确认活检标记，对阴性活检标识周围进行标记（图 2-①）。我院使用的设备以及高频装置的设定如表 1 所示。标记用收起尖端刀头的 Dual 刀（奥林巴斯公司）进行。有的医院也会使用 APC，可以减少碳化、较为干净地进行标记。局部注射液使用混有少量靛胭脂的生理盐水（一些医院为了防止穿孔，有时会使用玻璃酸 Mucoup®），局部注射针使用 25G（TOP 公司）。

如果是使用 IT 刀 2 代（奥林巴斯公司）进行 ESD 的话，以预切的位置为最初的基点。一般以靠近病变的状态，在内镜画面中最远的位置进行预切。病变位于胃底部，仅做一处预切的话，使用 IT 刀 2 代进行全周黏膜切开，往往会比较困难。在这种情况下，需要在多处进行预切，并设法通过多角度使用 IT 刀 2 代贴近黏膜，进行全周切开（图2-②~④）。

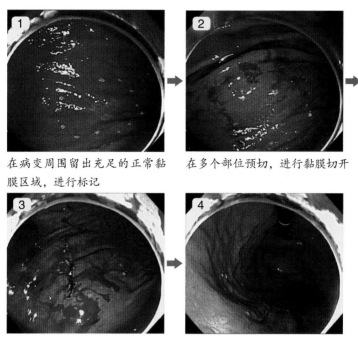

为了使预切部位相连，通过倒镜和俯视两种手段接近病变，进行黏膜全周切开

图 2　胃底部凹陷性病变的黏膜切开

② 黏膜下层剥离

在完成黏膜的全周边切开后，是黏膜下层的剥离，只要是使用 IT 刀 2 代的 ESD，基本操作均为横向（平行于剥离面）。但是，从解剖学的角度来看，胃底部的病变，多数情况下，平行于剥离面（胃壁）进行操作很困难。因此，需要采取一定的措施。第一种方法：通过局部注射玻璃酸使黏膜下层充分隆起，直视下进行剥离操作。第二种方法：通过带线钛夹等工具对病变进行牵引，并在此基础上剥离。通过将病变向口侧牵引，可以提高黏膜下层的暴露程度，同时，即使在气量相对较少的状态下，也可以保证手术刀剥离部位的牵引力。本院主要使用止血钛夹（EZ 夹 HX610–090：奥林巴斯公司）与市场上出售的牙线，对病变进行牵引（图 3–①，②）。牙线比以往使用的蚕丝线更粗，牙线平面为圆柱，牵引时不易伤到贲门部位。再加上，牙线本身的韧性较好，具有疏水性。即便是在唾液、胃液等液体较多的环境下，牙线也很少会打结。此外，医院内部的小店也有出售，容易得到，这也是优点之一。通过将病变向口侧牵引，可以提高黏膜下层的暴露程度，同时，即使在气量相对较少的状态下，也可以保证手术刀切除的黏膜下层牵引张力。因此，即使是胃底部的病变，也可以对肌层正上方进行剥离（图 3–③，④）。剥离肌层正上方，可以得到电灼伤较小的理想标本，从而进行正确的病理诊断（图 3–⑤，⑥）。

为了预防术后出血，可以使用一次性高频电凝止血钳（奥林巴斯公司）使血管完全凝固。为了预防过度的止血电凝操作导致迟发性穿孔，在夹住血管之后，略微回拉止血钳，使之不要接触到肌层。如果过度回拉，会导致血管被拉断，导致额外的出血。因此，一定要谨慎地进行操作。通过脚踏开关进行 2~3 次电凝，直到出现白色泡沫为止。如果凝固性较弱的话，有可能出现血管未完全烧灼、无法完全止血的情况，因此要多加注意。

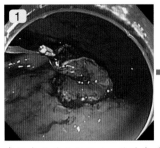 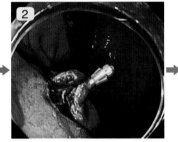

在钛夹上系上长约1m的牙线（市场上有售），放置在远离贲门周边已切开的黏膜上，通过牵拉牙线牵引组织

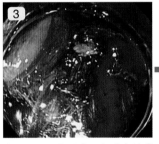 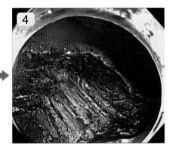

即便处于吸气状态，但病变被牵引，剥离部位层面依旧清晰可见

即便处于吸气状态，但病变被牵引，剥离部位层面依旧清晰可见

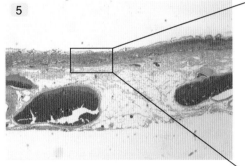 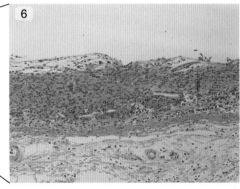

以 por2 为主、且混杂有一定比例的 sig 和 tub2 的腺癌。在病变的边缘，表层覆有固有的腺窝上皮，沿腺管颈部可观察到肿瘤在扩张

病变中心部位的放大图像。以 por2 为主的腺癌扩张性增殖。最终诊断：裸眼大体标本：0～Ⅱc，组织型：por2>sig>tub2。病变大小：11mm×9mm。深度：pT1a（M），UL（−）。切缘：HM（−）/VM（−）

图3 胃底部的凹陷性病变进行黏膜下层剥离的方法及切除后的病理组织图

 ESD 进展困难时，根据情况，考虑其他的治疗方法

　　从结果上分析，在剥离操作时采用一定的手段，可以完成ESD。但如果是并发症，认为无法应对或难以处理时，应该放弃ESD切除，通过使用联合高频圈套器或采取外科手术等其他方式，冷静地进行处理。

Dr.ONO 评论

铃木教授的方案对于该部位的治疗具有重要的参考价值。用牙线很容易制作带线钛夹，我也很爱用。胃底部的大范围病变难度很大，如果没有带线钛夹的话，将会非常困难。

参 考

　　病例1　由胃底穹隆部到胃体上部大弯前壁侧约 1.5cm 的 0~Ⅱa 和 0~Ⅱc，使用 IT 刀 2 代的 ESD 病例。

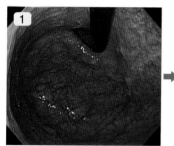 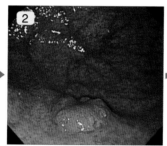 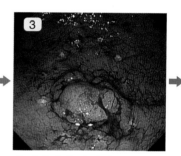

胃底穹隆部大弯前壁侧发现正常色调~发红色调、大小约 1.5cm 的扁平隆起型病变

近距离观察显示，虽然病变中央部位形成了较浅的凹陷，但凹陷内部并无隆起，且不因胃内空气量而变形，没有硬度。由此诊断为 0~Ⅱa 和 0~Ⅱc，分化型腺癌，T1a，UL（-）

在病变分界线外约 5mm 处进行标记

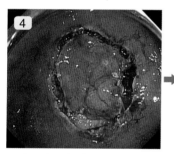 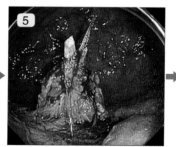 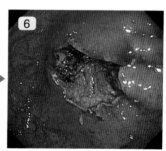

无法以水平切线接近病变。以近似垂直的状态进行接近，将 IT 刀 2 代的前端刀头完全进入黏膜下层，以刀垂直状态进行黏膜边缘切开

吸气后靠近病灶，用系带线钛夹牵引病变，确保清晰地暴露剥离部位以及保持切割时的反向牵引张力

进行 ESD 后无并发症，确认溃疡面无裸露血管，无出血

图 4　胃底穹隆部 - 胃体上部大弯前壁侧病变的 ESD

关键点

● 在选择使用 IT 刀 2 代进行 ESD 治疗的时候，不仅要考虑病变是否适合，而且还要考虑自身的技术水平，随机应变，这是十分重要的

● 该部位液体特别容易积聚，通过变换体位及引流来应对

● 在无法平行于切面操作手术刀的情况下，可以设法通过略微调整胃内空气量、局部注射玻璃酸、牵引病变等方法，确保可以辨认剥离部位和保持切割时的反向牵引张力

● 该部位不仅 ESD，止血和缝合处理都较为困难，如果预想到后续的操作难以应对可能发生的并发症时，应考虑终止 ESD

参考文献

[1] 「胃癌治療ガイドライン 第 4 版」（日本胃癌学会 編），2014

[2] Gotoda T. Endoscopic resection of early gastric cancer. Gastric Cancer, 2007, 10: 1-11

[3] 平澤俊明，他：未分化型早期胃癌適応拡大病変の臨床像の検討. Gastroentrol Endosc, 55: 1625-1632, 2013

[4] Takizawa K, et al. Routine coagulation of visible vessels may prevent delayed bleeding after endoscopic submucosal dissection-an analysis of risk factors. Endoscopy, 2008, 40: 179-183

第3章　大型病变

1. 由胃体下部至胃角小弯的 6cm 大小的病变

野中　哲

难易度：**超难**·难·普通·易

　大型病变如何完美地切除呢？

由胃体下部延伸到胃角小弯，边界清楚的白色调平坦隆起型病变（图1）。肛侧有一部分横跨胃角，几乎占据了胃体下部小弯。这样的大型病变，应当如何成功切除呢？

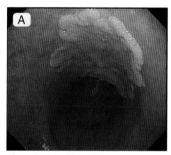

普通内镜图像。俯视图

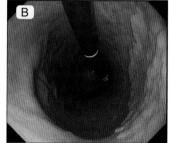

普通内镜图像。仰视图

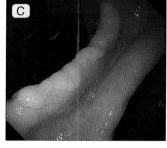

普通内镜图像。胃角部观察

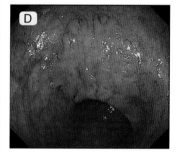

喷洒靛胭脂后

图1　胃体下部－胃角小弯的平坦隆起型病变

策略

基本点

如果病变较小的话，即使没有合适的切除策略，也不会非常困难。但如果是大型病变，多数情况下，病变不会仅存在一个胃壁面。

如果不能正确想象出胃壁的形态，可能会造成手术时的穿孔和过度切除。此外，如果不认真考虑切除顺序的话，很可能会导致手术难度增加。

内镜的选择

一般会首选有附送水功能的内镜。从胃体下部到胃角小弯病变直径最长（不同的病例存在较大的个体差异），如果使用普通内镜，可能无法保证内镜与病变的合适距离。这时，可以使用多弯曲功能内镜（M内镜）和双弯双孔道内镜等前端硬质部长、弯曲部长的内镜。在该病例中，胃角到胃体下部距离较长，因而使用了GIF-1T240内镜（奥林巴斯公司）。

标　记

使用针刀或APC在距病变外侧数毫米进行环周标记。目前，几乎所有病例中均使用APC进行标记，但本病例中选择了针刀。不过，病变观察的角度与切线方向一致时，使用针刀会比较困难，而APC特别有效。另外，在口侧或肛侧病变的标记外再做2～3处标记的话，有利于清楚定位送检切除标本。在标记过程中，有一个对病灶的大致距离感，对于谋划实际的切除方案十分重要。

局部注射

黏膜下层的局部注射液一般使用加了少量肾上腺素的生理盐水（每200mL生理盐水加1mg肾上腺素，2mL浓度为0.4%的靛胭脂溶液）。但根据病例的不同，也会使用稀释数倍的MucoUp®溶液（用上述生理盐水稀释后浓度减半的MucoUp®溶液），在治疗大型病变的时候，可以减少局部注射的次数，从而缩短手术时间。但病变越大，所需的局部注射液也会随之增多，所以费用问题也必须考虑。可以选择在重要部位使用MucoUp®，在其他部位使用生理盐水进行局部注射。在使用IT刀2代进行ESD的手术中，MucoUp®原液注射后的隆起相对较硬，所以基本上不会使用。

从预切到黏膜切开（近端接近法与传统方法）

使用IT刀2代进行胃部ESD的基本操作为：适度接近目标部位，确保胃壁以及切线方向的视野，并从内镜画面的远端（较远的一侧）向近端（靠近自己一侧）移动IT刀2代，进行切开与剥离。胃体部病变，由于大多采用倒镜操作，所以远端＝较远侧＝口侧，近端＝近前侧＝肛侧。在以往使用IT刀1代的ESD中，采用的方法为：在远端进行预切，伸入IT刀1代，移动IT刀进行黏膜切开，从而完成环周切开。

但是，如果类似于本病例，预计将进行大范围切除的病变，与环周切开相比，近来多采用由近端即肛侧进行1/3~1/2周的黏膜切开，并适当地进行黏膜下层剥离的方法（近端接近法）。其理由是：如果进行长距离黏膜切开的话，一定会有出血，而且很可能出现持续性出血的情况。如果一开始就进行环周切开的话，由于近端的黏膜没有被切开，出血点难以辨识，其结果就是反复电凝导致组织碳化。这样一来，之后的肌层就难以辨认，而且碳化增加了切开和剥离的难度（即所谓的过度操作）。为了避免这种状况，近年来，很多时候会选择近端接近法。在近端进行2~3处预切，切开1/3周或1/2周的程度，并使用IT刀2代进行黏膜切开，切开处相连（图2-①，②）。之后进行一定程度的黏膜下层剥离（图2-③，④），完成环周切开（图2-⑤，⑥）。

从黏膜切开到黏膜下层剥离（切除横跨胃角病变的方法）

不同于近端接近法，本病例必须由肛侧即近端进行黏膜切开及黏膜下层剥离。处理横跨

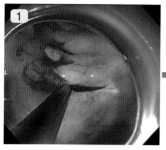

在肛侧进行预切，使用 IT 刀 2 代向着前壁侧及后壁侧进行黏膜切开

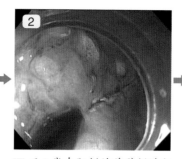

IT 刀 2 代在肛侧的前壁侧进行黏膜切开

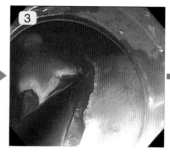

将黏膜切开扩展到胃体下部的前壁侧、后壁侧，进行黏膜下层剥离

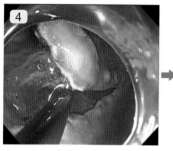

由肛侧向前壁侧进行黏膜下层剥离

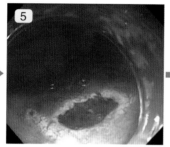

口侧的预切

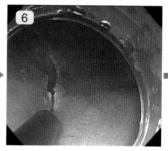

从口侧的预切向后壁侧扩展的黏膜切开

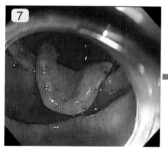

肛侧的黏膜切开和黏膜下层剥离后的状态

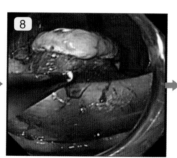

将内镜更换为 GIF-1T240，并将剥离部分置于胃角上

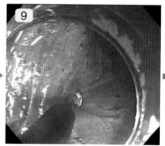

由病变中心部的后壁侧开始的剥离操作

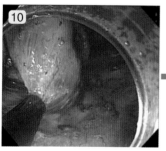

ESD 的最终阶段。由病变口侧的前壁侧开始的剥离操作

于病变的口侧完成整块切除

图 2　横跨胃角大型病变的 ESD

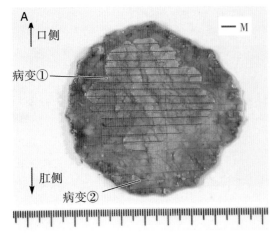

ESD 切除送检标本 77mm×67mm

病变①：

乳头状 高分化腺癌，0~Ⅱa，51mm×46mm，pap/tub1，T1a（M），ly（−），v（−），pHM0，pVM0

病变②：

高分化腺癌，低度异型，0~Ⅱb，1.5mm，tub1，T1a（M）ly（−），v（−），pHM0，pVM0

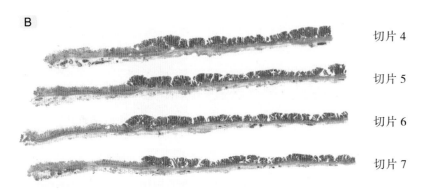

切片 4

切片 5

切片 6

切片 7

病理图像，切片 4~7

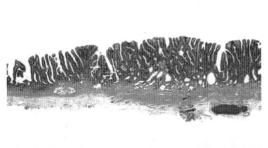

切片 4：乳头腺癌和管状腺癌混合

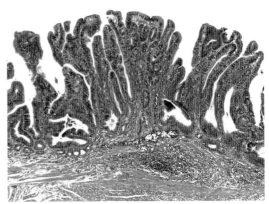

切片 4：乳腺腺癌的高倍放大图

图3　ESD 送检标本的病理组织图

胃角的病变的基本方法，是首先进行肛侧的剥离，将病变置于胃角之上（图2-⑦，⑧）。这样一来，虽然可以应对小弯侧的病变，但如果从口侧即远端进行切开、剥离的话，病变会不断牵拉至胃角的方向，手术中期和后期，胃角部分的处理会更加困难。因此，必须首先由肛侧即近端开始切开和剥离。口侧即远端的黏膜切开暂不进行，使之保持对口侧的张力。然后，由肛侧进行剥离，病变部位移至胃角上后，完成环周切开。之后，由肛侧进行黏膜下层剥离（图2-⑨，⑩），可以适当增加适宜的俯视视角下的剥离操作，最终，在病变口侧中央附近完成病变的整块切除（图2-⑪）。

另外，针对大型病变进行黏膜下层剥离的要点之一，即不能仅从某个特定的方向进行剥离。也就是说，要全方位无遗漏地进行剥离。虽然我们很容易倾向于从易于剥离的部分单方向地进行剥离，但如果这样的话，之后的剥离操作会变得更加困难。本病例为小弯侧的大型病变，如果以仰视视角进行操作的话，前壁侧的剥离（IT刀2代的角度调整）会非常困难。这时，应该由后壁侧进行剥离，逐步靠近前壁侧。如果调节胃内空气量或变更内镜也无法顺利剥离，只能暂且搁置该部位，继续其他部位的剥离。要毫无遗漏地剥离其他部分，即便需要或多或少延长手术刀，也要将手术刀通电贴在病灶上，继续剥离。并且，大型病变通常不会仅限于胃壁的一面。由于病变会由小弯延伸到后壁或前壁，所以剥离的时候必须时刻注意着胃壁的弧度。如果不能清醒地意识到这一点，将导致穿孔及过度切除。

由于技术水平和医生的内镜使用习惯不同，一开始就完成环周切开，之后完成整块切除也是有可能的。只不过，即便切除时间相同，也必须要考虑"ESD手术质量"的问题。换句话说，止血操作时间占ESD手术时间的一半，和只占两成的ESD，医生的压力和疲劳度是完全不同的。无论是谁，比起"红色视野"（难以止血的状态），更希望在"蓝色视野"（通过局部注射，可以清楚地看到蓝色的黏膜下层，止血状况良好）下进行ESD。"胃部ESD是一场医生与出血的战争"。在有些ESD手术中，常常用于止血的时间会比切除时间更长。近年来，为了更好地止血，很多情况下会选择结合使用尖端型手术刀和IT刀的近端接近法。本病例为小弯病变，并非一定要采取该策略。但根据我们的讨论，在胃体部大弯和前壁、后壁的病变中，该方法对于缩短切除时间是十分有效的。

病理诊断（图3）

ESD切除标本 77mm×67mm

肿瘤主要部分为乳头腺癌，混有高度异型高分化型腺癌。病变肛侧隆起较低的部分，可以发现相当于管状腺癌的成分。肿瘤仅限于黏膜内层。虽然裸眼无法观察到病变②，但可以在很小的固有肌层内观察到低度异型高分化型腺癌。

 事先模拟切开和剥离的情景

　　类似这样的平坦隆起型病变，多数为黏膜内癌，可以通过ESD治愈。但是，处理大型病变的技术难度较高，必须由技术娴熟的医生进行ESD手术。那么，应该从哪里开始黏膜预切，切开到何处合适呢？黏膜下层剥离从哪个部位开始、剥离程度如何掌控呢？手术初期、中期、末期会是何种状态？最终切除后又如何呢？何处为切开和剥离较难的部位呢？特别难以止血的部位和情况又是哪些呢？事先进行情景模拟，对于大型病变的ESD十分重要。

在处理横跨胃角的大型病变时，本策略是较为合适的。通过仰视视角使用 IT 刀，如果沿着胃壁弧度，扎实推进长距离剥离的话，切除时间将明显缩短。

参考

病例 1 胃体上部小弯 0~Ⅱc M 50mm tub2

胃体上部小弯发现发红且边界不清晰的凹陷性病变（图 4-①）。虽然难以诊断范围，但并未发现明显的 SM 浸润征象，诊断深度为 M。判断该病变适合 ESD，活检结果为 tub2，进行了大范围的标记（图 4-②，③）

与图 1，2 所显示的病变相比，该病变口侧切除的部分甚至达到贲门正下方。这种情况下，不能从口侧开始黏膜切开，然后完成环周切开，而应该由肛侧进行黏膜切开及黏膜下层剥离（图 4-④）。不过，如果该病变肛侧过度剥离的话，口侧会比较难处理。因此，在剥离进行到了一定阶段后，转为进行口侧的黏膜切开和黏膜下层剥离（尽可能将黏膜切开向口侧延伸，环周切开会比较容易）。这时，以仰视视角会出现很多的困难，必要时应采取俯视操作（图 4-⑤，类似于食管 ESD）。之后，病变的剥离部位移至中心部位，

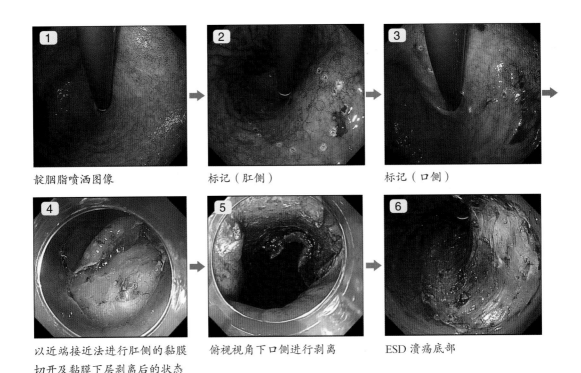

靛胭脂喷洒图像　　　　标记（肛侧）　　　　标记（口侧）

以近端接近法进行肛侧的黏膜　　俯视视角下口侧进行剥离　　ESD 溃疡底部
切开及黏膜下层剥离后的状态

图 4　胃体上部小弯 0~Ⅱc 病变的 ESD

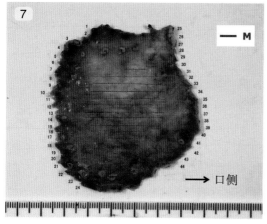

病理所见：

ESD 切除送检标本 72mm×63mm

中分化腺癌，0～Ⅱc，40mm×35mm tub2/por/tub1. T1a（M），ly（−），v（−），pHM0，pVM0

图 4（续）

则采取全方位无遗漏的剥离，进行整块切除（图 4-⑥）。

　　胃体上部的血管较为丰富。与其他部位相比，止血时间更长。如果按照惯例从口侧开始切开黏膜，多数情况下会导致显著的出血，在黏膜切开阶段难以进行止血，反复使用止血钳的话，会导致组织碳化。正如之前策略部分所讲的那样，会对之后的肌层识别及剥离操作造成困难。一旦情况恶化，后期将会十分困难。良好的开端是成功的一半。综上，应首先从近端（肛侧）逐步接近，剥露出适当的肌层，此举会提高 ESD 的质量。另外，由胃体上部小弯到贲门处，难以处理有弧度的胃壁较多，黏膜下层剥离的操作尤其关键。由于需要大幅扭转 IT 刀 2 代进行剥离，如果按错误的印象进行剥离的话，很容易发生穿孔以及过度切除。这一点必须时刻注意。

　　病理诊断：（图 4-⑦）

关键点

● 对于横跨胃角的病变，一般由肛侧进行黏膜的切开、黏膜下层剥离，并在胃角将剥离的病变向口侧迁移

● 如果是胃体部病变或者大型病变，不应先进行环周切开，而应该由近端开始黏膜切开及黏膜下层剥离（近端接近法），这样止血操作更容易，从而防止过度操作的弊端

● 大型病变的黏膜下层剥离要点在于，不能仅从某个特定的方向进行剥离，而要全方位无遗漏地剥离

● 大型病变通常不会仅局限于胃壁的一面，而是从小弯侧起，延伸至后壁或前壁。剥离时需要时刻注意胃壁的弧度。如果不能认识到这一点的话，将会导致穿孔以及过度切除

第4章 存在溃疡瘢痕的病例

1. 食管残留复发病灶

川田 登，蓮池典明

难易度：超难·难·**普通**·易

 根治性放疗（CRT）之后残留复发病灶，是否可以进行 ESD

接受过根治性放疗（CRT）的食管癌患者，病灶一定程度的完全应答（complete response：CR）。但在后续的随访观察过程中，发现局部出现了复发的情况。根据 CT 检测，发现复发病灶未发现局部以外的转移再发，且呈现出表浅癌的形态（图 1）。这种 CRT 之后的残留复发病灶，是否可以利用 ESD 达到控制局部病变的目的呢？

（患者背景：有心脏疾病，外科手术的风险较高）

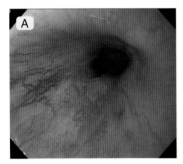 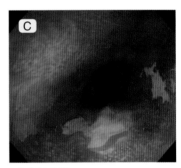

白光观察图　　　　　　　　　NBI 放大观察图　　　　　　　　碘喷洒后图

图 1　食管表浅癌 CRT 后的残留复发病变

策 略

《食管癌诊断和治疗指南》中指出："根治性 CRT 后呈 CR 状态，却又再出现局部复发，虽然有报告称这种病例进行补救性内镜切除（EMR 或者 ESD）是有效的，但相关病例较少，相关评估并不充分。"目前很多医疗单位均采用内镜治疗，推荐使用等级为 C1（虽然没有科学依据，但推荐采用）[1]。针对此类 CRT 后局部复发性病变，可以选择根治性的外科手术。但鉴于外科手术的高损伤性，在判断病变小且可以完全切除的情况下，可以考虑进行内镜局部治疗。从解剖学的角度来看，与胃壁相比，食管壁更薄，且由于之前治疗的影响，伴有很强的纤维化，治疗难度更高。因此，目前针对 CRT 后的残留复发病灶进行的内镜治疗，从困难性及根治性的考虑，认可度并不高，并非标准治疗法。但若手术医生技术可靠，可以采用此治疗术。

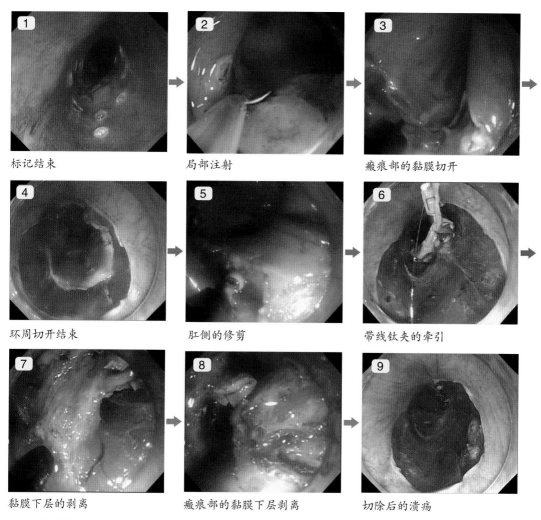

标记结束　　　　　　　局部注射　　　　　　　瘢痕部的黏膜切开

环周切开结束　　　　　肛侧的修剪　　　　　　带线钛夹的牵引

黏膜下层的剥离　　　　瘢痕部的黏膜下层剥离　　切除后的溃疡

图2　食管癌CRT后CR病例局部复发病变的ESD

术前诊断

术前评估，通过普通内镜观察、NBI放大观察和碘喷洒识别病变（图1），这与无治疗史的食管表浅癌的术前评估相同。而对于病变的食管壁浸润深度的评估，通过超声内镜（EUS）检查比较有效。但是，由于之前治疗的影响，食管壁的层次结构可能不太清晰。此时必须慎重地讨论ESD适应性，为评估能否确保垂直切缘阴性需进行必要的检查。

标记 – 局部注射

在确认病变范围后，进行标记（图2-①）。局部注射液推荐使用可以充分抬起的玻璃酸钠原液。本病例中，病变肛侧发现瘢痕，同部位无法注射入局部注射液（图2-②）。

黏膜切开

在病变肛侧没有瘢痕的部位用针刀进行预切，并使用IT刀nano进行黏膜切开。如果瘢痕扩展到病变外，为避免过度剥离，需从瘢痕部开始切开。IT 刀 nano 无法用于瘢痕部，黏膜切开较为困难的情况下，使用针刀或尖端型手术刀进行黏膜切开（图 2-③）。

黏膜下层剥离

在环周切开后（图 2-④），与无治疗史的食管 ESD 相同，进行肛侧的修剪（图 2-⑤）。在进行瘢痕部的修剪时，不要勉强，可以逐步缓慢剥离切缘另一侧的黏膜下层。肛侧修剪结束后，由病变口侧进行黏膜下层剥离。从瘢痕外开始剥离的话，可以形成黏膜瓣，潜入黏膜下层，这样易清楚地分辨合适的剥离层。

另外，将系线钛夹置于病变口侧牵引[2]，可进行良好的反向牵引（图 2-⑥），从而高效地进行黏膜下层剥离（图 2-⑦）。

在瘢痕部，很难找到合适的剥离层面，且发生穿孔的风险较高。不仅如此，由于瘢痕部较硬，手术刀会滑到较软的黏膜层上，切到病变内，造成切缘的病理学评估困难，因此需要多加注意。所以，搁置瘢痕部位，先进行周围的黏膜下层剥离，之后想象着肌层的平面，一点点地切开瘢痕部，使之与已有的剥离层面相连（图 2-⑧）。在纤维化很厉害的情况下，并用针刀和尖端型手术刀有时会很有效。

一般情况下，与胃部 ESD 相比，食管 ESD 术中出血较少，但进行瘢痕周边剥离时，出血会较多。用止血钳对术中可见血管进行预防性止血，努力确保良好的视野。剥离面较广时，需注意重力的方向，可适当变换体位。

本病例中，病变肛侧有很强的纤维化，但无并发症，可以进行整块切除（图 2-⑨）。切除后病理学浸润深度为 T1a-EP，相当于治愈性切除。

 根据手术医生的水平选择应对方法

对于放疗（CRT）后的残留复发病灶所进行的 ESD，从困难性及根治性考虑，目前尚未被定为标准治疗法。但若医生技术可信，可以有效进行局部治疗。

Dr.ODA 评论

正如川田教授所指出的，针对 CRT 后的残留复发病灶而进行的食管 ESD，由于纤维化的影响，其难度较高，经验不足的医生无法应对。另一方面，在 CRT 后的随访观察中，要尽量发现微小的病变，及早发现以一定频率复发的复发性或多发性病变，这一点十分重要。

病例 1　CRT 后局部复发病灶

病变为 Mt 区域前壁大小 10mm 的 CRT 后局部复发病变（图 3-①）。高龄患者，进行了补救性 ESD。本病灶中，黏膜下层几乎未发现纤维化（图 3-②），难度与无治疗史的食管 ESD 相同，可以顺利地进行整块切除（图 3-③）。切除后的病理学浸润深度为 T1b-SM2。

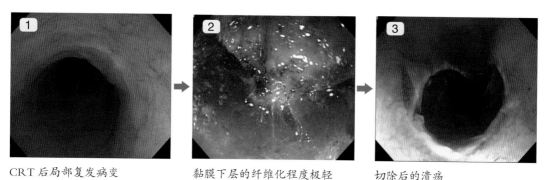

CRT 后局部复发病变　　　黏膜下层的纤维化程度极轻　　　切除后的溃疡

图 3　CRT 后局部复发病变进行的 ESD

病例 2　CRT 后照射视野内异时性多发病变

病变为 CRT 后照射视野内 Lt 区域右侧壁的异时性多发病变（图 4-①）。由于之前治疗的影响，该病例整体发现了很强的纤维化，局部注射液几乎无效（图 4-②）。虽然使用了带线钛夹，但仍难以剥离。不过依旧可以沿着管腔弧度继续剥离并切除（图 4-③）。切除后的病理学浸润深度为 T1a-EPE。如同本病例，如果发现大范围严重纤维化的情况下，若手术医生技术上存在困难，可以考虑停止手术。

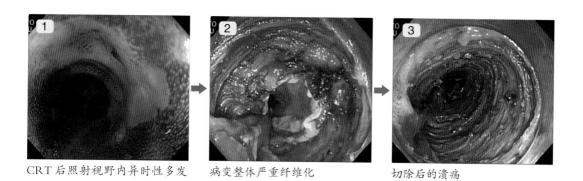

CRT 后照射视野内异时性多发　　　病变整体严重纤维化　　　切除后的溃疡
病变

图 4　CRT 后照射视野内异时性多发病变进行 ESD

关键点

●由于之前的治疗造成纤维化的影响，对于食管残留复发病灶进行 ESD，切除难度较高

●在瘢痕部，为了找到适宜的剥离层，需从瘢痕外开始剥离

●搁置瘢痕部，先进行周围的黏膜下层剥离，之后沿着肌层层面，逐渐切开瘢痕部，使之与已剥离的层面相连

●通过带线钛夹进行对抗牵引非常有效

参考文献

[1] 「食道癌診断・治療ガイドライン 2012 年 4 月版」（日本食道学会 編），金原出版，2012

[2] Oyama T. Counter traction makes endoscopic submucosal dissection easier. Clin Endosc, 2012, 45:375-378

第4章　存在溃疡瘢痕的病例

2. 轻度纤维化的胃癌

澤井寛明

　胃癌轻度瘢痕病例的 ESD 策略是什么？

随着胃癌 ESD 治疗方法的普及，对于伴有纤维化病变实施 ESD 的情况也在增多。在实施 ESD 的过程中，还会屡屡碰到术前并没有发现纤维化的情况。伴有纤维化的病例，发生切到病变组织以及穿孔的风险很高。因此，为了做出准确的病理学诊断以及预防并发症，纤维化病例 ESD 的治疗方法十分重要。本病例是位于胃窦后壁大小 20mm 的 0~Ⅱc 病变（图 1）。内部凹陷稍有些明显的凹凸不平，吸气后病灶形状很容易变形。本病例是否伴有纤维化？如确有纤维化，应如何剥离才能安全地整块切除？

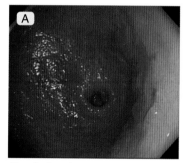
普通内镜观察

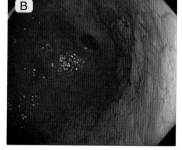
色素内镜观察

图 1　胃窦后壁的 0~Ⅱc 病变

策　略

标　记

如果 ESD 治疗前，根据黏膜纠集就预估有纤维化，就需要在标记方法上下一番功夫了。这时，术前的内镜诊断十分重要。褶皱集中的程度、根据胃内空气量调整判断病变僵硬程度等，根据这些观察结果，都可以推测纤维化的程度。并且，如果有以前医生的内镜检查结果，也可作为判断有无溃疡的参考依据。

当判断有瘢痕时，原则上要进行更大范围的标记。在瘢痕部位，通过局部注射抬起黏膜很困难，环周切开也很困难，最好在无瘢痕的黏膜上进行环周切开。随着瘢痕部位的切开和剥离等操作，有时黏膜会被灼焦，很难对切缘进行病理学评价。因此，为了对切除标本进行正确的病理学评价，扩大手术范围很重要。另外，即便术前认为只有轻度

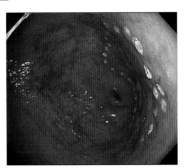

图2　用针状刀做标记

纤维化，但实际情况有可能相反，出现了高度纤维化。鉴于此，当怀疑存在纤维化时，不管程度如何，最好标记范围要广。

　　本病例中，可以发现胃窦后壁一个20mm大小、边界清晰的不规则凹陷性病变。虽然凹陷内部有些明显的凹凸，但吸气后病灶形态易变形、较柔软，因此诊断为早期胃癌：0~Ⅱc，T1a（M），UL（－），20mm。由于术前没有明显的黏膜集中，判断不伴有瘢痕，标记如常即可（图2）。

切开和剥离

　　在进行切开和剥离时，记住首先要在黏膜下层深层进行剥离。黏膜下层浅层有很多细血管，出血的情况很常见。处理瘢痕部位时，剥离层次的确定非常重要，因此必须保持视野清晰。另外，止血操作导致过度电凝的话，会使确定合适的剥离层次更加困难。综上考虑，在黏膜下层深层进行剥离十分重要。黏膜下层深层，血管相对较少，组织稀疏，血管容易辨认。但由于此处也存在血流比较丰富的静脉和动脉，因此要准确辨认这些血管，适时进行切开前的预凝，尽可能使其不出血。如果在确认的黏膜下层、能够透见到肌层的话，就可以判断已达到合适的剥离层。

　　一旦达到合适的剥离层，就可以在肌层正上方、平行于肌层方向移动手术刀进行剥离。如果仅仅是小部分纤维化的话，在该层剥离，不用担心纤维化就可以完成切除。但是在局部注射抬起困难的部位，必须沿着肌层走行进行剥离。只要标记范围大，即使是范围比较大的瘢痕，由于从两端都能够达到合适的剥离层，可以通过手术刀剥离把两端接起来。但是剥离瘢痕时，手术刀容易向阻力小的黏膜方向滑动，有时会切入病变，必须小心剥离。远景操作时，手术刀易偏向于黏膜面方向，因此靠近操作时要格外留意，尽量一边确认剥离层，一边逐步剥离。凝固模式下，瘢痕部位容易灼焦，增加确认剥离层的难度。Endocut电切模式更合适。

　　当难以判断剥离方向时，若勉强剥离，会导致穿孔和切入病灶。在这种情况下，建议不要大幅度移动内镜，而要保持内镜不动，从视野远端向近端移动手术刀，用顶端绝缘小球内侧的短刀片一点点地剥离。

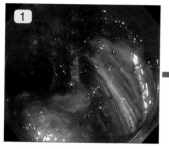

发现小弯侧的纤维化

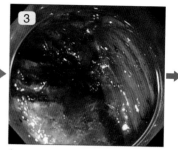

在纤维化的大弯侧发现可以局部注射的黏膜下层

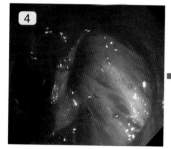

在视野确认的黏膜下层，沿肌层走行剥离

无穿孔、整块切除

切除标本：46mm×45mm

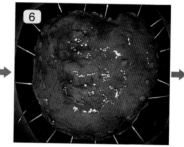

早期胃癌：L，Post，0~Ⅱc，tub2，22mm，pT1a（M），UL（+），ly0，v0，HM（-），VM（-）

图3　纤维化的黏膜下层剥离

　　该病例中，在病变的小弯侧发现了部分纤维化，局部注射很困难（图3-①，②）。纤维化发生在环周切开的切缘上，范围很小。在纤维化的大弯侧可以进行局部注射（图3-③）。在视野确认的黏膜下层，紧贴肌层走行进行剥离（图3-④）。这样，既无穿孔亦无切入病灶，就能完全切除（图3-⑤，⑥）。病理结果为早期胃癌：L.Post，0~Ⅱc，tub2，22mm，pT1a（M），UL（+），ly0，v0，HM（-），VM（-）（图3-⑦）。

关于合并使用尖端型器械的问题

　　在高度纤维化的部位，有时用IT刀很难剥离。这时电流密度高的尖端型器械就可以发挥作用了。但因为没有绝缘的刀尖，因此操作需更加谨慎。

　　笔者经常会同时使用针状刀。在剥离的过程中，刀尖只保持可见的状态，不要露出太多。

在瘢痕较硬的部位，有时内镜会出现意想不到的滑动。这时，用刀尖稍稍接触瘢痕部位，一点点地剥离。留意刀的尖端，逐步缓慢剥离，动作幅度不要太大。谨慎操作是预防穿孔的关键。

 答 按层面进行剥离，就不会发生切入病变的情况，并能完全切除

> 在病变的小弯侧，遇到了术前未预料到的纤维化。虽然在环周切开的切开线上出现了纤维化，但是范围很小，在纤维化周围合适的层面、紧贴肌层层面剥离，就不会切入病变内并能整块切除。

Dr.GOTOHDA 评论

不管病变大小与纤维化的范围如何，在无纤维化的部位，剥离需达到肌层表面（我认为只要能够看到肌层，穿孔便不可怕。我们正是因为看不到才会感到害怕）。到达纤维化的部位之后，从无纤维化的两端肌层表面开始，用尖端型器械一根一根地切断预估穿孔风险较低的纤维。使用 IT 刀时，容易滑向阻力较小的黏膜层，剥离时需将手术刀紧贴肌层。小野裕之教授指出，比起手术刀剥离层面太浅切开了黏膜层（分片切除），就算穿孔，也要一次整块切除。

参考

病例 1 位于胃角小弯至前壁的早期胃癌：0~Ⅱc，T1a（M），UL（+），20mm（图 4-①，②），实施 ESD 后，在病变中心处至小弯侧发现了瘢痕（图 4-③）。ESD 术中进一步靠近瘢痕很困难，就按原来的操作路径对瘢痕部进行了剥离，结果就切入病变内（图 4-④，⑤）。于是换了多弯内镜。在对瘢痕外的部位进行剥离后，开启适宜的切开模式。在被切入病灶部分的更深层，对瘢痕部进行了剥离（图 4-⑥）。虽然术中没有穿孔，但是在切除标本发现了切入病灶的痕迹（图 4-⑦，⑧）。病理结果为早期胃癌：M.Ant，0~Ⅱc+Ⅲ，tub1>tub2，21mm×19mm，T1a（M），ul+ly0，v0，HM（-），VMX。该病例需要反思在于：对严重的瘢痕部持续进行远距离操作，因为错误识别剥离层，导致切入了病变部位。

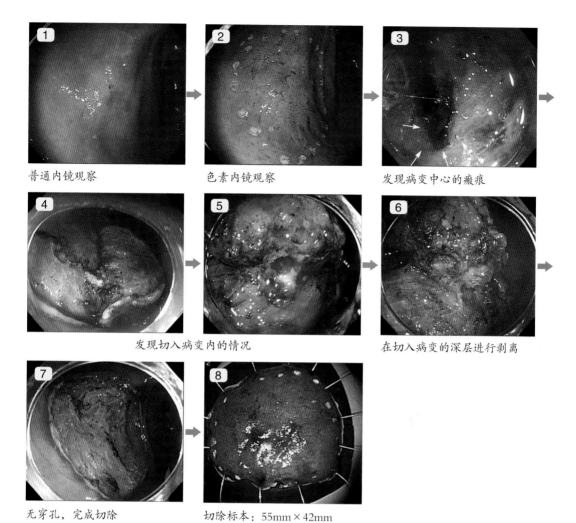

① 普通内镜观察　　② 色素内镜观察　　③ 发现病变中心的瘢痕

④⑤ 发现切入病变内的情况　　⑥ 在切入病变的深层进行剥离

⑦ 无穿孔，完成切除　　⑧ 切除标本：55mm×42mm

图4　胃角小弯 – 前壁有瘢痕的早期胃癌 ESD

关键点

- 当术前怀疑存在纤维化时，不管程度如何，应做扩大范围标记
- 在血管少的黏膜下层的深层进行剥离，如果是轻度纤维化的话，就在这个层次剥离，在局部注射困难的情况下，按确认的或预想的肌层层面走行，平行剥离为好
- 剥离纤维化时，由于手术刀朝着黏膜方向，很容易切入病变内（尤其是在远距离操作的情况下），因此边确认剥离方向边逐步剥离很重要

第4章　存在溃疡瘢痕的病例

高度纤维化的胃癌

土山寿志

难易度：**超难·难·普通·易**

> **问** 切除高度纤维化病变的关键是什么？

　　UL-Ⅲs 以及更深的高度纤维化病变治疗需要高超的技术，可以说是掌握 ESD 技巧的最高境界。由于保持剥离深度很困难，可能会导致不完全切除和穿孔，而且会比较耗费手术时间。应该如何处理这类棘手的病变呢？

　　该病例是位于胃体下部小弯近前壁大小为 25mm×11mm 的病变，可从后壁侧看到褶皱的集中（图 1）。胃壁无明显变形。但也有过胃体下部至胃角小弯处，纤维化比预计更严重的病例。应多加小心。本病例是多发胃癌，在胃体中部小弯也发现了病变（图 1-A，B）。

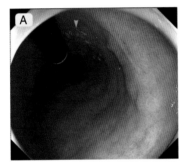

<table>
<tr><td>白光观察 J 形倒镜仰视图</td><td>喷洒色素后的 J 形倒镜仰视图</td></tr>
</table>

图 1　胃体下部小弯近前壁的病变

策 略

　　切开用的高频电装置是 ERBE 公司的 VIO300D，纤维电子内镜是前端有送水功能的奥林巴斯公司的 GIF-Q260J，前端配件是奥林巴斯公司的一次性前端透明帽。局部注射液是玻璃酸钠 MucoUp®。

　　标　记

　　当预计病变部位会出现高度纤维化时，应将病灶周围无纤维化部分纳入切除范围内。在对纤维化部分进行剥离时，注意确认肌层层面[1]。因此，与无纤维化病变的 ESD 相比，标记范围应更大（图 2-①）。

周边切开和修剪

在 J 形倒镜仰视视角下进行操作。通常病变口侧的预切是用奥林巴斯公司的针状刀，Endo CutI 模式 Effect2/Duration3/Interval2。本病例把邻近多发病变剥离面边缘作为预切部位，病变口侧的周边切开用 IT 刀 2 代，Endo Cut-Q 模式 Effect3/Duration3/Interval2。接下来，用 IT 刀 2 代 Swift 凝固模式 Effect4/60W，在病变口侧切开另一边正常黏膜侧，进行充分的修剪（图 2- ②）。如果修剪不充分的话，剥离时，IT 刀 2 代刀尖置入黏膜下层的空间不够，在正常黏膜下打隧道等就会很困难。接下来就开始处理前壁、后壁和肛侧，完成周边全方位的切开和修剪（图 2- ③）。

剥离黏膜下层

为确保瘢痕部位良好的视野和牵引张力，考虑同时使用牵引法。使用带线钛夹和圈套器牵拉抬起肛侧（图 2- ④）[2]。剩下的瘢痕部位，从前壁侧、后壁侧、肛侧开始，使用 IT 刀 2 代 Swift 凝固模式 Effect4/60W 进行黏膜下层的剥离（图 2- ⑤）。纤维化部位血管少，出血也少。而在纤维化周围的黏膜下层，由于溃疡愈合过程中出现大量的新生血管[3]，因此需要在剥离的时候慎重处理。至此，少量纤维化部位的剥离就完成了，接下来就可以从各个方向确认在黏膜下层稳步操作（图 2- ⑥）。

开始剥离难度较大的高度纤维化部位时（图 2- ⑦，⑧），高度纤维化部位，无法识别黏膜下层和肌层，容易引发穿孔[4]，或是手术刀接触到很硬的剥离层面而滑掉，误切入黏膜层。标本没有附着黏膜下层，往往很难从病理组织学角度进行评价[3]。

此类病变，切割应看清肌层界线（图 2- ⑦的点线），运用熟练的技术，进行精细大胆的剥离。处理纤维化时，使 IT 刀 2 代和肌层平行，用手术刀的刀尖和刀刃勾住纤维，在剥离面上滑动刀刃的同时，用牵拉切进行剥离。期间需不断确认剥离层面是否正确，同时往稍深处进行剥离。

穿过高度纤维化部位，就到了口侧纤维化较轻层（图 2- ⑨）。由此便再次开始 IT 刀 2 代的轻松剥离（图 2- ⑩）。本病例存在大量贯通动脉，而且还有肌层损伤，因此剥离结束后，要认真地处理贯通动脉和肌层损伤（图 2- ⑪）。图 2- ⑫和图 2- ⑬分别显示了切除标本和瘢痕部位高度纤维化的病理组织图（HE 染色，放大 20 倍）

剥离困难的情况

高度纤维化病变处理中，能强烈感受到 IT 刀 2 代切开能力的提升[5]。本病例用 Endo Cut-Q 模式 Effect3/Duration3/Interval2 剥离很容易，但是就算感到只有一点点剥离困难，也要迅速采取措施，把 Endo Cut-Q 的 Effect 从 3 升到 4。不断重复剥离切不开的部位，会引起组织碳化，使得剥离更加困难，这一点需要避免。

如果改变了 Endo Cut 的设定，剥离仍然很困难时，需换成尖端型手术刀，一点点逐步剥离。考虑到成本和刀的锋利程度，首选针状刀。但是当针状刀和肌层垂直时，建议选择安全性能高的尖端型手术刀。另外，如果不同时使用牵引法的话，要选择合适的手术刀。

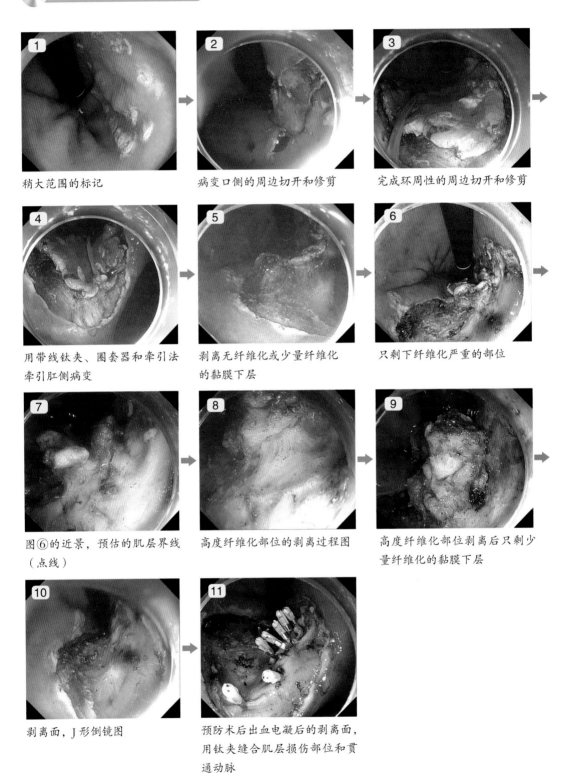

1. 稍大范围的标记
2. 病变口侧的周边切开和修剪
3. 完成环周性的周边切开和修剪
4. 用带线钛夹、圈套器和牵引法牵引肛侧病变
5. 剥离无纤维化或少量纤维化的黏膜下层
6. 只剩下纤维化严重的部位
7. 图⑥的近景，预估的肌层界线（点线）
8. 高度纤维化部位的剥离过程图
9. 高度纤维化部位剥离后只剩少量纤维化的黏膜下层
10. 剥离面，J形倒镜图
11. 预防术后出血电凝后的剥离面，用钛夹缝合肌层损伤部位和贯通动脉

图2 胃体下部小弯侧高度纤维化病变 ESD 的实际操作

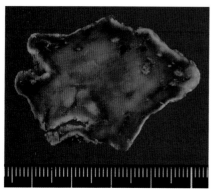

切除标本 45mm×33mm

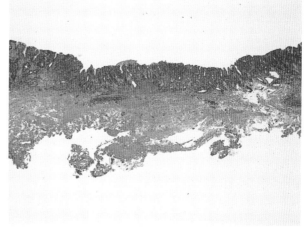

高度纤维化部位的病理组织图，HE 染色，显微镜放大图，病变为大小 25mm×11mm 的高分化型腺癌，深度达 pM，LM（−），VM（−）

图2（续）

 在高度纤维化部分，切实确认、预估肌层界线

　　把无纤维化的部分纳入切除范围，先剥离该部分，保留纤维化部分。高度纤维化部分，容易发生穿孔以及切入病变的现象。在切实、充分地确认和预估肌层界线的同时，逐步慎重剥离。为了确保瘢痕部良好的视野和牵引张力，同时使用牵引法比较有用。另外也需要一些灵活的应对方法，如继续使用 IT 刀 2 代时需变更高频电装置切开设定，或是替换为尖端型手术刀等。我认为，处理该病变时需要同时考虑医护人员技术和医疗设备两个因素。

Dr.ODA 评论

　　正如士山教授所言，如何处理 UL−Ⅲs 以及更深的高度纤维化病变，是掌握胃部 ESD 手术技巧的最高境界。倘若再加上病变在体部大弯困难部位等因素，该病变就会变得更为棘手。此类病变的 ESD 技术需要一定的熟练度，经验不足的医生无法应对。把握病变难易度，认识医护自身的操作水平，对于安全顺利的 ESD 来说是必不可少的。

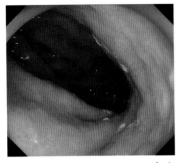

胃体下部小弯 23mm×13mm 高度   切入病变内（箭头方向）图像
纤维化病变的图像

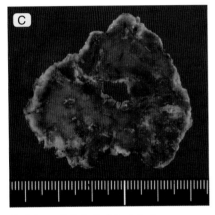

含有切入病变部分的切除标本，53mm×
47mm，超高分化型腺癌，深达 pM，
LM（－），VM（－）

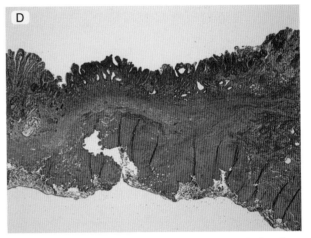

切除标本，HE 染色后的显微镜放大图，可以看到附有肌
层浅层

图 3　高度纤维化病变 ESD 中切入病变内的实例

参考

　　病例1　胃壁严重变形，胃体下部小弯 23mm×11mm 的病变，预估伴有高度纤维化（图
3A）。黏膜下层和肌层有一大块看上去白色的高度纤维化病变，IT 刀 2 代剥离时切入病
变。在切入病变的近端向着更深的层次用针状刀慎重地重新往深层剥离，以防病变残留（参
考图 3B~D，视频 2）。不希望再追加外科手术，目前正严密随访观察中。

关键点

- 有意识扩大标记范围，将无纤维化部分也纳入切除范围
- 先剥离无纤维化部分，保留瘢痕部位
- 在纤维化部分，充分确认、预估肌层界线，设想在较深层的剥离
- 剥离困难时，继续使用 IT 刀 2 代时需变更高频电装置的切开设定，或替换成尖端
  型手术刀，当然也要考虑同时使用牵引法
- 当切入病变内时，从切入病变的近端开始往更深一层剥离、修剪，防止病变残留

参考文献

[1] 土山寿志：ESD 後局所再発胃癌に対する ESD 戦略　胃前庭部前壁 ESD2 回後の再発症例，IT ナイフ，IT2 ナイフによる ESD. 消化器内視鏡，20：1458-1462，2008

[2] Yasuda M, et al. Newly-Developed ESD (CSL-ESD) for Early Gastric Cancer Using Convenient and Low-Cost Lifting Method (Lifting Method Using Clips and Snares) for Lesions is Clinically Useful. Gastrointest Endosc, 2012, 75 (Suppl)：AB244

[3] 蓮池典明，他：〔胃病変〕瘢痕症例への対処法. 消化器内視鏡，18：203-207，2006

[4] Oda I, et al. Endoscopic submucosal dissection for early gastric cancer：technical feasibility. operation time and complications from a large consecutive series. Dig Endosc, 2005, 17：54-58

[5] Ono H, et al. Usefulness of a novel electrosurgical knife, the insulation-tipped diathermic knife 2, for endoscopic submucosal dissection of early gastric cancer. Gastric Cancer, 2008, 11：47-52

专栏

耳濡目染的学问

白尾国昭

　　"偷师学艺"，这一说法最近不怎么听得到了。各个领域的教学方法都在进步，与以前相比，学习者可以更高效更迅速地学到知识，也就没有了"偷"的必要。当然，医生的处境也随之困难许多。

　　话虽如此，科学进步，现代社会信息泛滥。不管哪个领域，初学者该学的内容数量都十分庞大。能否顺利使之变为自己的东西，取决于能否快速选出学习的重点，即舍弃掉没必要学的东西。

　　能够分辨什么重要什么不重要也是需要才能的。就算没有才能，只要踏实努力地学习，自然而然就能看清前方的道路。向前辈和同事们请教是学习的捷径。有时还可以向晚辈请教。

　　对掌握医疗技术来说，这点尤为重要。日常诊疗时，和同事、晚辈的一些闲聊中，可能存在着重要的启发点。没有就算了，有的话千万不要错过。另外，要努力开拓新阶段，率先打开新领域的大门。

第4章 存在溃疡瘢痕的病例

4. 术后残胃吻合口处病变

矢野友规

> **问** 残胃病变的黏膜切开过程中，IT刀突然火花四溅无法继续！？
> 还能继续ESD吗？

残胃小弯有大小25mm的早期胃癌0~Ⅱc病变，深达度cM（图1）。局部注射后，开始切开周围黏膜。在切开口侧黏膜的过程中，IT刀2代突然火光四溅，无法继续。

①为什么突然火花四溅？

②之后还应该继续ESD吗？继续的话该怎么办？

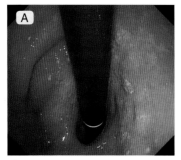

普通内镜图像　　　　　　喷洒色素标记后

图1 残胃小弯的早期胃癌0~Ⅱc病变

策略

残胃小弯病变的ESD，病变常位于手术吻合口上。黏膜下层有吻合器的吻合钉，切开剥离过程中会遇到。接触吻合钉的状态下保持通电的话，就会出现火光四溅的情况，完全无法继续。但是如果下一番功夫的话，也能安全地继续之后的治疗。本病例就关于如何处理吻合口可见的瘢痕和吻合钉进行概述。

本病例中，切开剥离设备主要使用IT刀2代，高频电装置是ICC200，另外使用了0.4%玻璃酸钠和生理盐水的等倍稀释溶液。

环周性切开

对于残胃吻合口上的病变实施ESD时，要时刻意识到瘢痕以及黏膜下层吻合钉的存在。正如标题所示，本病例对口侧进行环周切开时，遭遇了吻合钉，无法用IT刀2代切开黏膜（图2-①，②）。考虑到发生电火花部位的黏膜下层存在吻合钉，遂替换为尖端型设备（本病例中为Dual刀），在该部位进行了一次黏膜浅切（图2-③）。浅切中能看

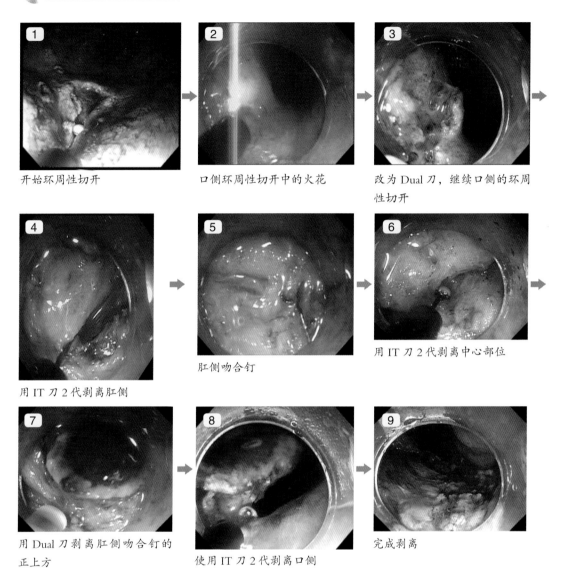

图2 对残胃吻合口上病变的ESD

见吻合钉的话，切割时就能避开。

黏膜下层剥离

在进行环周性切开以及环周黏膜下层修剪后，开始剥离。本病例中如果采用俯视视角的话，很难使用 IT 刀 2 代。故采用仰视操作，从肛侧开始剥离（图2-④）。以吻合口为中心，左右交替（图2-⑤，⑥）。由于瘢痕的影响，黏膜下层有一部分组织很硬，如果适当给些张力，就算在吻合口有吻合钉，也可以顺利地用 IT 刀 2 代进行剥离。用 IT 刀 2 代边通电边剥离，注意在吻合口左右留足空间。

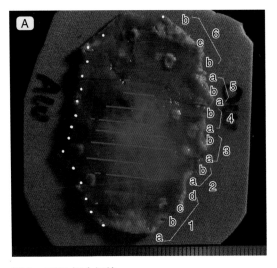
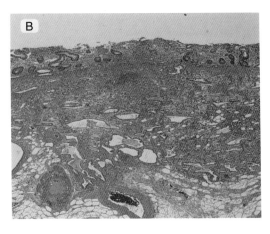

图 3　ESD 标本切块

腺癌，tub1>tub2，pT1b（SM2；1400μm），ly1，v0.pHM0，pVM0，pType0~IIc，25mm×24mm

使用尖端型设备进行剥离

　　干净地剥离左侧和右侧，如果能够清楚地看到吻合口黏膜下层的吻合钉，就换用 Dual 刀剥离吻合钉的正上方（图 2-⑦）。使用前端透明帽给吻合钉正上方纤维化后的黏膜下层加压，用 Dual 刀的尖端边刺探边剥离。穿过纤维化最严重的部分后，用 IT 刀 2 代再次剥离左侧和右侧。吻合钉碍事不能剥离时，也可以用钳子等工具，缓慢去除之后再接着剥离。

　　结束了艰辛的纤维化部分之后，要是能看到柔软的黏膜下层，就追加局部注射，用 IT 刀 2 代从左侧右侧交替继续剥离。剥离时，对着显著纤维化的吻合口左右交替进行，水平方向稍向下、向着肌层移动 IT 刀 2 代，注意不要切入标本一侧。如果 IT 刀 2 代的刀头仍然无法顺利进入，就改用 Dual 刀进行剥离。

　　剥离完之前追加口侧的修剪（图 2-⑧），最后从肛侧用 IT 刀 2 代、显著纤维化的部分用 Dual 刀，完成剥离（图 2-⑨，图 3）。

 ① IT 刀 2 代在接触吻合口吻合钉的状态下通电，产生了电火花
② 设法使用尖端型设备避开吻合钉，便可完成 ESD

　　①对于残胃小弯病变，尤其是位于手术吻合口上的病变实施 ESD 时，必须要提前预估到黏膜下层有吻合器的吻合钉。如若火光四溅，则意味着 IT 刀 2 代的金属部分触碰到了吻合钉。

　　②当出现电火花无法继续时，考虑使用不触碰吻合钉进行切开剥离的方法。很多时候可以使用尖端型设备去除吻合钉。总之，对于残胃小弯病变的 ESD，提前准备十分重要。

Dr.ODA 评论

IT刀触到吻合钉无法切割的时候，正如矢野教授指出的那样，可以使用尖端型手术刀，避开吻合钉，切开、剥离吻合钉的正上方。同时，吻合钉通常有多列（2～3列）。ESD过程中看到的是腔内侧的第一列。因此，不管是在吻合钉正下方切开或是剥离都没问题。用活检钳去除吻合钉也是一种方法。

参 考

病例1 术后残胃的病例中，ESD难度较高的病例是，远端胃切除后的残胃，累及十二指肠吻合口的大弯侧的大范围病变（图4）。ESD开始，切开吻合部时，看见肿瘤的肛侧，用尖端型设备扎实推进十分重要。对口侧进行切开及剥离的时候，由于器械不得不在与

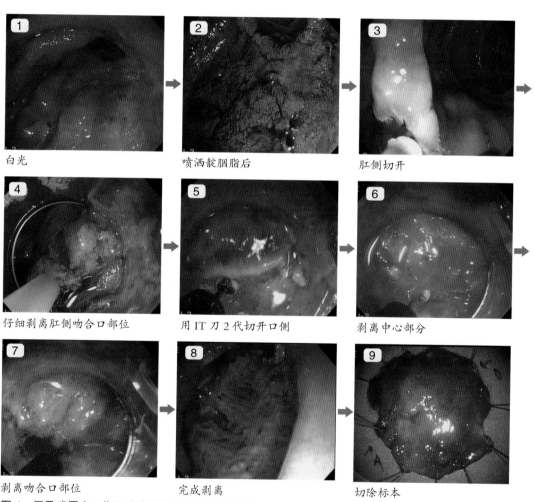

白光	喷洒靛胭脂后	肛侧切开
仔细剥离肛侧吻合口部位	用IT刀2代切开口侧	剥离中心部分
剥离吻合口部位	完成剥离	切除标本

图4 累及残胃十二指肠吻合部位吻合口处病变的ESD

黏膜面垂直的状态进行，因此需要在残胃内吸气，IT刀2代的短刀刃压着黏膜下层进行切开剥离。口侧剥离进行到一定程度后，就能正常使用前端透明帽撑着提供反向牵拉张力，使用IT刀2代从左侧和右侧交替进行剥离。残胃病例中，有时胃不太膨胀，医生只顾埋头处理病灶，边送气边进行ESD，等回过神来，发现患者肚子胀得鼓鼓的情况也会发生。因此，推荐采用注入CO_2气体来进行ESD。

关键点
- 一旦IT刀2代处出现电火花时，就要怀疑存在吻合钉
- 确认了吻合钉后，可以选择避开吻合钉，同时用尖端型设备进行切开剥离，也可以用钳子去除吻合钉再继续用IT刀治疗

第5章 出血时的应对和处理

1. 术中出血

加藤　穰，道田知樹

 如何应对术中出血？

与以前的 EMR 相比，ESD 切除面积大，需要切除黏膜下层深层，因此很有可能会切断大血管。从确保内镜治疗术的角度来看，术中的出血控制，对安全顺利地完成切除、缩短治疗时间都非常重要，对 ESD 本身能否成功也有很大影响。

下面展示了两张手术时的照片。图 1A 是静脉性出血，图 1B 是动脉性出血。该如何应对呢？

DVD 实践篇 第5章 -1

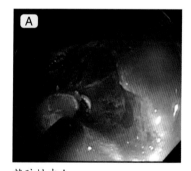
静脉性出血

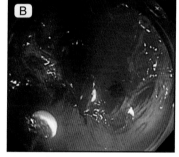
动脉性出血

图1 术中出血

策略

下面介绍术前和术中的注意事项、止血操作的诀窍。

术前评估

术前要评估该病例易不易出血。

- 基础疾病：肝硬化、慢性肾不全（尤其是透析患者）等
- 病变部位：胃体有很多贯通支，容易带来出血，很难控制
- 残胃、管状胃等术后胃

这些是容易出血的主要原因。此外正在服用抗血小板药、抗凝血药的患者，则必须确认其是否服用了药物。易出血的可能性较大时，有必要由专家来负责手术。

治疗前的准备

止血需要时间，出血影响视野，更加深了止血难度。要保证止血钳在触手可及处。另外，使用的处理器具不同，设定的高频电功率也不同，因此，提前确认设定为好（本院止血钳的设定：VIO300D:Soft Coagulation Effect5. 80W/ICC200:Coagulation 80W）。

另外，使用具有附送水功能的内镜·透明帽，对快速确认和处理出血点很有用。

尽量不出血！

虽然本章的主要内容是术中出血的应对，但最重要的莫过于尽量不出血。手术中要认真而迅速地处理每一根血管。可能的话，出血前通过凝固模式灼烧血管，在保持视野清晰的同时进行切除，是最理想的。当看到粗血管时，用止血钳进行出血前的凝固处理，预防大出血于未然[1]。剥离黏膜下层时，在能看到血管、预测到可能出血的情况下，缓慢移动手术刀便可无出血切除。此外，在固有肌层正上方的黏膜下层，由于血管分布少，不易出血，剥离时注意切开深度很重要。

止血操作的秘诀

在 ESD 的过程中，会不断地重复切除和止血操作。出血时要快速止血，保持良好的视野，节约手术时间。即使是少量出血，每次也要进行止血处理。当然，更换器具需要时间，期间视野会变得模糊。因此，静脉性出血和小动脉出血时，尽量原封不动地把手术刀抵在出血部位，用凝固模式止血。很多时候，只需出血后立刻进行内镜操作，将手术刀抵在该部位，接通凝固电流，就能迅速止血[2]。

当很难正确锁定出血部位时，盲目的止血处理会导致由过度凝固引发的组织碳化和延迟性穿孔等严重的并发症。因此需要通过前端附件等固定视野，通过送水冲洗锁定出血部位。只要使用带有附送水功能的内镜，就能边清洁出血部位边进行止血处理。若是涌出性出血，可在前端附件内提前储存净水，以方便确认出血部位。

动脉性和喷射性出血时要使用止血钳。此时可频繁采用软凝固模式，该模式无切开能力，可在不烧焦的情况下止血。用止血钳止血的秘诀在于，确认止血钳夹住止血部位的基础上再进行凝固。止血钳夹持状态下依然出血不止，是因为没夹住出血点，需重新夹。夹持稳固的时候，可稍稍抬高夹持部位，使电流有效地流入外露血管[3]。钛夹有时会妨碍ESD操作，因此手术中尽量不要使用。

手术中的血压控制也很重要。手术中高血压控制得好，之后的出血症状也会减轻。本院使用盐酸尼卡地平（佩尔地平）来应对手术中的高血压。

本病例的情况（参照视频）

本病例是一位 80 多岁的女性（基础疾病：糖尿病，高血压）。术前诊断：胃体上部小弯 30mm 0~IIa.UL（－），易出血，采用 VIO300DSwift 凝固模式（设定：Effect5，100W）小心剥离，病变整块切除（手术时间 53min）。手术导致了静脉性和动脉性出血。对于图 1A 的静脉性出血，在通过送水冲洗充分确认出血部位的基础上，使用 1T 刀 1 代进行了止血。对于图 1B 的动脉性出血（喷出性），使用止血钳软凝固止血（设定：Effect5，80W）。提前确认了可能出血的血管，为防患于未然，用止血钳进行了出血前凝固处理。

尝试出血后立即用 IT 刀止血

即便如此还不能止血时，利用前端附件及内镜的送水功能，确认出血点后止血。动脉性、喷射性出血的情况下，使用止血钳。

Dr.ODA 评论

控制好术中出血，是确保视野清晰、ESD 手术安全的关键之一。从出血控制可以判断医生的技巧是否熟练。正如加藤教授所言，最重要的是，准确把握血管走向，通过凝固处理预防术中出血。出血时正确锁定出血部位，是一切的基础。

参 考

病例 1 一位 70 岁左右的男性［基础疾病：脑梗死、心绞痛（口服拜阿司匹林）、高血压］。术前诊断：胃体上部小弯处 20mm0~Ⅱc.UL（－）。治疗时间 20min。剥离完成后，对 ESD 后的溃疡部位，出于预防出血的目的，采取软凝固灼烧，结果导致了喷射性出血（图2）。用止血钳夹住出血部位，迅速进行了止血。贯通支未充分灼烧仍残存时，会导致上述出血状况发生。

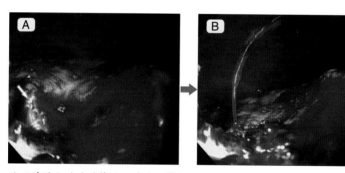

处理前的小动脉（箭头：外露血管）　处理过程中出血，用止血钳灼烧

图2　导致喷射性出血的病例

关键点
- 理解什么样的病例和病变部位容易出血
- 尽量保持视野清晰，认真处理血管
- 在未锁定出血部位的情况下，不要盲目止血

参考文献

[1] 豊永高史：ESD のコツ 偶発症とその対策—手技的なものを中心に—. 消化器内視鏡, 5：639-649, 2005
[2] 道田知樹, 他：胃 EMR 時の術中・術後出血—IT ナイフを用いた切開・剥離法を中心に—. 消化器内視鏡, 2：250-251, 2003
[3] 阿部清一郎, 他：ESD IT ナイフ. 「消化器内視鏡治療における高周波発生装置の使い方と注意点改訂第2版」（矢作直久 他 編）, pp.73-76, 日本メディカルセンター, 2013

专栏

下一个新技术是什么?

大津 敦

在内镜诊断和治疗领域，日本处于世界领先地位。ESD 的开发和普及，大概是其中最具代表性的了。不做开腹手术就能治愈早期癌症的医疗方法，极大地惠及了临床治疗。技术方面好像在国内也几近完善。在此，我想向从事开发研究的各位所付出的巨大努力，再次表示我的敬意。

那么，接下来日本又会开发出什么来呢？手术指南和临床试验的基础得到完善，标准化治疗进步明显。日本对世界的技术指导也取得了相当不错的成绩。令人担忧的是，在全新的创新领域，日本正逐步落后于世界。不仅内镜领域，这可能是整个医学界或是产业界的倾向。擅长产品制造的日本，已难保其在众多产业领域内的优势。诸多领域已被邻近的亚洲各国赶超。在这样的危机感下，2014 年，安倍政权将产业成长战略作为一项重要国策提了出来。从 2015 年度开始，文部科学省、厚生劳动省和经济产业省三省合作，设立了新的独立行政法人，作为医药用品和医疗器材开发的总指挥部。内镜器材的开发，倘若没有高水平的技术作为基础，便无法推进。另一方面，对于当今的技术创新来说，跨领域合作十分重要。必须要追求匠人技艺，胸怀广阔视野，创新思维方式，促进实用发展。为此，需要正能量满满的开发者。让我们期待那些既拥有突出的个人才能、又拥有浓厚的团队合作意识的全新人才，怀抱热忱，不断创造出新。

第5章　出血时的应对和处理

2. 迟发性出血

加藤　穣，道田知樹

难易度：**超难**·难·普通·易

 如何应对迟发性出血呢?

迟发性出血指的是内镜治疗结束以后的出血，是 ESD 最重要的并发症之一。患者自己很难察觉，发病时会突然呕血和便血，从发现到应对都需要时间，有时还会影响到循环系统，可能引发严重后果。

本病例是一位 50 岁左右的男性，因糖尿病口服药物治疗。对胃角小弯 18mm×10mm，0~Ⅱc/UL（+）病变实施 ESD 之后，无并发症，术后第 7 天出院。但是出院后第 4 天呕血约 1000mL，被紧急送至本院。

　①首先该做什么?

　② 迅速实施了紧急内镜治疗，发现 ESD 治疗部位上有一块巨大的血凝块（图 1-①）。该怎样处理呢?

DVD **实践篇　第5章 -2**

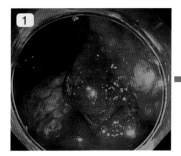 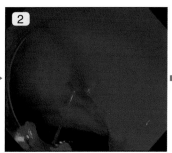 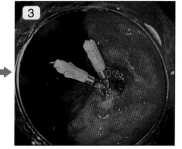

治疗后溃疡底部附着巨大的血凝块　　从外露血管看到喷射性出血　　最终用钛夹止了血

图 1　ESD 治疗后迟发性出血的病例

策　略

迟发性出血的概率

ESD 后迟发性出血的概率约为 1%~6%[1]。通过回顾本院实施的 680 例 ESD 病例，发现迟发性出血的概率是 4%。具体情况为：ESD 后 2d 内 25%，3~7d 42%，7d 以后 33%。导致迟发性出血的要素有：病例为肝肾疾病患者，胃窦部病变，21mm 以上的病变，有溃疡，既往有胃溃疡病史等[2]。之所以胃窦部病变易引发迟发性出血，是因为胆汁和胰液的反流和蠕动，容易导致血管被腐蚀。术前需要掌握患者的基础疾病，肿瘤的大小和位置，是否有溃疡等情况，并据此判断出血的风险。

迟发性出血的预防

ESD 当天，对于刚刚切除病变后残存在溃疡面的血管，不管有无出血都要进行血管电凝处理。如果是明显的外露血管（尤其是贯通支）时，用止血钳夹住进行灼烧。另一方面，可以用止血钳接触可能存在血管的部位，在极短的时间内电凝，如果出血的话立刻追加电凝[3]。这些处理是在肌层正上方进行的，止血钳下压或是进行不必要的电凝，可能会造成迟发性穿孔，因此需要多加注意。

本院在 ESD 第 2 天进行内镜检查，一旦发现有残存的发红或是突出的外露血管，立刻追加止血处理（约 70% 实施追加灼烧处理）[4]。与刚做完手术时相比，ESD 后第 2 天，外露血管会比较脆弱，很难自行凝固，可以尝试用止血钳小心夹住，或者从一开始就尝试接触电凝止血。在内镜结果中记下电凝部位，以免反复灼烧，这样才能把延迟性穿孔的风险降到最低。为尽早发现出血，有的中心就连 ESD 第 2 天的内镜检查，也要插入鼻胃管[5]。

为了避免出院后的术后出血，患者出院前，本院会通过内镜检查，再次确认有无出血和外露血管。此外，出院时除了对患者进行饮食和生活指导外，还会告诉患者，ESD 后溃疡治愈需要服用约 2 个月的抗溃疡药，要是有黑便和腹痛等症状，必须迅速来院检查。

迟发性出血的应对方法

当怀疑有迟发性出血时，首先应该做的就是生命体征的检查及维持。参照《消化器内镜手册》，先采取一些基本的应对措施，诸如静脉通道开通、采血和输血的准备等[6]。之后尽可能迅速商讨进行紧急内镜。此外，由于是医源性出血，术前和术后都有必要向患者及家属解释清楚。

止血一般采用止血钳软凝法。紧急内镜时安装透明帽，并备好带有附送水功能的内镜。插入内镜后，先观察治疗后的溃疡面，检查有无明显出血的情况。如果没有发现明显的出血，就先吸引胃内残留的血液，预防之后的误吸。若送水过量，可能胃内的内容物会误吸，因此要尽快洗净凝血块，保持最低送水量。当凝血块附着在出血部位时，用止血钳边电凝边剥离，或是用透明帽去剥除。要是能锁定出血血管，便可精确且最小范围内将其洗净，更详细地观察出血点。尽可能接近出血点，用透明帽固定视野，用止血钳夹住出血血管。如果仍持续出血，松开钳子，再次确认出血点。另外，夹住出血点之后稍微上提止血钳，然后再电凝，这样便可以减轻周围组织的损伤。如果担心过度电凝可能导致迟发性穿孔时，考虑使用钛夹止血。ESD 过一段时间后溃疡底可能会变硬，需要慢慢地夹拢，防止止血钳和钛夹滑落。

需充分理解：该出血为医源性出血；在肌层暴露的状态下电凝（时刻不忘可能会有延迟性穿孔的风险）；慎重处理。

本病例的情况

本病例（参照视频）发生了贫血的状况（Hb：15.3mg/dL → 10.2mg/dL）。在确认生命体征平稳之后，迅速进行了紧急内镜。由于胃内积聚了大量的血液，因此首先进行了吸引。用透明帽剥下溃疡底的血凝块（图 1-①）。锁定其下的出血血管后（图 1-②），着手进行止血处理。在止血钳无法完全止血的情况下，追加使用了钛夹止血。处理结束（图 1-③）。

在掌控患者全身状况后的内镜检查中，通过慎重操作内镜锁定出血部位后，使用止血钳进行软凝

①首先进行生命体征的检查及维持。

②要尽快冲干净血凝块，用止血钳边电凝边剥离，或是用透明帽去除血凝块后锁定出血部位。

Dr.ODA 评论

正如加藤教授所说，胃部 ESD 后的迟发性出血，有时会影响循环系统，甚至引起休克。这时必须采取紧急适当的应对方法。止血法有止血钳高频电凝、钛夹止血和局部注射法等。ESD 后数日内溃疡底还很软的时候，用钛夹和止血钳直接夹住出血部位进行止血非常有效。ESD 1 周后，溃疡底变硬的时候，含肾上腺素生理盐水黏膜下注射等局部注射法同样有用。

参考

病例 1 一名 70 岁左右的男性（基础疾病：因心绞痛口服拜阿司匹林、糖尿病）。因胃窦部小弯 56mm × 40mm，0~IIa 和胃窦部大弯 12mm × 9mm，0~IIa 病变，同日实施了 ESD。手术时间分别为 100min、10min。术中无大出血。术后第 1 天，内镜下发现胃窦小弯治疗后溃疡处有血管外露，于是进行了预防性灼烧。第 2 天发生呕血。紧急内镜后发现，胃窦部大弯的治疗后溃疡处有出血的外露血管，随即进行了止血处理（图 2）。

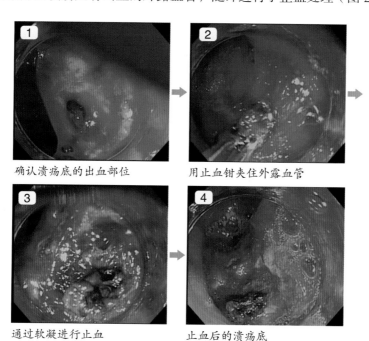

确认溃疡底的出血部位　　用止血钳夹住外露血管

通过软凝进行止血　　止血后的溃疡底

图 2　参考病例：迟发性出血的止血

关键点

- 采取预防性的处理对策，以免发生迟发性出血
- 理解其实质为医源性出血，是在肌层外露的状态下进行的止血处理
- 注意向患者及其家属解释清楚

参考文献

[1] Fujishiro M. Endoscopic submucosal dissection for stomach neoplasms. World J. Gastroenterol, 2006, 12：5108-5112

[2] 堀田欣一，他：胃 ESD の偶発症—出血．「食道・胃 ESD の基本手技」（小山恒男 編），pp.207-210，メジカルビュー社，2007

[3] 蓮池典明，他：IT ナイフを使用した EMR における出血・穿孔．消化器内視鏡，10：1385-1387，2003

[4] 道田知樹，他：胃 EMR 時の術中・術後出血—IT ナイフを用いた切開・剝離法を中心に—．消化器内視鏡，2：250-251，2003

[5] 西出憲史，他：胃 ESD における偶発症（穿孔，出血，狭窄）の特徴とその対処法．消化器内視鏡，22：1555-1560，2010

[6] 「消化器内視鏡ハンドブック」（日本消化器内視鏡学会卒後教育委員会 編），pp.81-86，日本メディカルセンター，2012

第6章 穿孔时的应对和处理

1. 胃部微小穿孔和大穿孔

南 伸弥，山田尚太，中嶋千紗

南 伸弥，山田尚太，中嶋千紗

难易度：**超难·难·普通·易**

问 单次闭合？网膜补片？

手术中遇到穿孔，医生们会十分紧张。这时需要具备相应的知识、技术、环境和思想准备，以便冷静地迅速应对。

本病例是胃角后壁的穿孔（图1）。对于该病症，应注意以下问题：

①如何进行缝合处理？

②缝合术中、术后的注意事项有哪些？

DVD 实践篇 第6章 -1 ①

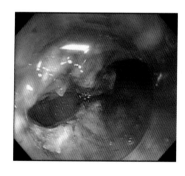

图1 胃角后壁的穿孔病例
（日本国立癌症研究中心中央医院内镜科阿部清一郎教授提供的病例）

策 略

术中穿孔的预防

术中穿孔一般发生于剥离时，但是在预切和黏膜切开时也可能发生。为了防穿孔于未然，大家通常会关注"如何操控手术刀"这一技术层面的问题。实际上，确保良好的视野，尽可能在直视的状态下切开和剥离，是 ESD 的基本操作，也是预防穿孔的第一步。具体包括以下几点。

①出血时精确定位切实止血。

②必要时使用透明帽等设备。

③充分理解高频电装置的原理和特点，设定恰当的功率。

④充分镇静地处理等。

实际操作手术刀时，需对器官管腔的立体构造和肌层的走行了然于心，不面向肌层的方向移动手术刀，而要采用平行方向，这点很重要。但是，伴有溃疡瘢痕的病变，由

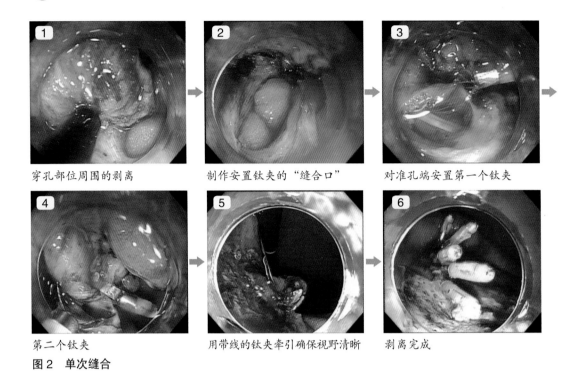

图 2　单次缝合

于纤维化，很难确定层次结构，因此穿孔的危险性很高。如果剥离过程中肌层在病变侧像帐篷一样被吊起，当看到这样的肌层被牵拉时，便可认定为深部浸润，穿孔的可能性相当高，此时最好停止剥离[1]。

钛夹缝合术的实际操作

①钛夹的选择

日本国立癌症研究中心中央医院，一般使用奥林巴斯公司的 HX–600–090（包装材料的外表为黄色），尖端夹角 90°，释放器为标准长度。原因在于这种夹子比尖端夹角 135° 钝角的 HX–600–135（粉红色）和更长的 HX–600–090L（蓝色）的夹子相比，其夹持力更强[2]。

②缝合术的诀窍

要是小穿孔的话，只要夹上几个钛夹就行了（Single-closure，单纯闭合）。像本病例这样稍大些的穿孔，就根据孔的大小、像拉拉链一样依次夹上钛夹（图 2）。如果从一个方向上钛夹闭合不牢固的时候，可以从另一侧上钛夹牢牢勾住就行了。

上钛夹的时候，尽量控制注气，边仔细检查气腹的状态和生命体征边迅速进行缝合。如果遇到没有上钛夹的空间，就对穿孔部位周围的病变进行一点点的剥离，在制作好"缝合口"的基础上进行缝合。这样就可以不用担心切除中的切片是否完整，扎实推进缝合术，而且钛夹不易成为之后剥离的障碍。不过，由于气体从胃腔向腹腔内漏气（air leak）明显，胃不易展开，视野不清楚时，不要执拗于此，而应立即缝合穿孔。此外，有时也可以像本病例一样，使用带线钛夹牵引确保视野，就能更准确地进行剥离。

③ 缝合术中和术后的注意事项

伴有穿孔的漏气十分明显，腹部过于膨胀的话，可能会导致呼吸状态恶化或神经源性休克。为避免此类现象出现，需要做到以下几点[3]。

①术前或是术中（穿孔前）偶尔进行腹部触诊，检查腹部的紧绷度。
②出现穿孔时，进一步严密监测血压、氧饱和度和心电图等生命体征。
③气腹严重时尝试腹腔穿刺放气。

此外，报告称，比起空气，用血浆溶解度高的 CO_2 气体作为注气气体进行 ESD，更为安全[4]。这是因为，即便发生穿孔，产生的游离气体（free air）若是 CO_2 气体的话，就能更快被吸收，从而避免全身状态的恶化。

答 单次缝合

①小穿孔用单次缝合闭合。
② 注意胃腔向腹腔漏气产生的严重后果。

Dr.ONO 评论

该参考病例，是我在日本国立癌症研究中心时遇到的一个难忘的病例。这种大型穿孔很少在剥离中看到。如今，穿孔的处理已经很普遍了，但还是希望大家不要忘记那些致死的并发症。

参 考

病例 1　胃体上部大弯的大型穿孔病例（图 3）。应如何处理呢？本病例实际上是 EMR 穿孔的病例，对于单次缝合来说有些太大，而且可以清晰地看到网膜。这时可以使用网膜缝补（图 4）。钛夹夹网膜时，大网膜有可能会掉到腹腔内，因此尽量在吸引网膜的基础上将穿孔周围的溃疡底部同大网膜夹在一起[2]。

注意！

• 术中患者身体抽动突然加剧，生命体征发生变化时，在医疗人员不注意的情况下，可能发生穿孔，因此要重点确认有无气腹[5]。

• 即使使用钛夹缝合成功，生命体征和血液数据都正常的情况下，也要注意可能会出现腹膜炎。强烈建议术后主刀医生亲自触诊患者腹部、严密观察术后情况。

• 为了不失去 ESD 的治疗成果，穿孔时应尽量采取保守治疗。尽管如此，有时还会看到局部腹膜炎，当怀疑会转为弥漫性腹膜炎时需要考虑尽快进行外科治疗。

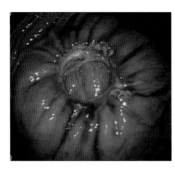

图3　参考病例：胃体上部大弯的大型穿孔病例
引自参考文献 [2]

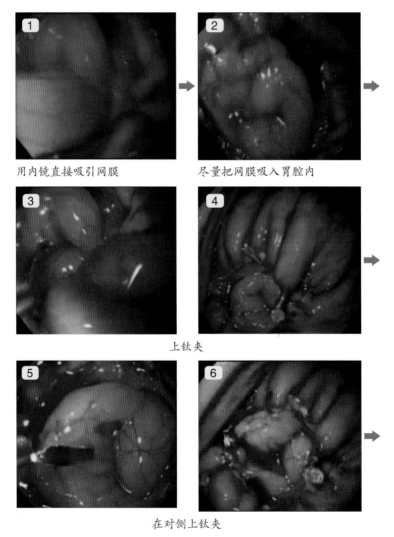

用内镜直接吸引网膜　　　　尽量把网膜吸入胃腔内

上钛夹

在对侧上钛夹

图4　网膜补片的顺序

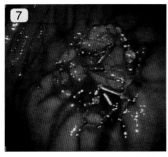 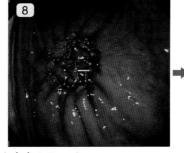 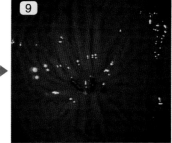

在周围上钛夹（引自参考文献 [3]）　　　　　6 个月后的图像（引自参考文献 [3]）

图 4（续）

关键点

● 上钛夹时不要过度注气，在穿孔部位周围制作缝合口之后，从头端像拉拉链似的依次缝合

● 处理穿孔时需充分留意生命体征和气腹

● 即使缝合术成功了，也要严密观察，小心出现腹膜炎。当怀疑有弥漫性腹膜炎时，应考虑尽快采取外科治疗

参考文献

[1] 豊永高史：偶発症とその対策-手技的なものを中心に-. 消化器内視鏡, 17：639-649, 2005

[2] 後藤田卓志，他：偶発症とその対策-特に出血と穿孔. 消化器内視鏡, 16：729-735, 2004

[3] Minami S, et al. Complete endoscopic closure of gastric perforation induced by endoscopic resection of early gastric cancer using endoclips can prevent surgery. Gastrointest Endosc, 2006, 63：596-601

[4] Nonaka S, et al. Safety of carbon dioxide insufflation for upper gastrointestinal tract endoscopic treatment of patients under deep sedation. Surg Endosc, 2010, 24：1638-1645

[5] 滝沢耕平，他：偶発症（ESD）：穿孔の予防と対策. 消化器内視鏡, 20：373-378, 2008

第6章 穿孔时的应对和处理

2. 胃部巨大穿孔

五十岚公洋，小野裕之

 前所未见的巨大穿孔！

　　图 1A 是残胃大弯 ESD 后溃疡。ESD 后第 2 天发热 38℃左右。C 反应蛋白 49mg/dL。出现血压低、无尿等症状。血液培养结果表明为革兰氏阴性杆菌感染，诊断为败血症性休克。图 1B 是第 3 天的 CT 图像，可见腹腔内有积液。图 1C 是第 7 天的内镜图。溃疡底部完全脱落，与腹腔相通，并出现脂肪坏死。

　　本病例该如何处理？

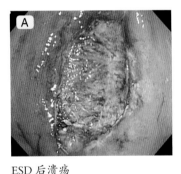
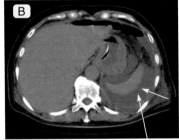
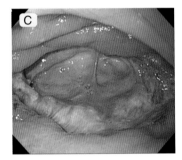

ESD 后溃疡　　　　　　　　ESD 后第 3 天的 CT 图像　　　ESD 后第 7 天

图 1　残胃大弯的迟发性穿孔

策　略

胃 ESD 后的迟发性穿孔问题

　　据报告称，迟发性穿孔是少见的并发症之一，需要急诊手术。报告还显示，胃 ESD 的迟发性穿孔发生概率约为 0.5%，与本中心处理的迟发性穿孔病例的概率相同。大多术中穿孔为器械释放的高频电导致的肌层直接损伤，而迟发性穿孔主要是由透壁性灼烧（transmural burn）引起的缺血性变化。术中穿孔是小型水滴状，适合钛夹缝合。与此相对，迟发性穿孔是大的圆形，周围组织由于坏死而变脆弱，在钛夹夹闭时，周围组织会撕裂，很难处理。夹子的简单闭合和网膜补片，建议参照实践篇第 6 章 -1。

本病例的治疗经过

　　本病例穿孔很大，而且出现了脂肪坏死。原本正常穿孔情况下可以看见的网膜，在穿孔周围看不到，而且很难采用钛夹封闭。由于 CT 结果怀疑有穿孔，所以在外科就诊。考虑到患者身体状况难以承受外科手术，故选择在 CT 下放置很多引流软管，边引流脓液

260 | 消化内镜病例精解　**食管与胃 ESD**

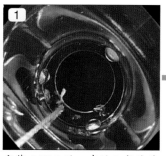

安装 OTSC 后，在注入气体为 CO_2 的情况下插入内镜

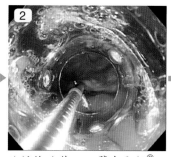

从活检孔伸入双臂夹取钳®，夹住溃疡的一侧边缘

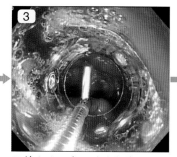

保持上述状态，移动内镜至另一侧的溃疡边缘，合拢穿孔部位

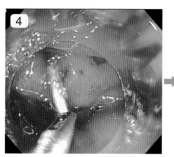

夹住另一侧的溃疡边缘

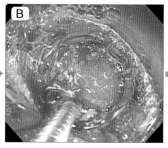

组织拉进套帽内，释放 OTSC®

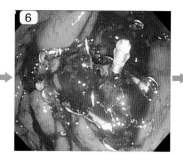

本病例由于迟发性穿孔面积很大，共计使用了 4 个 OTSC® 缝合了溃疡底部。OTSC® 和 OTSC® 之间填充奈维®或用钛夹夹在一起

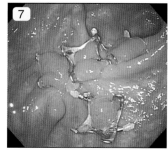

迟发性穿孔7个月后的内镜图。
穿孔部位呈闭合状

图 2　使用 OTSC®闭合胃穿孔部位

边使用抗生素和升压药。第 7 天确认大的穿孔部位时，用 OTSC 完成缝合。

OTSC®（Over–The–Scope Clip）

OTSC®是安装在普通软式内窥镜前端的全层性吻合夹缝合系统。

2007 年 Kirschniak A 等就 OTSC®在消化管出血及穿孔闭合等方面的效果作了报告，之后也有 OTSC®在消化道穿孔、瘘孔封闭和术后不全性缝合方面有效性的报告。2011 年 11 月，OTSC®得到日本医疗界的认可，关于其有效性的报道时有所见 [1]。

用双臂夹钳夹住组织，拉入套帽内，用夹子夹住，这样一来，即便是尺寸超过内镜直径的穿孔，也可以实现闭合 [3]（图 2）。报告称，瘘孔等部位由于炎症出现纤维化，用普通的金属钛夹很难闭合 [4,5]，但使用 OTSC®的话，夹持能力很强，成功率可达 84.6% [2]。

本病例中 OTSC® 的使用情况

OTSC® 的安装和使用方法的视频，发布在制造商 OVESCO 公司（位于日本的销售商是世纪医疗公司）的 HP 以及 YouTube 等上，可供参考（http://www.ovesco.com/index.php?id=33）。

答 原则上推荐外科治疗

只不过，在手术困难的情况下，或者无腹膜刺激症状、且患者身体状况允许的话，可通过 OTSC® 进行封闭保守治疗。

Dr.GOTOHDA 评论

本章中提到的巨大穿孔，在 ESD 中出现的概率很低。我仍然认为这种状况是由迟发性穿孔引起的。也就是说，这是由于缺损部位的组织脆弱或是坏死而引起的，应该立即实施急诊手术。如上文所说，若手术困难，由穿孔引发败血症致死的话，则死因与治疗脱不开关系。我认为，因为原本的基础疾病导致手术困难的话，术前也可选择不实施 ESD。无论如何，我觉得，能够完成迟发性巨大穿孔保守治疗的，除了小野裕之教授外，别无他人。

参考

病例1 一位 62 岁的男性。胃体上部小弯后壁的早期胃癌 0~Ⅱc，T1a（M），UL（-），15mm。通过 ESD 完全切除，无并发症。术后第 2 天，内镜检查无迟发性穿孔和出血。但是在内镜治疗结束之后的腹部平片中，发现了明显的游离气体，并且患者发热。虽然腹部症状不明显，但为保万全，ESD 后两天再次用内镜确认，发现溃疡底部出现了一个 5mm 大小的迟发性穿孔。尝试暂且用钛夹封闭，但溃疡底部很脆弱，闭合失败。图 3A 是 3h 之后的内镜图像，穿孔增大至 1cm 多。本病例中，将聚乙醇酸组织修补材料（奈维®）填充到穿孔部位，其上又敷了一层（图 3B），并用钛夹固定。填充后第 2 天到第 7 天确认持续覆盖状态。图 3C 是迟发性穿孔后第 11 天的照片。聚乙醇酸组织修补材料已脱离出溃疡底部，穿孔部位处于闭合状态。

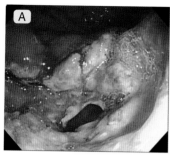 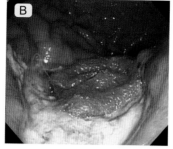 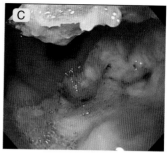

ESD 后第 2 天的内镜图像　　　　使用聚乙醇酸组织修补材料填充　　　迟发性穿孔后第 11 天

图 3　使用聚乙醇酸组织修补材料封闭 ESD 后的迟发性穿孔
引自参考文献 [5]

关键点

- 虽然并不常见，但胃部 ESD 后也会发生迟发性穿孔。穿孔时尽量使用 CO_2 注气，尽可能封闭穿孔部位。倘若只是局限性腹膜炎，也可考虑保守治疗
- 发生大的迟发性穿孔时，不必坚持内科治疗，应首先到外科就诊
- OTSC® 等新型设备可能会对穿孔、瘘孔封闭以及难治性出血有用

参考文献

[1] Nishiyama N, et al. Efficacy and safety of over-the-scope clip: including complications after endoscopic submucosal dissection. World J Gastroenterol, 2013, 19: 2752-2760

[2] Weiland T, et al. Performance of the OTSC System in the endoscopic closure of gastrointestinal fistulae--a meta-analysis. Minim Invasive Ther Allied Technol, 2012, 21: 249-258

[3] Hagel AF, et al. Over-the-scope clip application yields a high rate of closure in gastrointestinal perforations and may reduce emergency surgery. J Gastrointest Surg, 2012, 16: 2132-2138

[4] 小原英幹, 他：消化管壁・全層縫合器 Over-The-Scope-Clip システムの臨床使用経験. Gastroenterological Endoscopy, 55：01854-1863, 2013

[5] Ono H, et al. Application of polyglycolic acid sheets for delayed perforation after endoscopic submucosal dissection of early gastric cancer. Endoscopy, 2015, 47: E18-E19

第6章　穿孔时的应对和处理

3. 食管穿孔

池原久朝

 钛夹缝合术？插入胃管？

　　从解剖学的角度来看，食管管腔很狭窄，内镜操作受限，因此在实施 ESD 时需要娴熟的技巧。由于食管没有浆膜层，因此在进行剥离操作时，仅仅因为固有肌层外露，也可能导致纵隔气肿和皮下气肿的情况。而且食管位于后纵隔，ESD 后一旦穿孔，与其他器官相比更加危险。

　　本病例是在剥离黏膜下层时切开了固有肌层的病例（图 1）。病变的切除和标本回收都完成了，但在切除后的溃疡底部发现部分固有肌层破裂，能清晰地看到周围组织（参照视频）。

　　在本病例中，以下的应对方法中哪个更好呢？

　　A. 尝试钛夹缝合术。

　　B. 不用钛夹缝合，而是插入胃管进行保守观察。

DVD 实践篇 第6章 -3

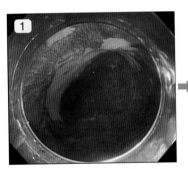

食管 Mt 前壁为主的 0～Ⅱc 病变。喷洒碘之后可看到约 3cm 大小的不染色区域

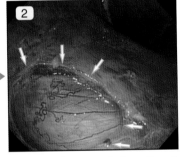

剥离过程中切开了部分肌层。观察病变切除后的溃疡底部发现了穿孔（箭头）。能够透见周围的组织

图 1　食管穿孔

策略

　　为预防穿孔，有必要使用前端透明帽或 ST 透明帽，并通过向局部注射液内加入甘油和透明质酸钠来保证良好的视野[1,2]。但是黏膜下层突然出现纤维化，给剥离带来了一定

的困难，剥离过程中有可能会切开固有肌层导致穿孔。倘若穿孔较小的话，可通过钛夹缝合后闭合[3]。但如果穿孔直径较大的话，实施钛夹缝合时有可能会损伤周围的肌层，并使穿孔进一步变大。此外，如果缝合时间较长，从纵隔气肿到气胸、皮下气肿乃至全身状况都有可能恶化，因此没有必要非得缝合穿孔部位。与腹腔相比，纵隔纤维组织很多，即使不缝合穿孔部位，常常也可以通过保守治疗（禁食，中心静脉营养管理，使用抗生素）来闭合。不缝合穿孔部位而进行保守治疗的话，必须要进行胃肠减压处理。本院选择留置胃管。倘若经过保守治疗后，炎症反应和自觉症状得到改善后，就用泛影葡胺做食管造影，确认穿孔闭合后，开始正常饮食。

答 选择 B，插入胃管，保守治疗观察

本病例中，刀切入肌层，在完全穿孔部可见周围组织。由于钛夹缝合术可能导致穿孔部位变大，因此决定不实施该处理，而是插入胃管、保守治疗（图2- ①）。在 ESD 后的 CT 检查中，发现了纵隔气肿（图2- ②）。在禁食以及抗生素等保守治疗 1 周后，进行了胃部造影。在确认造影剂没有外溢之后，开始正常饮食（图2- ③）。饮食正常后，恢复良好，术后第 11 天出院。

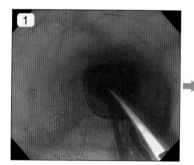

内镜直视下插入胃管

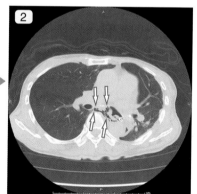

穿孔后做胸部 CT。可以看到纵隔气肿（箭头）

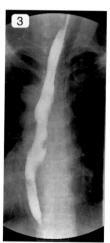

保守治疗 1 周后的胃部造影图像，没有看到造影液外溢

图2 穿孔后治疗经过

Dr.GOTOHDA 评论

为了预防万一，首先把剥离层面定为黏膜下层中层。与作为胃 ESD 的剥离层的肌层正上方相比，较浅的那层。把黏膜下层留到最后，即使出现穿孔，也可以用夹子轻轻闭合。此外，食管的肌层很薄弱，有时会被前端透明帽的边缘（6点钟方向）划破，在进入黏膜下层时一定要小心操作。而 ST 透明帽是圆锥形的，很少划破肌层。

病例1 该病例中，对食管 ESD 后的食管狭窄进行内镜扩张术后，发现穿孔（图
3-①~④）。由于采用钛夹缝合困难，因此使用在内镜直视下置入胃管，实施了保守治疗，
禁食，中心静脉营养管理。1周后的造影检查中发现造影剂外溢，故延长了禁食的时间（图
3-⑤）。2周后的造影检查中，确认没有造影剂外溢后，开始正常饮食（图 3-⑥）。

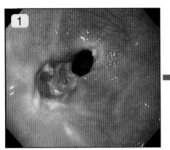

ESD 后发现溃疡、狭窄

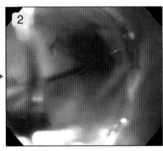

球囊扩张术

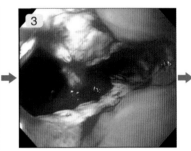

扩张术后发现穿孔

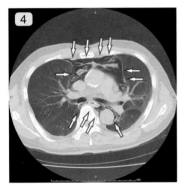

发现穿孔之后立刻做了胸部 CT，
结果看到了明显的纵隔气肿（箭
头）

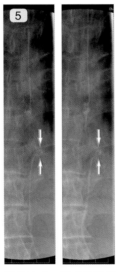

保守治疗1周后的造影
检查（使用泛影葡胺）。
只看到了一点点外溢
的造影剂（箭头）

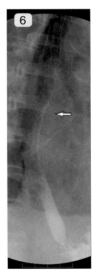

保守治疗 2 周后的造影检查（使用
泛影葡胺）。没有看到外溢的造影剂。
箭头：穿孔部位

图3　参考病例

关键点
- 在进行食管 ESD 时注意剥离深度，避免肌层外露
- 在进行食管 ESD 时，边操作边注意是否出现皮下气肿
- 用钛夹闭合穿孔部位比较费时的话，选择置入胃管保守治疗观察

参考文献

[1]Yamamoto H, et al. Successful en-bloc resection of large superficial tumors in the stomach and colon using sodium hyaluronate and small-caliber-tip transparent hood. Endoscopy, 2003, 35:690-694

[2] Yamamoto H, et al. Usefulness and safety of 0.4% sodium hyaluronate solution as a submucosal fluid "cushion" in endoscopic resection for gastric neoplasms:a prospective multicenter trial. Gastrointest Endosc, 2008, 67:830-839

[3] 竹内 学, 他:食道 ESD の偶発症とその予防・対策. 消化器内視鏡, 20:313-320, 2008

第6章　穿孔时的应对和处理

4. 钛夹闭合后出现气肿的应对方法
（包括气腹的应对方法）

福永周生

难易度：**超难**·难·普通·易

问　穿孔闭合后该做什么？

患者是一名71岁的男性。0~Ⅱc病变，伴有胃上部小弯前壁溃疡瘢痕，实施了ESD（图1）。虽然剥离过程中发生了穿孔，但为了不妨碍之后的剥离操作，在进行了一定程度的剥离之后，用钛夹闭合了穿孔部位（图2）。在此前后腹部胀气严重，氧饱和度和血压开始下降。

①接下来应该采取什么措施呢？

②ESD结束后应该采取什么措施呢？

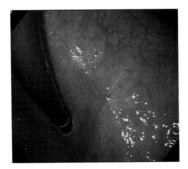

图1　实施ESD的病例
对伴有胃上部小弯前壁溃疡瘢痕的0~Ⅱc病变，实施了ESD

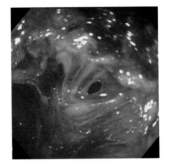

图2　穿孔
在剥离黏膜下层的过程中出现了穿孔。在进行了一定程度的剥离之后，用钛夹闭合了穿孔部位

策略

ESD穿孔的特征

一直以来，对早期胃癌进行内镜治疗时有时会出现穿孔，需立刻实施外科手术。但在最近，倘若可以闭合穿孔部位，可不用手术、选择保守治疗[1]。另一方面，与EMR导致的穿孔不同，ESD，尤其是用IT手术刀实施ESD时导致的穿孔，很多情况下穿孔都很小，而且主要出现在剥离的过程中。也就是说很多都出现于病变被完全切除前。考虑到钛夹可能妨碍剥离，所以发现穿孔后保持原状、继续剥离的情况也存在（当然，根据患者的身体状况，有时必须立刻用钛夹闭合，有时则必须中止ESD）。

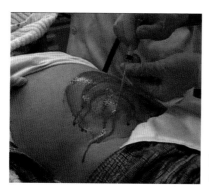

图3　腹腔穿刺
气腹时，通过腹腔穿刺来排气

确认气腹的程度

近些年，许多报告都证实了通过注入 CO_2 气体实施 ESD 的安全性和有效性，并积极推广此法 [2,3]。由于 CO_2 能够迅速被身体吸收和排出，不仅减轻腹胀，对减轻穿孔发生时的气肿和气腹也很有效。因此，在 ESD 刚开始时使用效果很好。如果在普通注气状态下出现穿孔，应立即更换为 CO_2 气体。

此外，本打算迅速闭合穿孔部位，为保证视野良好不知不觉就进行了注气，结果导致气腹程度出乎意料地严重。因此，首先需要关注氧饱和度、血压、脉搏等生命体征的变化，然后再观察腹部和气腹程度。由于大量气体进入腹腔内，导致严重气腹时，不仅横膈活动受限，还会因为换气受阻导致氧饱和度下降。此外，神经源性休克和下面要讲到的腹腔室间隔综合征会导致血压降低。

腹腔室间隔综合征指的是，由于腹腔内压力加大导致的病危状态，伴随大动脉受压，心脏静脉回流减少，腹部末梢血管阻力增加导致后负荷增加，心脏每搏输出量减少。而且有报告称，如果肾血流量减少会出现肾功能不全，肠壁水肿会诱使肠道菌群移位（bacterial translocation），最终导致多个器官功能受损 [4,5]，必须迅速对腹腔进行减压。即使是在 CO_2 注气的情况下，也需要花费很长的时间来闭合穿孔部位，注入更多气体的话气腹可能会更严重。当生命体征出现变化或者气腹较为严重时，无论能否闭合穿孔，都要暂且停止操作，把胃内容物全部吸出来并拔出胃镜，这一点非常重要。

通过腹腔穿刺放气

接下来，为了不误穿肠管，以右下腹部的腹直肌外沿为界，局部麻醉之后用管径为 23G 的穿刺针进行预穿刺。看到气体排出后，检查有无粪臭，确认是否误穿了肠管。之后用管径为 14G 的医用套管针正式穿刺，留置外套管，直到穿孔部位完全闭合 [1,6-8]（图3）。等到腹胀症状消失，生命体征稳定，患者并能保持良好的镇静状态时，便可以继续实施 ESD。在继续实施 ESD 的过程中，也要多次检查生命体征和气腹程度。本病例中，在实施 ESD 时通过腹腔穿刺放气后，继续 ESD，最后实现了整块切除（图4）。

ESD 结束后的对策

即使顺利完成了 ESD，由于镇静剂仍在发挥作用，因此不要忘记关注生命体征的变化。此外，在禁食的情况下，还要通过静脉注射抗生素和经鼻胃管对胃内进行持续减压。

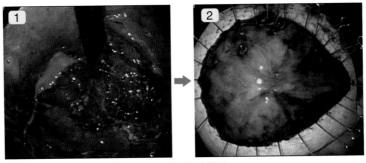

图4 ESD 后溃疡（①），ESD 标本（②）
ESD 术中通过腹腔穿刺放气后，继续 ESD，最终整块切除

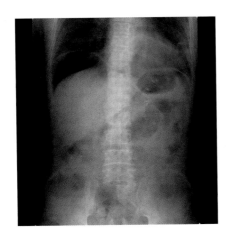

图5 腹部 X 线片
ESD 结束后，为确认是否有
游离气体进入腹腔，进行立
位 X 线拍摄

2014 年发布的"胃癌 ESD/EMR 手册"中也提到了这些对策[9]。另外，为确认是否有游离气体进入腹腔，推荐左侧卧位（可能的话站位）的 X 线和 CT 透视（图5）。

患者回到病房后也要时不时检查腹膜刺激症状和生命体征。鉴于局部腹膜炎也常引发腹痛和发热的情况，所以对穿孔部位进行完全闭合，之后倘若没有临床症状，大多数情况下为了安全需禁食 2d。但是，即使成功地在内镜下完成了钛夹闭合，当怀疑出现腹膜炎时，也要向外科医生咨询，讨论是否需要做手术。在解除禁食状态前要通过内镜检查确认，倘若穿孔闭合不完全的话，就追加钛夹闭合[6,8,9]。

闭合后应注意的症状

南教授等的报告称，对 EMR、ESD 伴有的穿孔，98% 都成功实施钛夹闭合，全部病例都可进行保守治疗[1]。但是，最近本院用钛夹闭合 ESD 时的穿孔后，有些穿孔缝合部位出现钛夹脱落、穿孔扩大的情况，需要进行外科手术[10]。原因之一可能是该患者之前做过剖腹手术，其网囊脂肪组织粘连在一起，穿孔部位未被覆盖。因此，对于曾经做过剖腹手术的胃 ESD 的穿孔病例，缝合后也要注意观察腹膜刺激症状。

①先暂时停止操作，把胃内容物全部吸空之后拔出内镜。倘若发现明显的气腹症状、生命体征发生变化的话，则有必要通过腹腔穿刺进行放气。腹胀消除、生命体征稳定后再实施 ESD。

②ESD 结束后也要注意生命体征的变化，禁食，静脉注射抗生素，经鼻胃管进行持续减压，然后进行 X 线和 CT 检查。回到病房后也要频繁检查腹膜刺激症状和生命体征。

Dr.ONO 评论

我认为关键在于通过鼻胃管进行减压，吸引胃液和胆汁。在静冈癌症中心全部病例都插入了鼻胃管，同时兼有监测是否有微小穿孔及出血的作用。最近也有报告提出填充奈维到穿孔部位的方法（Endoscopy.CTL.Ono et al.）。无法顺利用夹子缝合的穿孔可考虑此方法。

参 考

病例 1 该病例是胃癌 ESD 后出现延迟性穿孔的病例（图 6）。患者在 7 年前因胸部食管癌，实施了右侧开胸开腹食管亚全切除术和胸骨后食管胃吻合术。此次对胃体上部大弯的胃癌实施了 ESD。ESD 时没有发现明显的穿孔。第二天早上，患者突然感到胸痛，胸部 CT 发现有纵隔气肿，诊断为迟发性穿孔。同一天，在内镜下闭合穿孔部位，继续禁食，插入鼻胃管，通过静脉输入奥美拉唑以及抗生素。之后炎症反应减轻，术后第 13 天，内镜确认穿孔部位闭合，开始饮食。

近年来，ESD 后的迟发性穿孔病例时有报告[11,12]。据称，胃癌 ESD 后的迟发性穿孔的原因之一是胃上部血流不畅，这种癌发生穿孔的概率与普通胃癌相比概率较高[13]。很多时候迟发性穿孔会导致病危，强烈的腹膜刺激征和休克症状出现时，必须考虑是否需要实施急诊外科手术。倘若患者全身状态比较稳定，可通过插入胃管来减压和通过内镜来封闭穿孔。

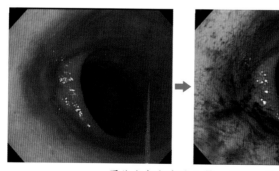

胃体上部大弯的 0~IIc，15mm 病灶

图 6　参考病例：导致迟发性穿孔的病例

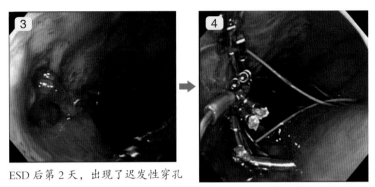

ESD 后第 2 天，出现了迟发性穿孔

在内镜下封闭穿孔部位

图 6（续）

关键点

- 在封闭穿孔之后，也要注意气腹的程度和生命体征的变化
- 必要的话，暂且停止手术进行腹腔穿刺放气
- 完全封闭穿孔且 ESD 结束之后，也要预想腹膜炎恶化和迟发性穿孔的可能，不能忽视腹膜刺激征兆和休克症状的出现

参考文献

[1] Minami S, et al. Complete endoscopic closure of gastric perforation induced by endoscopic resection of early gastric cancer using endoclips can prevent surgery (with video). Gastrointest Endosc, 2006, 63：596-601

[2] Saito Y, et al. A pilot study to assess the safety and efficacy of carbon dioxide insufflation during colorectal endoscopic submucosal dissection with the patient under conscious sedation. Gastrointest Endosc, 2007, 65：537-542

[3] Nonaka S. Safety of carbon dioxide insufflation for upper gastrointestinal tract endoscopic treatment of patients under deep sedation. Surg Endosc, 2010, 24：1638-1645

[4] 松田剛明, 他：腹部コンパートメント症候群. 救急医学, 27：1611-1614, 2003

[5] Deenichin GP：Abdominal compartment syndrome. Surg Today, 38：5-19, 2008

[6] 後藤田卓志, 他：【Endoscopic Submucosal Dissection 切開剥離術を習得する】偶発症とその対策 特に出血と穿孔. 消化器内視鏡, 16：729-735, 2004

[7] 池原久朝, 他：【ワークショップ 進化する ESD】胃 ESD の基本手技 ここまではやりたい偶発症への対処法. 消化器内視鏡, 19：745-751, 2007

[8] 滝沢耕平, 他：内視鏡専門医に必要な基礎知識 偶発症（ESD）穿孔の予防と対策. 消化器内視鏡, 20：373-378, 2008

[9] 小野裕之, 他：胃癌に対する ESD/EMR ガイドライン. Gastroenterol Endosc, 56：1-14, 2014

[10] 鈴木晴久, 他：早期胃癌 ESD による胃穿孔に対し, クリップ縫縮術が無効であった一例. Gastroenterol. Endosc, 49 Suppl. 2：2287, 2007

[11] 田辺聡, 他：【早期胃癌に対する ESD の適応の現状と今後の展望】早期胃癌に対する ESD による偶発症の現状とその対策 全身管理, 循環動態も含めて. 胃と腸, 41：67-74, 2006

[12] 豊永高史, 他：【早期胃癌に対する ESD の適応の現状と今後の展望】胃 ESD による偶発症の現状とその対策 剥離深度の重要性と手技の工夫. 胃と腸, 41：75-85, 2006

[13] 牧野聖子, 他：胃管癌に対する ESD 後, 遅発性穿孔を来たした 2 例. Gastroenterol Endosc, 48 Suppl. 1：696, 2006

第7章 其他并发症的应对和处理

1. 皮下气肿和纵隔气肿

桐山真典

难易度：超难·难·普通·易

> **问** ESD 过程中 SpO₂（血氧饱和度）下降！！镇静剂过多？呼吸衰竭？接下来该如何应对？

一位 64 岁的男性，既往有肺气肿和两次左侧自发性气胸（都经过保守治疗治愈）。吸烟史为 1 天 20 支。吸烟年龄 20~50 岁（布林克曼指数 600）。因胃部不适进行上消化道内镜检查，上部消化道内镜检查发现，胃角部前壁到小弯有大约6cm的0~Ⅱa病变(图 1)。内镜诊断为 T1M.UI（-），活检诊断为 tub1，判断适合内镜治疗。术前的呼吸功能检查结果中，一秒率（FEV1.0%）为 77.4%，占肺活量的比重为 92%。术前胸部 X 线未见异常（图 2），运动负荷心电图阴性。经鼻按3L/min吸氧并且间歇注射咪达唑仑（多美康®）和镇痛新（培它丁®），在镇静、止痛状态下实施了 ESD。治疗开始 60min 后（共注射 8mg 多美康®、30mg 培它丁®），发现病变前壁穿孔，约 6min 后用钛夹封闭（图 3-①，②）。再次开始治疗 2h 后（共注射 10mg 多美康®时）发现病变部位中央穿孔（图 3-③）。之后血氧饱和度（SpO₂）下降到了 90%。增加吸氧流量、并口腔吸引，甚至使用鼻导管 SpO₂ 都无法得到改善，颈部皮下出现气肿，SpO₂ 跌至 78%。此时该怎么办？

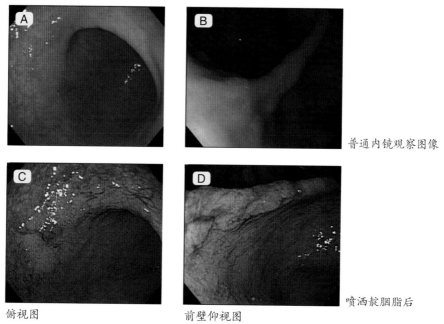

普通内镜观察图像

喷洒靛胭脂后

俯视图 前壁仰视图

图 1 在胃角前壁至小弯处发现大小为 6cm 的 0~Ⅱa 病变

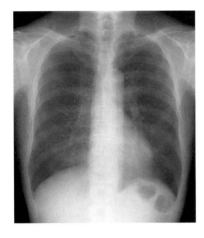

图 2　术前胸部 X 线未见异常

DVD 实践篇 第 7 章 -1

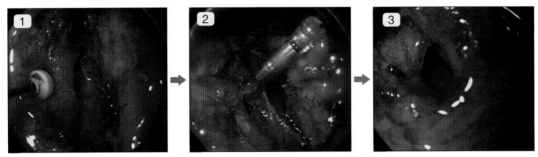

发现病变前壁穿孔　　　　约 6min 后用止血钛夹夹闭穿孔　　　　发现病变部位中央穿孔

图 3　ESD 穿孔后呼吸状态恶化的病例

策 略

ESD 施行时的全身管理

ESD 治疗困难的病例，手术时间长，镇静、镇痛药的过量使用易导致气道反射弱化。此外，气道和口腔内分泌物增多容易造成误吸性肺炎，长时间保持同一体位容易引发肺不张，这些都有可能导致呼吸衰竭[1]。另外，在术中发生穿孔时，气腹导致腹腔室间隔综合征和气胸并发症，肺部无法获得有效换气量，呼吸会严重衰竭。

不仅穿孔病例，为了 ESD 的顺利，要时刻注意对患者全身状态的掌控，尤其要加强对呼吸相关并发症的管理。为此要提前准备好预防对策，如注射适量的镇静剂、通过口腔吸引以及变换术中体位等。此外，紧急时需停止治疗，为了改善患者状态，迅速气管插管，改善呼吸状况等[2]。

目前还在讨论除静脉注射外，通过使用局部麻醉的局部注射液，达到安全控制疼痛，以及减少镇静药用量等问题[3]。

本病例情况

本病例中，第 1 次穿孔从确认到闭合，约为 6min。如果慌慌张张地用钛夹闭合穿孔部位，可能闭合后无法获得胃壁治疗的空间，或给之后的黏膜下层剥离带来麻烦。为此，手术中选择持续剥离穿孔部位周围的黏膜下层，在实施完必要的剥离之后，再用钛夹闭合。

第 2 次穿孔时，同样计划对穿孔部位周围的黏膜下层进行剥离，但从穿孔部位漏到腹腔内的气体量增加，导致胃扩张不良，不仅确认穿孔部位变得困难，皮下气肿还越来越严重（图 4）。与食管 ESD 相比，胃 ESD 穿孔时出现皮下气肿的情况较为罕见。本病例中发生该情况的原因尚不明确，可能是由于腹压急剧上升以及先天性胃食管结合部位组织比较脆弱造成的。

第 2 次穿孔后，由于患者肢体抽动增加、镇痛和镇静药的过量以及腹腔室间隔综合征等多重因素，造成患者呼吸状态恶化。为了优先确保患者全身状况稳定，不仅停止了治疗，还从左侧卧位改为仰卧位，用面罩给氧并确保气道通畅。同时进行动脉血气分析，PaO_2 为 62.9mmHg（1mmHg ≈ 0.133kPa），$PaCO_2$ 为 53.4mmHg，进行紧急气管插管。

气管插管后，患者呼吸稳定，氧合良好，于是再次采取左侧卧位，重新开始内镜治疗。确认穿孔部位后用钛夹将其闭合（图 5）。之后进行了动脉血气分析，PaO_2 为 105.9mmHg，情况有所好转。治疗开始 3h40min 后，结束切除。

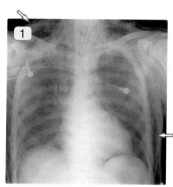
能看到明显的皮下气肿（箭头）

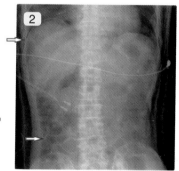
肝周、肠管周围能看到腹腔内的游离气体（箭头）

图 4　胃 ESD 穿孔和皮下气肿病例

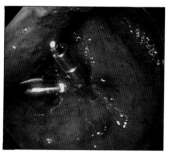

图 5　气管插管后再次进行内镜治疗，确认穿孔部位后用钛夹闭合

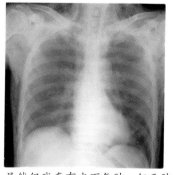
虽然仍残存有皮下气肿，但无肺炎症状

图 6　术后第 1 天胸部 X 线片

治疗后苏醒时没有发现呼吸衰竭，呼吸状态稳定，拔管后回病房。治疗第二天，开始下床，继续服用抗生素。虽然胸部 X 线片仍可见残存皮下气肿，但未发现肺炎（图 6）。治疗后第 6 天出院。

判断为呼吸衰竭，先气管插管，后用钛夹闭合穿孔部位

　　本病例中，穿孔后发生气腹，横膈无法抬起进行有效换气，导致了呼吸衰竭。由于穿孔和气肿的刺激，肢体抽动增加，为此增加了镇静类药物的使用。但镇静类药物的相对过量使用，导致了伴有过度镇静的呼吸衰竭状态。ESD 中，不仅内镜操作，包括呼吸管理、镇静管理等在内的全身管理也很重要。此次病例使我们再次认识到与以往的内镜治疗相比，ESD 有着与外科手术同等的、甚至更大的风险。

Dr.ONO 评论

这种病例的信息共享非常重要。请再次确认一下，实施 ESD 的内镜室里是否常备急救手推车。

参考

　　胃 ESD 中出现穿孔时，通常胃内气体会进入腹腔内，导致气腹。另一方面，在食管 ESD 中，从食管的解剖学特点来看，穿孔时会导致纵隔气肿和颈部皮下气肿，有时还会导致气胸。一般认为气胸是由于纵隔内气体进入低压的胸腔内所致，但详细机理尚不清楚。与体表观察到的皮下气肿相比，早期气胸很难发现，在使用镇静类药物的过程中需要留心观察。近来在结肠 ESD 注气时开始使用 CO_2 气体[4]，在食管 ESD 时，也可使用该方法将穿孔带来的影响降到最低。

　　病例 1　一位 76 岁的女性，前一位内镜医生检查发现其患有下段食管癌，后被介绍到本院。无吸烟史，手术前的心电图和胸部 X 线片都无异常，上部消化道内镜检查诊断为 Lt，0~Ⅱc，深度为 M2，大小为 3cm（图 7）的食管癌。活检诊断为扁平上皮癌，在注射咪达唑仑和镇痛新镇静镇痛的情况下，每分钟吸氧 2L，开始 ESD。

　　环周性切开后，在剥离黏膜下层的过程中发现肌层处有裂口（图 8-①，②），之后发现皮下气肿。迅速用钛夹闭合了裂口部位（图 8-③）。从体表发现皮下气肿扩展至上胸部和颈部。SpO_2 含量较低，将氧气流量定为了 5L/min。为应对纵隔炎，在手术过程中使用了抗生素。判断继续剥离黏膜下层较为困难，通过圈套活检法的要领（使用双通道内镜，边夹住病变边圈套）、整块一次性切除病变部位（图 8-④）。

　　术后胸部 X 线诊断为纵隔气肿、严重的大范围皮下气肿（图 9-A）（皮下气肿十分严重，很难对肺部作出充分评价，重新检查发现手术刚结束后存在右侧气胸）。治疗后第 2 天走路时出现呼吸困难的症状，CT 检查发现残存有皮下气肿以及右气胸和右肺肺不张（图9-B），实施了胸腔引流。之后呼吸状态改善，胸部X线也发现肺复张了（图9-C）。通过胃造影进行食管造影检查确认没有造影剂外溢至纵隔内，开始正常饮食（图9-D）。之后恢复良好，治疗后第9天出院。

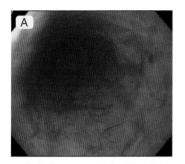 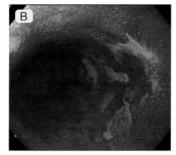 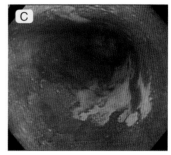

下部食管约3cm大的0~Ⅱc病变，深度为M2　复方碘染色后　粉色征阳性

图7　参考病例1

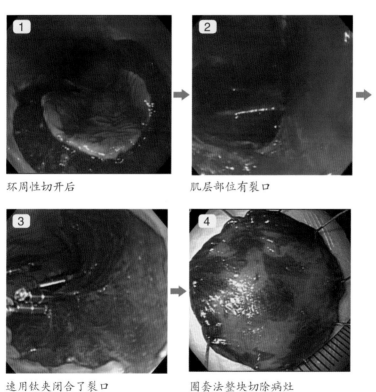

环周性切开后　肌层部位有裂口

速用钛夹闭合了裂口　圈套法整块切除病灶

图8　注入空气，实施食管ESD

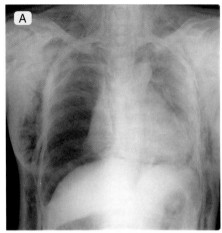

术后胸部 X 线检查发现纵隔气肿和严重的大范围皮下气肿

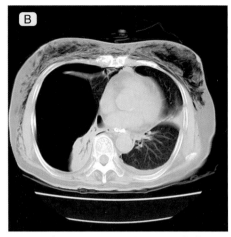

治疗后第 2 天的 CT 检查发现残存有皮下气肿和右侧气胸、右肺不张

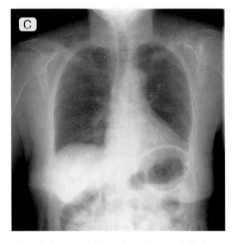

胸腔引流后，胸部 X 线检查可见肺复张

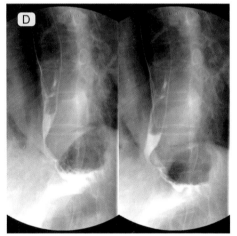

通过泛影葡胺进行食管造影检查：没有造影剂外溢至纵隔内（注入空气病例）

图 9　术后放射线图像

病例2　一位 72 岁的男性，在最近一次上消化道内镜检查中，发现患有中段食管早期癌，被介绍到了本院。吸烟史 50 年，每天 20 支。术前心电图和胸部 X 线无异常。术前内镜诊断食管癌 0~Ⅱb，深度 M2（T1a-LPM），大小 2.5cm（图 10-①）。活检诊断为扁平上皮癌。

在全身麻醉的状态下使用 CO_2 气体实施了 ESD。黏膜下层剥离过程中怀疑肌层可能存在裂孔，于是用钛夹闭合（图 10-②）。之后继续剥离，整块切除。麻醉过程中生命体征没有显著变化，麻醉结束后也没有发现皮下气肿。

ESD 后第 1 天的胸部 X 线没有发现皮下气肿和纵隔气肿。ESD 后第 5 天，发热 37℃，胸部不适感，内镜检查发现溃疡底的小孔有脓液排出（图 10-③⇨），于是在内镜下充分吸引了脓液。

接下来的胸部 CT 检查，发现在食管背侧和大动脉腹侧的纵隔内存在含有气体的脓腔，

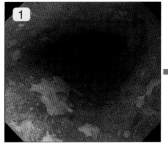

ESD 当天，在中段食管发现大约 2.5cm 的 0～Ⅱb 病变，深度为 M2（T1a-LPM）

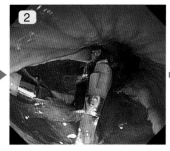

怀疑肌层有裂伤，用钛夹闭合

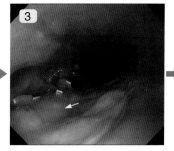

ESD 后第 5 天，发现溃疡底侧的小孔处（⇨）有脓液排出

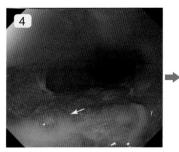

ESD 后第 10 天，钛夹完全脱落，瘘孔没有闭合，脓液排出（⇨）

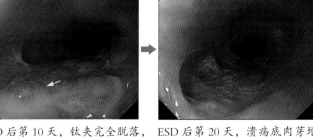

ESD 后第 20 天，溃疡底肉芽增生，瘘孔处于闭合状态

图 10　食管 ESD 后的迟发性穿孔导致的纵隔脓肿

诊断为纵隔脓肿（图 11A，B），无皮下气肿。CRP 值 5.4，升高。白细胞数 6700，正常。没有进行穿刺引流。禁水禁食，使用抗生素，进行了保守治疗。之后症状无恶化。ESD 后第 10 天的 CT 检查发现脓肿腔有缩小的倾向（图 11C）。同一天的内镜发现所有夹子全部脱落，此外溃疡底仍残留瘘孔（图 10-④）。瘘孔排液情况良好，没有刻意用钛夹去闭合，而是以此为引流孔。确认症状无恶化后，开始喝水和流质饮食。ESD 后第 20 天，内镜确认溃疡底瘘孔闭合（图 10-⑤），接下来的 CT 确认脓腔进一步缩小（图 11D），开始食用半流质。之后恢复良好，ESD 后第 25 天出院。

　　本病例中，术中和术后早期都没有症状，因此可认为是迟发性穿孔。有可能是夹闭时夹子前端造成的。食管 ESD 后的迟发性穿孔，发现晚，很有可能导致病危。本病例中，由于脓腔位于纵隔内，情况严重，但在内镜下通过尽量吸除脓液、不闭合瘘孔而将其作为排液孔留下等措施，有效防止了脓腔扩大，并最终迅速消除了脓腔。

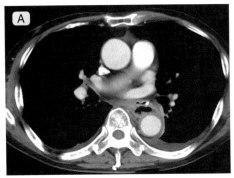
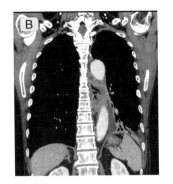
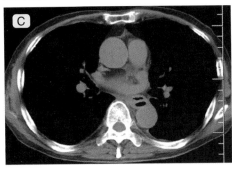
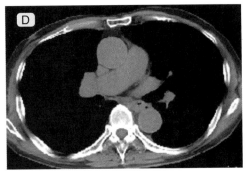

图 11　食管 ESD 后纵隔脓肿

A. 胸部 CT（矢状位），从食管（有钛夹）的背侧发现大动脉的腹侧存在含有气体的脓腔。B. 胸部 CT（冠状位）发现，脓腔向中纵隔扩散。C.ESD 后第 10 天的胸部 CT 检查。脓腔缩小。D.ESD 后第 20 天的胸部 CT 检查结果，脓腔进一步缩小

关键点

- 为了安全实施 ESD，要时刻注意观察患者全身状况，如发现呼吸器官并发症等症状，有必要采取预防措施，如术中体位改变、适当的镇静以及吸引口腔内黏液等
- 紧急时需要停止治疗，为改善患者状态，重点要完善呼吸系统管理相关机制，迅速确保气道通畅
- 由于穿孔导致腹腔内游离气体增加，引发腹腔室间隔综合征，引起换气面积和器官血流量减少，纵隔气肿还有可能导致气胸。对于穿孔病例，最好通过 CT 检查来确认
- 使用比空气更易吸收的 CO_2 气体，防止穿孔时纵隔气肿和皮下气肿进一步恶化、防止气胸，以及减轻腹腔内压等

参考文献

[1] 桐山真典，他：治療困難例にどう対応するか．消化器の臨床，11：194-197，2008

[2] 桐山真典，後藤田卓志：Sedation 下で呼吸停止．どうしよう？「消化管内視鏡治療　これは困ったぞ，どうしよう！」（松井敏幸　編）p.101，中外医学社，2007

[3] 桐山真典，他：早期胃癌 ESD の術中・術後痛に対するリドカイン混合局注剤の安全性．Progress of Digestive Endoscopy，72：34-37，2008

[4] 斎藤　豊，他：大腸 ESD における炭酸ガス送気のメリット．消化器内視鏡，19：694-699，2007

第7章　其他并发症的应对和处理

2. 食管狭窄和胃腔狭窄

川田　登

难易度：超难・难・**普通**・易

问　有必要预防食管 ESD 后的狭窄吗？

食管 ESD 后的黏膜缺损达到 3/4 周以上的话，常会导致术后狭窄。那么，以下病例如何处理呢？对胸部下段食管左侧壁至右侧壁的食管浅表性癌（图1）实施 ESD，切除范围达到了 5/6 周以上（图2）。对于这一病变有必要预防狭窄吗？倘若有必要的话该怎么办呢？

DVD 实践篇 第7章 −2

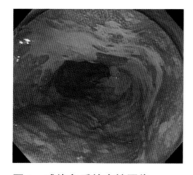

图1　碘染色后的内镜图像

以胸部下段食管的前壁为主，从左侧壁至右侧壁有 3/4 周碘不染色区域。

诊断为食管浅表性癌 0~Ⅱc，cT1a-LPM，60mm，实施了 ESD

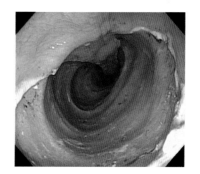

图2　ESD 后的内镜图像

ESD 后的切除范围为 5/6 周以上，长度约为 70mm

策 略

食管 ESD 后的狭窄

在对食管表浅性癌行 ESD 时，如果术后黏膜缺损达到3/4周以上、长度达到30mm以上，术后狭窄的可能性很高[1]。早期就实施内镜气囊扩张术（EBD），一直是 ESD 术后预防狭窄的有效治疗法[2]。近年来，有报告称，向 ESD 后的溃疡底部局部注射类固醇类药物[3,4]或是类固醇类药物口服疗法[5]十分有效。这两类疗法代替预防性 EBD，作为新的预防治疗开始普及。本病例在 ESD 刚结束后就对溃疡边缘局部注射了类固醇，之后没有出现狭窄，ESD 后溃疡恢复良好（图3）。

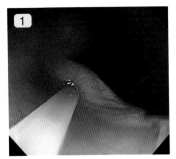

类固醇局部注射

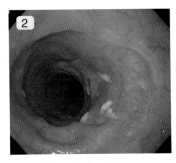

ESD 术后 4 周（口侧）

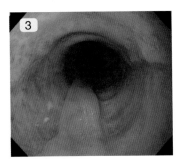

ESD 术后 4 周（中间部位）

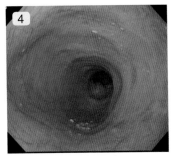

ESD 术后 8 周（口侧）

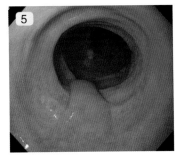

ESD 术后 8 周（中间部位）

图 3 局部注射类固醇，预防狭窄
ESD 刚结束后就局部注射了 100mg 曲安奈德（①）
4 周后内镜下观察，溃疡趋于愈合，没有看到狭窄（②，③）
8 周后内镜下观察，上皮组织完全愈合，没有出现狭窄，恢复状态良好（④，⑤）

①类固醇局部注射法

本院针对 ESD 后的黏膜缺损达到 3/4 周以上的病例，ESD 结束后立刻对黏膜下层各点注射了 0.5mL 曲安奈德（康宁克通 –A®100mg/10mL）原液。倘若注射到溃疡底原来的肌层内可能会导致迟发性穿孔，因此本院以溃疡边缘的黏膜下层为中心进行局部注射。此外，注射时应注意避开肌层外露的部位，通过注水使黏膜下层隆起之后再注射。

②类固醇口服疗法

本院的做法是，从 ESD 术后第 2 天开始，患者每天口服 30mg 泼尼松龙，每 2 周减量 5mg，减至 20mg/d 后，每周递减 5mg，合计口服 8 周。此外，为预防重度感染，口服类固醇期间按照 1 天 1 次、1 次 1 粒的量服用 ST 合剂作为预防类抗生素。由于服用时间较长、累积服用量较大，因此需要注意持续性肾上腺皮质功能下降、高血压、糖尿病恶化及各种感染等情况的发生。

③ 对食管 ESD 后狭窄的内镜球囊扩张术

即使实施了预防性类固醇疗法，也有可能导致术后狭窄。倘若出现了狭窄症状，要迅速通过内镜来评估狭窄状况。本院在普通内镜前端（外径 9.8mm）无法通过的情况下，改为实施 EBD。使用直径 15~18mm 的食管扩张球囊，为预防穿孔，每次增加 0.5~1.0atm（1atm=101.3kPa）缓慢扩张。扩张时一边在内镜下确认球囊位置，一边确认患者状况，当患者出现强烈的胸痛时迅速给球囊减压，确认有无穿孔。此外 EBD 时同时使用类固醇法（局部注射或口服）较为有效。

胃 ESD 术后的狭窄

幽门管和贲门部病变的切除范围达到 3/4 以上时，以及胃体部被大范围切除的病例中，术后狭窄的风险很高[6]。关于类固醇预防胃 ESD 术后狭窄的有用性尚未得到证明，此类病变在很多情况下都需要 EBD。一旦狭窄形成后就很难治疗，之后很长一段时间都需要实施扩张术。因此本院对于狭窄风险较高的病例，在 ESD 术后早期 1 ~ 2 周就通过内镜检查，进行确认是否有必要实施球囊扩张术。用于扩张的球囊和扩张方法均与食管一样。

 预防性类固醇治疗很有必要

食管 ESD 的切除范围达到 3/4 周以上时，术后狭窄的风险较高，ESD 后实施类固醇局部注射疗法或口服疗法，ESD 后 4 周内，内镜确认有无狭窄。

Dr.GOTOHDA 评论

作为应对 ESD 术后狭窄的技术，球囊扩张以及类固醇的使用应由主要治疗医生负责。但是，狭窄的发生是意料之中的事，这两种疗法周期较长，在制定治疗策略时需要考虑在内。在这种情况下，不要忘记实施全周性 ESD 不是名医秀技术的目的（在日本时常可见技术的策略化），不引起狭窄症状、快速解除狭窄是实施 ESD 治疗的根本所在。具体来说的话就是，医生需要保持头脑冷静，掌握多种策略选择权，从一开始就不选择进行全周 ESD 等。

参考

病例 1 胸部中部食管 50mm 大小的食管表浅性癌。口侧是后壁的 1/4 周病变（图 4-①），肛侧是 3/4 周，在剩下的 1/4 周发现了其他病变（图 4-②）。切除后的溃疡在口侧是 1/2 周（图 4-③）。在肛侧是全周性（图 4-④）。ESD 结束后立即实施了类固醇局部注射法，同时也使用了类固醇口服法。ESD 术后 4 周的内镜检查没有发现狭窄（图 4-⑤），但 ESD 术后 7 周患者自述出现狭窄症状，内镜发现狭窄，内镜难以通过，因此实施了 EBD（图 4-⑥）。狭窄很难治疗，1 周重复 1 ~ 2 次 EBD，共计实施了 18 次 EBD 后，狭窄得到了改善（图 4-⑦~⑨）。

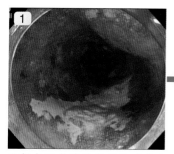 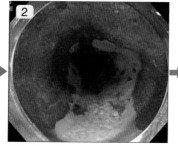 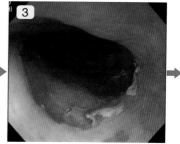

胸部中段食管的表浅性癌（病变口侧）　胸部中段食管的表浅性癌（病变肛侧）　ESD 后溃疡（病变口侧）

图 4　参考病例 1：食管全周切除后狭窄

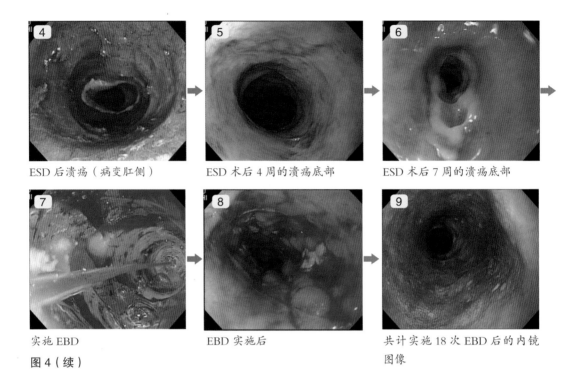

ESD 后溃疡（病变肛侧）	ESD 术后 4 周的溃疡底部	ESD 术后 7 周的溃疡底部
实施 EBD	EBD 实施后	共计实施 18 次 EBD 后的内镜图像

图 4（续）

病例 2　病变为早期胃癌，主要在幽门前的前壁。基本描述为 0~Ⅰ+Ⅱc，T1a（M），UL（－），60mm。病变肛侧紧临幽门外侧（图 5-①）。ESD 后的溃疡（图 5-②）几乎累及幽门外侧四周。ESD 结束后立即实施了类固醇局部注射，但是 2 周后内镜检查发现狭窄（图 5-③），实施了 EBD（图 5-④）。以每周 1~2 次的频率反复实施了 EBD，共计 8 次扩张后狭窄改善，溃疡出现了瘢痕（图 5-⑤）。

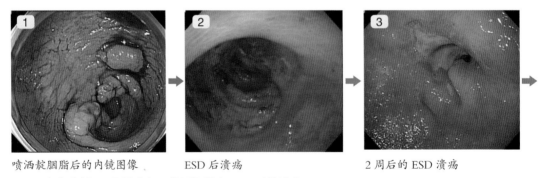

喷洒靛胭脂后的内镜图像	ESD 后溃疡	2 周后的 ESD 溃疡

图 5　参考病例 2：累及幽门环的早期胃癌 ESD 后的狭窄

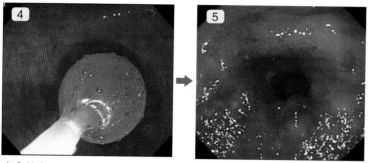

球囊扩张

计 8 次球囊扩张后的内镜图像

图 5（续）

关键点

- 食管 ESD 后切除范围超出 3/4 周时狭窄的风险较高，有必要采取预防性类固醇疗法
- 胃 ESD 中，幽门管或贲门部位切除范围达到 3/4 周以上时，狭窄的风险较高，ESD 术后 1~2 周开始实施预防性扩张术

参考文献

[1] Katada C, et al. Esophageal stenosis after endoscopic mucosal resection of superficial esophageal lesions. Gastrointest Endosc, 2003, 57:165-169

[2] Ezoe Y, et al. Efficacy of preventive endoscopic balloon dilation for esophageal stricture after endoscopic resection. J Clin Gastroenterol, 2011, 45:222-227

[3] Hashimoto S, et al. The efficacy of endoscopic triamcinolone injection for the prevention of esophageal stricture after endoscopic submucosal dissection. Gastrointest Endosc, 2011, 74:1389-1393

[4] Hanaoka N, et al. Intralesional steroid injection to prevent stricture after endoscopic submucosal dissection for esophageal cancer: a controlled prospective study. Endoscopy, 2012, 44:1007-1011

[5] Yamaguchi N, et al. Usefulness of oral prednisolone in the treatment of esophageal stricture after endoscopic submucosal dissection for superficial esophageal squamous cell carcinoma. Gastrointest Endosc, 2011, 73:1115-1121

[6] Kakushima N, et al. Gastric obstruction after endoscopic submucosal dissection. United European Gastroenterol J, 2013, 1:184-190